Gülzow · Präventive Zahnheilkunde

Hans-Jürgen Gülzow

Präventive Zahnheilkunde

Grundlagen und Möglichkeiten der Karies- und
Gingivitisprophylaxe

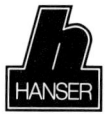

Carl Hanser Verlag München Wien

Der Verfasser

Prof. Dr. Hans-Jürgen Gülzow, Universitäts-Krankenhaus Hamburg-Eppendorf, Klinik für Zahn-, Mund- und Kieferkrankheiten, Abteilung für Zahnerhaltungskunde/Präventive Zahnheilkunde

Die Deutsche Bibliothek – CIP-Einheitsaufnahme

Gülzow, Hans-Jürgen:
Präventive Zahnheilkunde : Grundlagen und Möglichkeiten der Karies- und Gingivitisprophylaxe / Hans-Jürgen Gülzow. – München ; Wien : Hanser, 1995
  ISBN 3-446-17385-4

Hinweis
Medizin und Zahnmedizin sind in ständiger Entwicklung begriffen. Der Fortschritt der Wissenschaft führt permanent zu neuen Erkenntnissen. Der Leser dieses Buches ist daher gehalten, Therapieempfehlungen, insbesondere Angaben zur Dosierung von Medikamenten, in eigener Verantwortung zu prüfen. Zwar verwenden Autor, Herausgeber und Verlag größte Mühe darauf, daß der Inhalt des Buches dem Wissensstand bei der Abfassung entspricht, Änderungen sind jedoch grundsätzlich möglich. Die Entscheidung für eine bestimmte Therapie liegt letztlich in der Verantwortung des behandelnden Arztes bzw. Zahnarztes.

Die im Text genannten Präparate und Bezeichnungen sind zum Teil patent- und urheberrechtlich geschützt. Aus dem Fehlen eines besonderen Hinweises bzw. Zeichens ® darf nicht geschlossen werden, daß kein Schutz besteht.

Dieses Werk ist urheberrechtlich geschützt.
Alle Rechte, auch die der Übersetzung, des Nachdrucks und der Vervielfältigung des Buches oder von Teilen daraus, vorbehalten.
Kein Teil des Buches darf ohne schriftliche Genehmigung des Verlages in irgendeiner Form (Fotokopie, Mikrofilm oder ein anderes Verfahren), auch nicht für Zwecke der Unterrichtsgestaltung, reproduziert oder unter Verwendung elektronischer Systeme verarbeitet werden.

© Carl Hanser Verlag München Wien 1995
Umschlaggestaltung: Kaselow Design, München
Gesamtherstellung: Buch- und Offsetdruckerei Wagner, Nördlingen
Printed in Germany

Vorwort

Die präventive Zahnheilkunde gewinnt innerhalb der Zahnmedizin immer mehr an Bedeutung. Sie ist ein wichtiges Fach, das in alle Teilgebiete der Zahn-, Mund- und Kieferheilkunde hineinstrahlt. Die in den letzten Jahrzehnten in zahlreichen Ländern gemachten Erfahrungen haben deutlich gezeigt, daß es in der Zahnmedizin wie in kaum einem anderen Bereich der Medizin möglich ist, wesentliche Erkrankungen zu vermeiden oder zumindest weitestgehend zu kontrollieren. Dementsprechend befindet sich auch die zahnärztliche Praxis in einem grundlegenden Wandel. Es erfolgt eine Neuorientierung: präventive zahnmedizinische Maßnahmen nehmen einen immer größeren Raum ein. Auch für rein restaurative Maßnahmen ist eine vorgeschaltete Prävention Voraussetzung.

Neben der Vermeidung von Zahnstellungsanomalien und Kieferfehlbildungen, der Vermeidung funktioneller Störungen im Kausystem und der Vermeidung und Früherkennung von Veränderungen der Mundschleimhäute und der oralen Hart- und Weichgewebe ist die Verhütung von Karies und Gingivitis ein wesentliches Anliegen der präventiven Zahnheilkunde. Im vorliegenden Buch werden die Grundlagen und Möglichkeiten der Karies- und Gingivitisprophylaxe aufgezeigt. Es ist als Einführung und Lehrbuch für Studierende, aber auch zur Information für den praktizierenden Zahnarzt und seine prophylaktisch tätigen Mitarbeiter gedacht. Dabei ist zu hoffen, daß dieses Buch dazu beiträgt, die zahnmedizinische Prävention weiter voranzubringen. Prophylaxe ist sinnvoller und humaner als die Therapie unnötig aufgetretener Schäden.

Bei der Abfassung des vorliegenden Buches wurde ich dankenswerterweise von meinen Mitarbeitern, insbesondere von Herrn Prof. Dr. *W. Strübig* und Herrn Priv. Doz. Dr. *U. Schiffner* unterstützt. Dankbar bin ich auch meiner Sekretärin, Frau *I. Hasberg*, für ihre unermüdliche Hilfe.

Hamburg, Februar 1995 *Hans-Jürgen Gülzow*

Inhalt

1	Bedeutung der Oralprophylaxe	11
1.1	Kollektivprophylaxe, Gruppenprophylaxe, Individualprophylaxe	13
2	Epidemiologie von Karies und Gingivitis	15
2.1	Karies	15
2.1.1	Kariesdiagnostik	17
2.1.2	Verbreitung der Karies weltweit	18
2.1.3	Kariesverbreitung in Deutschland	19
2.1.4	Wurzelkaries	21
2.2	Gingivitis und Parodontitis	23
2.2.1	Verbreitung von Gingivitis und Parodontitis weltweit	25
2.2.2	Verbreitung von Gingivitis und Parodontitis in Deutschland	26
3	Morphologie von Karies und Gingivitis	27
3.1	Schmelzkaries	27
3.2	Wurzelkaries	30
3.3	Gingivitis	31
4	Ätiologie von Karies und Gingivitis	33
4.1	Kariestheorien	33
4.2	Kariesätiologie	35
4.2.1	Zahnmorphologie und Zahnstellung	37
4.2.2	Speichel	39
4.2.3	Plaque	44
4.3	Gingivitisätiologie	51
5	Schmelzerosion und keilförmiger Defekt	55
5.1	Die Säureerosion des Zahnschmelzes	55
5.2	Der keilförmige Defekt	58

6	Ernährung	61
6.1	Systemischer Einfluß der Nahrung auf die Zähne	61
6.2	Lokaler Einfluß der Nahrung auf die Zähne	62
6.2.1	Tierexperimentelle Ernährungsstudien	63
6.2.2	Epidemiologische Studien	65
6.2.3	Interventionsstudien	70
6.2.4	Plaque-pH-Messungen	75
6.2.5	Kariogenität von Lebensmitteln	77
6.3	Zuckerersatzstoffe und Zuckeraustauschstoffe	80
6.4	Schlußfolgerungen	88
6.5	Ernährung und Gingivitis	90
7	Mundhygiene	91
7.1	Geschichtliches zur Zahnpflege	91
7.2	Bedeutung der Mundhygiene	92
7.3	Plaqueindizes	93
7.3.1	Plaquerevelatoren	94
7.4	Zahnbürsten	96
7.4.1	Kurzkopfzahnbürsten	96
7.5	Zahnpasten	99
7.6	Zahnputztechniken	104
7.6.1	Zeitpunkt und Dauer des Zähneputzens	107
7.7	Hilfsmittel zur Reinigung der Interdentalbereiche	108
7.7.1	Zahnseide	109
7.7.2	Interdentalbürstchen	110
7.7.3	Zahnhölzchen	111
7.8	Automatische Zahnbürsten	111
7.9	Mundduschen	113
7.10	Chemische Plaquekontrolle	113
8	Fluorid	117
8.1	Geschichtliches zur Kariesprophylaxe mit Fluorid	117
8.2	Fluorid als Spurenelement	119
8.3	Stoffwechsel, Unbedenklichkeit und Wirkungsweise des Fluorid	121
8.3.1	Unbedenklichkeit der Fluoridanwendung	122
8.3.2	„Gefleckter Schmelz"	124
8.3.3	Akute Toxizität von Fluorid	126
8.3.4	Wirkungsweise des Fluorid	127

8.4	Möglichkeiten der Fluoridanwendung	131
8.4.1	Trinkwasserfluoridierung	132
8.4.2	Salzfluoridierung	135
8.4.3	Tablettenfluoridierung	138
8.4.4	Milchfluoridierung	141
8.4.5	Lokale Fluoridierungsmaßnahmen	142
8.5	Die Argumente der „Fluorgegner"	153
9	**Fissurenversiegelung**	159
9.1	Indikation und Kontraindikation	160
9.2	Materialien	161
9.3	Technik	163
9.4	Klinische Erfolge	167
9.5	Erweiterte Fissurenversiegelung	168
10	**Praktische Umsetzung der Oralprophylaxe**	169
10.1	Kollektivprophylaxe	169
10.2	Gruppenprophylaxe	170
10.3	Individualprophylaxe	173
10.3.1	Oralprophylaxe während der Schwangerschaft	173
10.3.2	Oralprophylaxe beim Kind	174
10.3.3	Individualprophylaxe in der zahnärztlichen Praxis	175
10.4	Prophylaxe beim älteren Patienten	183
10.5	Prophylaxe bei Behinderten	185
11	**Ausblicke in der Oralprophylaxe**	187
11.1	Immunisierung gegen Karies und Gingivitis	187
11.2	Neue Wege in der Kariesprophylaxe	189
11.3	Ausblicke in der Gingivitisprophylaxe	191
	Literatur	193
	Register	249

1 Bedeutung der Oralprophylaxe

Prophylaxe, Prävention, Verhütung, Vorsorge, Gesunderhaltung ist ein Ziel, welches im Grunde schon in den Anfängen der Medizin aufgestellt wurde. Im alten China bezahlte man die Ärzte für die Gesunderhaltung und nicht für die Behandlung von Erkrankungen (*Strübig* 1989). Auch für *Hippokrates* hatte die Gesunderhaltung einen hohen Stellenwert. Er schreibt: „Schön ist es, um die Kranken besorgt zu sein, ihrer Gesundheit wegen. Noch schöner aber ist es, um die Gesunden besorgt zu sein, ihres Nichtkrankseins wegen" (*Hippchen* 1978). Bis in die heutige Zeit ist es eine Binsenweisheit, daß „Vorbeugen besser ist als Heilen". Dementsprechend ist seit einigen Jahren weltweit ein Wandel in den Vorgaben der Medizin zu beobachten. Das vordringliche Ziel sind nicht länger kurative Maßnahmen, sondern Prävention und Prophylaxe.

Das Gesundheitswesen der modernen Industrieländer ist dagegen noch immer weitgehend krankheitsorientiert und funktioniert damit im wesentlichen als Reparaturdienst. Es ist bezeichnend, daß sich die Versicherungsträger in der Regel „Krankenkassen" nennen und nicht „Gesundheitskassen". Das Vertrauen in die technisierte Medizin ist nahezu grenzenlos. Und die Erfolge dieser Medizin sind ja auch nicht zu leugnen. Aber es bleiben Fragen: Ist dies eine sinnvolle Medizin? Ist dies eine humane Medizin? Zudem hat die Entwicklung in den letzten Jahren gezeigt, daß diese Art Medizin auf Dauer nicht bezahlbar ist.

In der alten Bundesrepublik Deutschland mußten im Jahr der Vereinigung (1990) 20,2 Milliarden DM für Zahnschäden und deren Folgen ausgegeben werden. Damit war die Zahnkaries die mit Abstand teuerste Einzelkrankheit (*Kohlmeier* et al. 1993). Die einschneidenden Restriktionen des am 1. Januar 1993 in Kraft getretenen Gesundheitsstrukturgesetzes zeigen überdeutlich, daß nicht mehr alles kurativ Machbare auch bezahlbar ist. Dieser Sachverhalt trifft auch für viele andere westliche Länder zu. Bei allen am Gesundheitssystem Beteiligten, den Gesundheitspolitikern, den Krankenkassen, den Zahnärzten und Ärzten, aber auch den Patienten, ist ein absolutes Umdenken notwendig. Hierzu bedarf es einer gewissen Zeit, denn es ist den Menschen schon immer schwergefallen, sich von herkömmlichen Gewohnheiten und von gewohnten Strukturen zu trennen.

12 Bedeutung der Oralprophylaxe

In der Bundesrepublik Deutschland wurden mit dem am 1.Januar 1989 in Kraft getretenen Gesundheitsreformgesetz die Krankenkassen erstmalig dazu verpflichtet, Leistungen zur Förderung der Gesundheit und zur Verhütung von Krankheiten zu erbringen. Aber die bisher zu erbringenden Maßnahmen sind für die durchgehende präventive Betreuung der Bevölkerung bei weitem nicht ausreichend. Und sie kommen spät, zu einem Zeitpunkt, zu dem in einer ganzen Reihe von Industrieländern die Prophylaxe bereits greift.

Bisher praktizierte Krankenversicherungssysteme, welche fast ausschließlich kurative Leistungen honorierten, waren mit der Übernahme nahezu aller dementsprechender Leistungen dem Selbstverantwortungsbewußtsein des Patienten und präventivem Verhalten durchaus nicht förderlich. Eine Umorientierung des Patienten ist erforderlich – im Grunde zu seinem eigenen Wohl. Aber auch beim Zahnarzt muß ein Umdenken erfolgen. Prophylaxe, Prävention, die Gesunderhaltung des Gebisses ist eine anspruchsvolle und verantwortungsvolle ärztliche Tätigkeit. Schon in der universitären Ausbildung sollte eigentlich das Schwergewicht auf der Prävention liegen. Aber wie sieht die Realität aus? Noch immer liegt das Hauptgewicht in der kurativen Zahnmedizin, zumeist noch nicht einmal in der Zahnerhaltung, sondern beim Zahnersatz.

Dabei kann allein der entsprechend ausgebildete und fortgebildete Zahnarzt kompetenter Ansprechpartner für alle präventiven Belange des Patienten sein. Nur er besitzt das Wissen und die Erfahrung und damit die Kompetenz zur Anleitung gruppenprophylaktischer und zur Durchführung individualprophylaktischer Maßnahmen. Hierzu benötigt er aber auch speziell geschulte Mitarbeiter, welche unter seiner Verantwortung und Überwachung gewisse Arbeitsschritte ausführen. Ohne ein qualifiziertes und motiviertes Praxisteam ist Oralprophylaxe auf Dauer nicht umzusetzen.

Der Zahnarzt sollte gute Kenntnisse über Grundlagen, Möglichkeiten, pädagogische und psychologische Aspekte der Oralprophylaxe haben. Und er muß voller Überzeugung hinter den von ihm vermittelten Maßnahmen stehen. Er muß glaubwürdig sein, wenn er Patienten erfolgreich instruieren, anleiten, motivieren und immer wieder remotivieren will. Dabei kommt psychologischen, aber auch pädagogischen Aspekten besondere Bedeutung zu; denn präventiv wirksame Maßnahmen greifen beim Patienten häufig in liebgewordene und festgefahrene Gewohnheiten –

"Unarten" – ein. Das Interesse des Patienten muß geweckt werden. Das Bewußtsein für die eigene Zahn- und Mundgesundheit als Teil der allgemeinen Gesundheit muß aufgebaut werden. Entsprechende Verhaltensweisen müssen neu geprägt werden. Dabei ist der Zahnarzt Partner und Helfer, er darf niemals Schulmeister sein. Er sollte auch stets Bezug auf persönliche Probleme und Schwierigkeiten des Patienten nehmen und ihn nie überfordern; sonst macht der Patient nicht mit und reagiert ablehnend: „Ich schaffe es ja doch nicht!" Ein generelles präventives Verhalten des einzelnen kann in der Regel nur Schritt für Schritt erreicht werden. Dies erfordert Geduld und Verständnis von Zahnarzt und Patient. Dabei muß der Patient sich stets positiv motiviert fühlen. Er braucht Erfolgserlebnisse, keinen erhobenen Zeigefinger.

Gerade in der Zahnmedizin bestehen besonders günstige Voraussetzungen für eine erfolgreiche Prophylaxe. Die Ätiologie von Karies und Parodontalerkrankungen ist ausreichend abgeklärt. Seit langem stehen wissenschaftlich untermauerte, bewährte und wirksame Präventivmaßnahmen gegen diese Erkrankungen zur Verfügung. Das Problem liegt noch immer in der breiten Umsetzung prophylaktischer Maßnahmen in der Bevölkerung. Dabei ist die Zahnkaries absolut vermeidbar, die entzündlichen Parodontalerkrankungen sind weitestgehend kontrollierbar. Beide sind im wesentlichen durch Fehlverhalten selbst verschuldet. Die immer noch zu hörende Aussage: „Schon meine Eltern hatten frühzeitig ein Gebiß und ich habe die schlechten Zähne halt geerbt," ist eine Schutzbehauptung, welche wissenschaftlich durch nichts zu stützen ist. Wirksame Krankheitsverhütung erfordert aber den täglichen persönlichen Einsatz jedes einzelnen. Und daran mangelt es aus den verschiedensten Gründen immer noch.

1.1 Kollektivprophylaxe, Gruppenprophylaxe, Individualprophylaxe

Die oralprophylaktische Betreuung der Bevölkerung und des Einzelnen kann generell auf drei Wegen erfolgen: als Kollektivprophylaxe, als Gruppenprophylaxe und als Individualprophylaxe. Dabei sind kollektivprophylaktische Maßnahmen in der Regel besonders effektiv und kostengünstig. Sie erreichen einen großen Anteil der Bevölkerung und erfordern nicht das regelmäßige persönliche Engagement des einzelnen.

Trotz der hohen Ausgaben für im wesentlichen zahnärztlich-therapeutische Maßnahmen hat sich die Bundesrepublik Deutschland jedoch über viele Jahre hinweg den Luxus geleistet, auf bewährte kollektivprophylaktische Maßnahmen zu verzichten. Die Anreicherung des Trinkwassers mit Fluorid wird aus politischen Gründen bei uns nirgendwo durchgeführt, obwohl sie nach dem derzeit geltenden Lebensmittel- und Bedarfsgegenständegesetz zulässig ist. Fluoridiertes Speisesalz ist bei uns erst seit etwa 3 Jahren erhältlich.

Gruppenprophylaxe und Individualprophylaxe sind im Grunde nicht voneinander zu trennen. Beide Formen der Prophylaxe müssen nebeneinanderstehen und sich ergänzen. Sinnvolle und effektive Oralprophylaxe bedeutet die lückenlose, kontinuierliche und lebenslange präventivzahnmedizinische Betreuung der Bevölkerung und des einzelnen. Natürlich muß hierbei ein Schwerpunkt im Kindesalter liegen, und natürlich ist in diesem Alter die Gruppenprophylaxe sehr sinnvoll. Damit werden jedoch nur Kinder in Kindergärten, Kindertagesheimen oder in der Schule erreicht, in der Regel also erst ab dem 4. Lebensjahr. Präventivmaßnahmen sind aber auch schon für das Kleinkindalter erforderlich, wie die zu hohe Kariesrate der Dreijährigen zeigt. Für die ersten 3 Lebensjahre muß das Prophylaxeangebot in Kooperation von Kinderarzt und Zahnarzt erbracht werden. Aber auch diese Zusammenarbeit ist erst noch aufzubauen. Hier sind Ärztekammern und Zahnärztekammern sowie deren Fortbildungseinrichtungen gefordert.

Im Kindergarten werden natürlich nur diejenigen Kinder erreicht, welche eine derartige Einrichtung besuchen. Etwa ein Drittel aller Kinder wird so nicht erreicht. Gruppenprophylaxe kann auch nicht den besonderen Anforderungen gerecht werden, welche an die Betreuung von Kindern mit hohem Kariesrisiko gestellt werden müssen. Die hierfür notwendigen selektiven intensivprophylaktischen Maßnahmen können nur durch professionelle Individualprophylaxe gewährleistet werden.

Zur Durchführung der Individualprophylaxe stehen flächendeckend die zahnärztlichen Praxen zur Verfügung. Hier kann vom Kleinkind bis zum Senior jeder erreicht werden. Oralprophylaktische Betreuung gehört heute in jedes Praxiskonzept. Es ist vorauszusehen, daß zukünftig Ansehen und guter Ruf einer Zahnarztpraxis immer mehr auch von diesem Prophylaxeangebot geprägt sein werden.

Literatur siehe S. 193.

2 Epidemiologie von Karies und Gingivitis

Epidemiologie ist der Wissenschaftszweig, welcher sich mit der Verteilung von Erkrankungen in der Bevölkerung befaßt. Mit Hilfe epidemiologischer Studien können Verbreitung und Häufigkeit, aber auch das Ausmaß einer Erkrankung innerhalb der Gesamtbevölkerung oder innerhalb einzelner Bevölkerungsgruppen festgestellt werden. Außerdem ist es möglich, Abhängigkeiten einer Erkrankung von bestimmten Voraussetzungen und Verhaltensweisen, wie etwa Lebens- oder Ernährungsgewohnheiten, zu untersuchen. Hieraus können dann Erkenntnisse zu den Ursachen der jeweiligen Erkrankung gewonnen werden.

Mit Hilfe epidemiologischer Befunde kann eine Aussage über den Versorgungsstand bzw. den Behandlungsbedarf der untersuchten Bevölkerung gemacht werden. Die Kenntnis von der Epidemiologie einer Krankheit ist zudem die Grundlage für Auswahl und Einsatz prophylaktischer Maßnahmen, und zwar sowohl im Rahmen der Kollektivprophylaxe als auch der Gruppenprophylaxe und der Individualprophylaxe. Dieses ist gerade auf dem Gebiet der Zahnmedizin von entscheidender Bedeutung; denn die Zahnkaries und Erkrankungen des marginalen Parodonts weisen in Deutschland – wie auch in zahlreichen anderen Ländern – unnötigerweise noch immer ein ungewöhnliches Ausmaß auf. Nur durch gezielte und langfristige Kollektivverfahren, kombiniert mit gruppenprophylaktischen und individuellen Maßnahmen, ist ein wesentlicher Rückgang dieser Erkrankungen zu erzielen. Die Kontrolle der Effektivität derartiger Maßnahmen ist ebenfalls mit Hilfe epidemiologischer Techniken durchzuführen. Solide epidemiologische Daten sind daher auch die Grundlage für gesundheitspolitische und berufspolitische Planungen.

2.1 Karies

Damit epidemiologische Untersuchungsergebnisse untereinander vergleichbar sind, was aus den verschiedensten Gründen wünschenswert ist, müssen sie nach standardisierten Bedingungen erstellt werden. Bereits 1962 wurden durch eine Kommission des Weltzahnärzteverbandes (*Fédération Dentaire Internationale*) allgemeine Grundsätze für eine internationale Normung von Kariesstatistiken ausgearbeitet (*Baume*

1962). 1975 und 1976 wurden diese Grundsätze den Erfordernissen wissenschaftlicher Erkenntnisse nochmals angepaßt (*Horowitz* et al. 1975, *Franke* und *Baume* 1976).

Erhebung und Auswertung kariesepidemiologischer Daten sollte heute allgemein nach dem DMF-Index erfolgen, welcher von *Klein* und Mitarbeitern bereits 1938 aufgestellt wurde. Dabei werden alle Zähne eines Gebisses, die kariös (D = decayed), extrahiert (M = missing) oder gefüllt (F = filled) sind, zusammengezählt. Jeder Zahn wird nur einmal gewertet, auch wenn er beispielsweise gleichzeitig eine Füllung und eine Karies oder mehrere Füllungen aufweist. Daher wird dieser Index auch als DMFT-Index (T = teeth) bezeichnet. Da Weisheitszähne bei derartigen Studien in der Regel nicht berücksichtigt werden, kann die DMFT-Zahl zwischen 0 und 28 liegen.

Für differenzierte Aussagen bei vergleichenden Untersuchungen ist der DMFT-Index ein zu grober Parameter. Bei derartigen Erhebungen ist es günstiger, den DMFS-Index (S = surfaces) anzuwenden, bei dem der Zustand jeder einzelnen Zahnfläche beurteilt wird. Die Frontzähne werden hierbei als vierflächig, die Prämolaren und Molaren als fünfflächig bewertet. Somit kann die DMFS-Zahl Werte zwischen 0 und 128 annehmen und ermöglicht eine recht subtile Beurteilung von Kariesbefunden.

Während die Befunde im bleibenden Gebiß durch große Buchstaben (DMFT, DMFS) gekennzeichnet werden, werden für das Milchgebiß kleine Buchstaben (dmft, dmfs) verwendet. Da das Milchgebiß 20 Zähne umfaßt, kann der dmft-Index zwischen 0 und 20, der dmfs-Index zwischen 0 und 88 betragen.

Die kariöse Läsion (D, d) kann durch Beurteilung von Ausdehnung und Tiefe zusätzlich differenziert werden (*Marthaler* 1966). Die Schweregrade werden als tiefergestellte Ziffern den Buchstaben angefügt (D_1, D_2, D_3, D_4 bzw. d, d_2, d_3, d_4 usw.). Mit D_1 (d_1) wird immer die initiale, durch Remineralisationsprozesse reversible Schmelzläsion bezeichnet. D_2 (d_2) kann eine röntgenologisch bis zur Hälfte der Schmelzschicht sichtbare Karies, D_3 (d_3) eine Karies bis zur Schmelz-Dentin-Grenze, D_4 (d_4) eine Dentinkaries bedeuten. Es sind aber je nach Fragestellung auch andere Unterteilungen möglich.

Da kariesepidemiologische Untersuchungen mit sehr erheblichem Zeitaufwand verbunden sind, haben Autoren wie *Welander* (1960) oder

Marthaler (1963) vorgeschlagen, die Kariesbefunde nur einer Gebißhälfte oder sogar nur bestimmter Zahngruppen festzustellen, um daraus dann den Befund des gesamten Gebisses zu errechnen. In der Tat kann nachgewiesen werden, daß der Kariesbefall des menschlichen Gebisses weitgehend symmetrisch ist (*Gülzow* und *Maeglin* 1964). Natürlich muß dies nicht für jeden Einzelfall zutreffen. Es gilt aber für den Mittelwert einer Gruppe von Probanden.

Bei kariesepidemiologischen Studien erhobene Befunde stellen die Grundlage für verschiedene Aussagen dar. Die Karieshäufigkeit (Kariesfrequenz), eine Angabe in %, sagt aus, wieviele Personen einer untersuchten Gesamtheit oder bestimmter Gruppen Karies und/oder Folgeerscheinungen (Füllungen, Extraktionen) aufweisen. Aus diesem Wert geht dann auch die prozentuale Häufigkeit von Personen mit absolut naturgesunden Gebissen hervor. Der Kariesbefall wird als mittlerer DMFT- (dmft-) bzw. DMFS- (dmfs-) Index angegeben. Er sagt aus, wieviele betroffene Zähne bzw. Zahnflächen im Mittel eine untersuchte Personengruppe aufweist. Karieszuwachs ist die Anzahl von DMF- (dmf-) Zähnen bzw. DMF- (dmf-) Zahnflächen, welche in einem vorgegebenen Zeitraum neu aufgetreten sind. Bei einem großen Karieszuwachs besteht eine hohe Kariesaktivität und umgekehrt.

2.1.1 Kariesdiagnostik

Die Kariesdiagnostik ist schwieriger, als es auf den ersten Blick erscheinen mag. Dies trifft insbesondere für die Approximalflächen zu, welche der Untersuchung mit Spiegel und Sonde häufig gar nicht oder aber nur sehr schwer zugänglich sind. Im Frontzahngebiet und mit Einschränkung auch im Gebiet der Prämolaren sind daher Diagnostiklampen (Kaltlicht) von großem Wert, die bei kleinster Lichtquelle eine intensive Durchleuchtung der Approximalräume gestatten und so das Auffinden kariöser Läsionen ermöglichen (*Pieper* und *Schurade* 1987). Im Molarengebiet können aber auch diese Lampen problematisch sein. Dort ist die Kariesdiagnostik häufig nur mit Hilfe eines standardisierten Bißflügelröntgenbildes (Abb. 1) erfolgreich (*Patz* und *Naujoks* 1967).

Aber auch an den der Untersuchung direkt zugänglichen Flächen der Zähne bereitet die Diagnostik der Zahnkaries Schwierigkeiten, insbesondere, wenn es sich um Frühstadien handelt. Hierfür ist spezielle Erfahrung nötig. Auf jeden Fall muß vermieden werden, initiale Kariesläsionen

18 Epidemiologie von Karies und Gingivitis

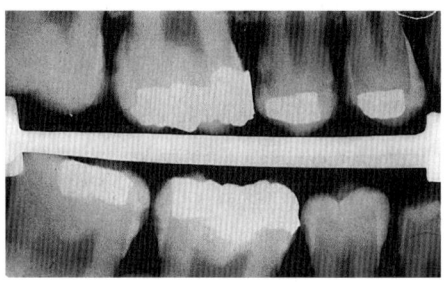

Abb. 1 Bißflügel-Röntgenaufnahme

mechanisch zu verletzen, da dadurch die Remineralisation gestört oder sogar verhindert werden kann.

Sind an einer kariesepidemiologischen Studie mehrere Untersucher beteiligt, müssen diese kalibriert sein, um die Reproduzierbarkeit der erhobenen Befunde zu gewährleisten.

2.1.2 Verbreitung der Karies weltweit

Bis in die 60er Jahre wird aus nahezu allen Industrieländern über extrem hohe Kariesverbreitung berichtet. Kariesfrequenzen von 98% waren die Norm. Beginnend in den 60er Jahren und nachfolgend in den 70er und 80er Jahren findet sich dann aber in einer Reihe dieser Staaten ein z. T. sehr erheblicher Kariesrückgang. Anläßlich der „First International Conference on the Declining Prevalence of Dental Caries", welche im Juni 1982 in Boston, USA, stattfand, wurde über entsprechende Daten aus

Tabelle 1 Kariesrückgang in verschiedenen Industrieländern (nach *Stamm* 1994)

Land	Zeitraum	Alter	Rückgang
Australien	1954–1980	12jährige	65%
Dänemark	1973–1980	15jährige	32%
England	1971–1981	12jährige	53%
Irland	1961–1979	13 u.14jährige	45%
Niederlande	1966–1980	12jährige	33%
Neuseeland	1973–1978	8 u. 9jährige	39%
Norwegen	1955–1979	15jährige	35%
Schottland	1970–1980	12jährige	28%
Schweden	1973–1978	15jährige	51%

Tabelle 2 Kariesanstieg bei 10- bis 14jährigen in Entwicklungsländern (nach Möller 1978)

	innerhalb von	Anstieg des DMFT von	auf
Äthiopien	17 Jahren	0,2	1,6
Kenia	21	0,1	17,0
Irak	9	0,7	3,5
Thailand	15	0,7	4,5
Vietnam	11	2,0	6,3
Polynesien	50	0,0	7,5
Grönland	20	1,5	10,4

Australien, England, Irland, Neuseeland, den Niederlanden, Schottland, den skandinavischen Ländern sowie den USA referiert (*Glass* 1982). Tabelle 1 gibt einen Überblick über einige anläßlich dieser Konferenz vorgestellte Kariesdaten. Aber auch in weiteren Ländern, wie z. B. in der Schweiz fanden sich ähnlich günstige Befunde (*Gülzow* und *Maeglin* 1979, *Marthaler* et al. 1986).

In den letzten Jahren finden sich im Schrifttum aber auch schon wieder Publikationen, welche bei Kindern von einem Stop im Kariesrückgang oder sogar von einem erneuten Anstieg des Kariesbefalls berichten (*Holt* et al. 1988, *Stecksén-Blicks* et al. 1989, *Frencken* et al. 1990, *Truin* et al. 1991, *Downer* 1992, *Truin* et al. 1993). Daraus ist abzuleiten, daß die Kariesverbreitung ein sehr dynamischer Prozeß ist. Kontinuierliche Kariesverminderung und die Erhaltung eines erreichten niedrigen Kariesniveaus erfordern offensichtlich den fortwährenden, stetigen Einsatz aller präventiver Möglichkeiten.

Im Gegensatz zum Kariesrückgang in den meisten Industrieländern, kommt es seit längerer Zeit in den Entwicklungsländern zu einem z. T. sehr erheblichen und fortlaufenden Kariesanstieg. Dieser Trend wurde von *Møller* bereits 1978 aufgezeigt (Tab. 2).

2.1.3 Kariesverbreitung in Deutschland

Zahlreiche Einzelstudien zeigen, daß auch in Deutschland die Kariesverbreitung bis in die 80er Jahre außerordentlich groß war. Umfassende kariesepidemiologische Daten aus den alten Ländern wurden 1980 von *Patz* und *Naujoks* publiziert. Sie berichteten über Befunde an 14491 Personen im Alter zwischen 15 und 65 Jahren. Es handelte sich um Untersuchungen, welche in zahlreichen Praxen im gesamten alten Bundesgebiet durchgeführt worden waren. Von allen untersuchten Personen wiesen lediglich 22 ein naturgesundes Gebiß auf. Dies entspricht einer Kariesfrequenz von 99,9%. Bei den 15- bis 24jährigen waren im Mittel bereits 14,5 Zähne bzw. 36 Zahnflächen kariös, gefüllt oder bereits extrahiert. Selbst in diesem noch relativ jugendlichen Alter waren also nur noch knapp die Hälfte aller Zähne gesund. Von Altersstufe zu Altersstufe stieg der Kariesbefall deutlich weiter an.

Ein weiteres bemerkenswertes Ergebnis dieser Untersuchung besagt, daß selbst schon in der Altersgruppe von 15 bis 24 Jahren lediglich 45% der Probanden noch über ein vollbezahntes Gebiß verfügten. Auch dieser Befund wurde mit ansteigendem Alter immer ungünstiger.

Fünf Jahre später wurden von *Naujoks* und *Hüllebrand* (1985) unter gleichen Bedingungen erhobene, vergleichbare kariesepidemiologische Daten veröffentlicht. Auch bei dieser Erhebung mußte eine Kariesfrequenz von 99,9% festgestellt werden. Die mittlere Summe der kariösen, fehlenden und gefüllten Zähne hatte sich während des Intervalls von 5 Jahren ebenfalls nicht verändert. Bei den 15- bis 24jährigen findet sich noch immer ein DMFT-Wert von 14,4, welcher bei den über 65jährigen bis auf 23,2 ansteigt.

Stellt man diesen Daten jedoch die Ergebnisse der nationalen IDZ-Studie zum Mundgesundheitszustand und -verhalten in der Bundesrepublik Deutschland von 1989 gegenüber (*Dünninger* und *Pieper* 1991), so ist zu sehen, daß die Zahnbefunde sich, insbesondere bei Kindern und Jugendlichen, deutlich verbessert haben. Der Prozentsatz kariesfreier Gebisse ist in diesen Altersgruppen erheblich angestiegen, die Werte für den Kariesbefall haben sich verbessert (Tab. 3).

Tabelle 3 Kariesrückgang in der Bundesrepublik Deutschland (nach *Naujoks* et al. 1990)

Alter	DMFT	
	1983	1989
8/9 Jahre	2,2	1,5
13/14 Jahre	8,8	5,2
35-54 Jahre	18,5	17,5

Ähnliche Aussagen ergaben auch lokale Studien. 1977/78 und 1987 in Hamburger Kindergärten durchgeführte vergleichbare Untersuchungen zeigten während dieses Zeitraumes einen Anstieg der kariesfreien Milchgebisse bei drei- bis sechsjährigen Kindern von 9,0% auf 25,7%. Der Kariesbefall verminderte sich um 22,5%. Gleichzeitig zeigte diese Studie, wie auch andere, eine deutliche Polarisation der Karies. Ein kleinerer Teil der untersuchten Kinder (20%) wies die Hälfte der festgestellten kariösen Zähne bzw. Zahnflächen auf (*Schiffner* und *Gülzow* 1988). Diese Polarisation der Karies auf eine Minderheit von Personen mit hohem Kariesrisiko wird heute allgemein bei entsprechenden Untersuchungen in der westlichen Welt gefunden (*Winter* 1990).

Auch bei 7- bis 15jährigen Hamburger Schülern konnten im Vergleich zu früheren Untersuchungen bessere Zahnbefunde aufgezeigt werden (*Gülzow* et al. 1991). Immerhin wiesen noch 20,6% von insgesamt 2193 Untersuchten ein naturgesundes Gebiß auf. Die DMFS-Werte lagen zwischen 1,0 bei den 7jährigen und 13,8 bei den 15jährigen.

Kariesepidemiologische Erhebungen an 31- bis 60jährigen Hamburger Arbeitnehmern zeigten dagegen die bekannte hohe Kariesfrequenz von 99,9% sowie außerordentlich ungünstige Kariesbefallswerte (DMFS zwischen 54,6 und 80,8) (*Gülzow* und *Einfeldt* 1988).

Alle drei Studien bestätigen die bekannte Abhängigkeit der Kariesverteilung von der sozialen Schichtzugehörigkeit. Probanden aus oberen sozialen Schichten weisen signifikant niedrigere Kariesbefallswerte auf als solche aus unteren sozialen Schichten.

Insgesamt zeigt sich sehr deutlich, daß auch in Deutschland bei Kindern und Jugendlichen die Karies zurückgeht, und zwar überall dort, wo prophylaktische Aktivitäten zu verzeichnen sind. Im Erwachsenenalter findet sich aber nach wie vor eine extreme Verbreitung der Karies.

2.1.4 Wurzelkaries

Seit einer Reihe von Jahren gewinnt in den westlichen Industrieländern auch die Wurzelkaries immer mehr an Bedeutung. Die Lebenserwartung der Bevölkerung steigt an. Zahnlosigkeit geht auch im höheren Alter zurück. Gleichzeitig kommt es in der Regel aber durch involutive Alternsveränderungen und infolge von Parodontalerkrankungen zur Freilegung von Wurzelzement. Damit besteht das Risiko einer Wurzelkaries.

Tabelle 4 Häufigkeit von Wurzelkaries

Autoren	untersuchte Personen Anzahl	Alter	Häufigkeit von Wurzelkaries
Beck et al. 1985	520	älter 65 Jahre	63,2%
Raetzke 1985	3000	8-14 Jahre 19-22 Jahre 50-59 Jahre	3,5% 17,4% 86,5%
Günay et al. 1987	414	18-79 Jahre	41,5%
Locker et al. 1989	183	älter 50 Jahre	56,8%
Salonen et al. 1989	155 183 139 110 95 43 25	20-29 Jahre 30-39 Jahre 40-49 Jahre 50-59 Jahre 60-69 Jahre 70-79 Jahre älter 79 Jahre	15,5% 41,0% 54,7% 71,8% 78,8% 65,1% 80,0%
Fure und *Zickert* 1990	88 72 48	55 Jahre 65 Jahre 75 Jahre	85,0% 93,0% 90,0%
Heinrich et al. 1990	284 254 246 179	25-34 Jahre 35-44 Jahre 45-54 Jahre 55-64 Jahre	14,8% 48,4% 58,1% 53,3%
Fejerskov et al. 1991	91	älter 60 Jahre	100 %
Papas et al. 1992	326	40-80 Jahre	33,0%

Angaben zur Häufigkeit der Wurzelkaries variieren zwischen etwa 15% bei Jugendlichen und über 90% bei Älteren (Tab. 4). Aufgrund unterschiedlicher Kriterien in Diagnostik und Bewertung und aufgrund unterschiedlicher Zusammensetzung des untersuchten Personenkreises (Alter, Geschlecht, soziale Gegebenheiten usw.) sind die Ergebnisse der verschiedenen Studien jedoch zumeist nicht direkt miteinander vergleichbar. Sicher ist aber eine Zunahme der Wurzelkaries mit dem Alter und eine Korrelation zu gingivalen Rezessionen (*Raetzke* et al. 1983, *Vehkalahti* et al. 1983, *Vehkalahti* und *Paunio* 1994). In einigen Arbeiten wird auch über geschlechtsgebundene Unterschiede in der Häufigkeit von Wurzelkaries berichtet (*Vehkalahti* et al. 1983, *Heinrich* et al. 1990).

2.2 Gingivitis und Parodontitis

Während für die Erhebung kariesepidemiologischer Daten mit dem DMF-Index eine standardisierbare und reproduzierbare Dokumentationsmethode zur Verfügung steht, ist es bisher noch nicht gelungen, einen einfachen, umfassenden und leicht reproduzierbaren Index zur Erhebung parodontaler Befunde zu entwickeln. Dies ist sicherlich nicht zuletzt auch darin begründet, daß das klinische Bild von Zahnfleisch- und Zahnbetterkrankungen außerordentlich vielfältig ist und infolgedessen sehr differenziert beurteilt werden muß.

Für die Primärprophylaxe haben insbesondere die Gingiva-Indizes Bedeutung. Ein bei wissenschaftlichen Studien sehr häufig angewendeter Index ist der Gingiva-Index (GI) nach *Löe* und *Silness* (1963). Für die individuelle Diagnostik in der Praxis ist er aber weniger geeignet, da er zu viele verschiedenartige Unterscheidungsmerkmale beinhaltet. An jedem Zahn wird bukkal, lingual, mesial und distal der Entzündungszustand des Zahnfleischsaumes erhoben. Dabei sind folgende Entzündungsgrade zu unterscheiden:

Grad 0 = keine Entzündung
Grad 1 = geringe Entzündung (= leichte Farbveränderung, geringe Oberflächenveränderung, keine Blutung)
Grad 2 = mäßige Entzündung (= Rötung, Schwellung, Blutung bei Sondierung und auf Druck)
Grad 3 = schwere Entzündung (= starke Rötung und Schwellung, Spontanblutung, evtl. Ulzerationen)

Der Mittelwert aller erhobenen Werte wird als GI pro Patient oder einer Probandengruppe errechnet.

Beim Sulkus-Blutungs-Index (SBI) werden nach vorsichtiger Sondierung des gingivalen Sulkus mit einer stumpfen Parodontalsonde Farb- und Formveränderungen sowie die Blutungsneigung des Zahnfleischrandes beurteilt. Papillen und Marginalsäume werden getrennt bewertet. Der Mittelwert aller erhobenen Werte wird als SBI pro Patient bezeichnet. Folgende Entzündungsgrade sind zu unterscheiden (*Mühlemann* und *Son* 1971):

Grad 0 = normal aussehende Gingiva (keine Farb- und Formveränderung), keine Blutung bei Sondierung

Grad 1 = normal aussehende Gingiva, Blutung bei Sondierung
Grad 2 = Farbveränderung, keine Formveränderung, Blutung bei Sondierung
Grad 3 = Farbveränderung, leichte ödematöse Schwellung, Blutung bei Sondierung
Grad 4 = Farbveränderung, schwere ödematöse Schwellung, Blutung bei Sondierung
Grad 5 = Farbveränderung, schwere ödematöse Schwellung, evtl. mit Ulzerationen, Blutung bei Sondierung, Spontanblutung

Beim Papillen-Blutungs-Index (PBI) wird nur Fehlen oder Auftreten von Blutungen im Bereich der Papillen registriert. Mit stumpfer Parodontalsonde wird mesial und distal der Sulkus von der Basis der Papille bis zu ihrer Spitze vorsichtig sondiert. Die Intensität einer evtl. Blutung wird in fünf Grade unterteilt (*Mühlemann* 1978):

Grad 0 = keine Blutung
Grad 1 = ein einzelner Blutpunkt
Grad 2 = mehrere isolierte Blutpunkte oder eine feine Blutlinie
Grad 3 = das interdentale Dreieck füllt sich mit Blut
Grad 4 = profuse Blutung, Blut aus dem interdentalen Dreieck fließt sofort in den marginalen Sulkus

Der PBI kann als Blutungszahl (= Summe aller gemessenen Werte) oder als Index (= Summe aller gemessenen Werte dividiert durch die Anzahl der Meßstellen) angegeben werden. Dieser Index ist praxisnah, da nur ein einziges Kriterium – die Blutung – klinisch beurteilt werden muß. Er eignet sich gut, um dem Patienten anhand der Blutung das Ausmaß der bei ihm bestehenden Zahnfleischerkrankung zu zeigen und den Verlauf bzw. die Auswirkung therapeutischer oder präventiver Maßnahmen zu demonstrieren. Zur Vereinfachung wird der Index dann im ersten Quadranten oral, im zweiten fazial, im dritten oral und im vierten fazial aufgenommen.

Von *Lange* (1981) wurde als weitere Vereinfachung für die Praxis vorgeschlagen, für jeden Meßpunkt lediglich eine ja/nein Entscheidung zu treffen. Als Indexwert wird die prozentuale Relation von positiven Messungen zur Anzahl der Meßpunkte angegeben.

Mit Hilfe von Parodontalindizes wie z. B. dem Periodontal Index (PI) nach *Russel* (1956) und dem Periodontal Disease Index (PDI) nach *Ram-*

fjord (1959) werden bereits in die Tiefe forgeschrittene Parodontalerkrankungen befundet.

Der in den letzten Jahren für parodontal-epidemiologische Studien am häufigsten verwendete Index ist der von der *WHO* (World Health Organization) entwickelte Community Periodontal Index of Treatment Needs (CPITN). Die Befunderhebung erfolgt mit Hilfe einer speziellen Sonde. Anhand klinischer Kriterien wie Blutungsneigung, Vorhandensein von Zahnstein und Taschentiefen wird nicht nur der Schweregrad parodontaler Erkrankungen festgestellt, sondern auch eine Aussage über den Umfang notwendiger Behandlungen gemacht. Der jeweils ungünstigste Wert jedes Gebißsextanten wird angegeben (*Ainamo* et al. 1982):

Index 0 = gesund
Index 1 = Blutung auf Reiz
Index 2 = supra- oder subgingivaler Zahnstein
Index 3 = Zahnfleischtaschen bis 5 mm Tiefe
Index 4 = Zahnfleischtaschen ab 6 mm Tiefe

Bei Index O ist keine Behandlung erforderlich, bei Index 1 muß die Mundhygiene verbessert werden, bei Index 2 und 3 sind zusätzlich Zahnsteinentfernung und Scaling notwendig, und bei Index 4 muß eine umfassende Behandlung des Parodonts durchgeführt werden.

2.2.1 Verbreitung von Gingivitis und Parodontitis weltweit

Zahlreiche epidemiologische Studien zeigen, daß bereits Kinder im Vorschulalter und Jugendliche in erheblichem Maße Gingivitis aufweisen. Es werden Morbiditätsraten zwischen etwa 50 und 100% angegeben (*Page* und *Schroeder* 1982). Die Ergebnisse der einzelnen Studien weichen z. T. sehr voneinander ab. Da dies möglicherweise auch durch unterschiedliche Untersuchungsmethodik bedingt ist, ist ein direkter Vergleich dieser Resultate kaum möglich. Vor allem können auch keine Langzeit-Trends zur Verbreitung der Gingivitis bestimmt werden. Aber es gelingt, einen Überblick über die Verbreitung der Gingivitis zu erhalten.

Die Gingivitis tritt bereits früh im Kindesalter auf. Sie nimmt an Häufigkeit und Schwere bis zum frühen Jugendlichenalter zu (*Stamm* 1986). Länderübergreifend findet sich nur noch bei 0 bis 18% der 8- bis 9jährigen eine absolut entzündungsfreie Gingiva. Bei 13- und 14jährigen findet sich lediglich in 0 bis 15% der Fälle Gingivitisfreiheit (*Cutress* 1986). Ähnlich ungünstige Gingivabefunde ergeben sich aus in der WHO-Datenbank gespeicherten CPITN-Daten für 15- bis 19jährige sowie für 35- bis 44jährige (*Pilot* et al. 1986 und 1987).

Aus einer Gingivitis kann sich eine Parodontitis entwickeln; allerdings muß sich nicht aus jeder Gingivitis eine Parodontitis ausbilden.

Während weltweit in einer ganzen Reihe von Industrieländern die Karies bei Kindern und Jugendlichen zurückgeht, kann dies für die Verbreitung von Parodontalerkrankungen bisher nicht beobachtet werden (*Stamm* 1984).

2.2.2 Verbreitung von Gingivitis und Parodontitis in Deutschland

Auch in Deutschland sind Gingivitis und Parodontitis die am weitesten verbreiteten Erkrankungen. Beispielhaft sei auf entsprechende Untersuchungen aus Hamburg verwiesen. In zahnärztlichen Praxen durchgeführte Erhebungen an 11306 Patienten im Alter von 15 bis über 70 Jahren ergaben lediglich bei 2,8% aller untersuchten Personen ein klinisch absolut gesundes Parodontium. Weitere 8,6% wiesen nur sehr geringe parodontale Veränderungen auf. Bei den restlichen Patienten waren bereits parodontaltherapeutische Maßnahmen erforderlich. Es zeigte sich eine deutliche Altersabhängigkeit in Verbreitung und Schweregrad der beobachteten Parodontalerkrankungen. Außerdem ließen die erhaltenen Ergebnisse auch auf eine gewisse soziale Schichtabhängigkeit der parodontalen Befunde schließen (*Ahrens* et al. 1988).

Im Rahmen der nationalen IDZ-Studie 1989 erhobene Parodontalbefunde zeigen ähnliche Ergebnisse. Entzündungsfreie Gingiva war nur noch bei 28,8% der untersuchten 8- und 9jährigen Kinder, bei 13,3% der 13- und 14jährigen Jugendlichen und bei 9,9% der Erwachsenen zu verzeichnen. Mittlere Taschentiefen bis 5,5 mm wiesen 11,9% der Jugendlichen und bis zu 44,6% der Erwachsenen auf. Weitergehende parodontale Destruktionen konnten dagegen nur bei 0,7% der Jugendlichen und mit dem Alter ansteigend bei bis zu 19,2% der Erwachsenen gefunden werden (*Reich* 1991).

Literatur siehe S. 193 ff.

3 Morphologie von Karies und Gingivitis

3.1 Schmelzkaries

Karies entwickelt sich bevorzugt an Prädilektionsstellen der Zähne, den Fissuren und Grübchen, den Approximalflächen und den Zervikalbereichen. Im höheren Alter findet sich vermehrt auch Wurzelkaries. Mit Ausnahme der initialen Schmelzkaries kommt es stets zu irreversiblen Substanzverlusten.

Die initiale Schmelzkaries ist klinisch als kreidig-weißer Fleck oder kreidig-weiße Linie auf der getrockneten Schmelzoberfläche zu erkennen (White-spot-Läsion) (Abb. 2). Durch exogene Farbstoffeinlagerung kann es zu sekundärer Verfärbung kommen (Brown-spot-Läsion). Differentialdiagnostisch ist die initiale Schmelzkaries gegen innere Schmelzhypoplasien, Schmelzflecken, abzugrenzen (Abb. 3). Initiale Schmelzka-

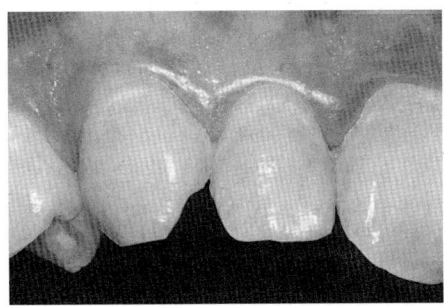

Abb. 2 Initiale Schmelzkaries (White-spot-Läsion)

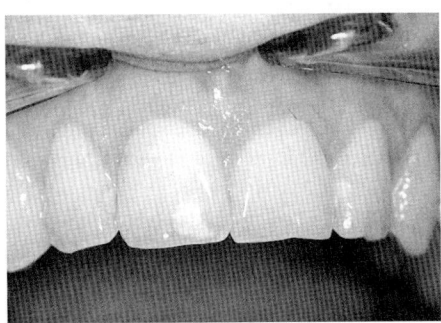

Abb. 3 Innere Schmelzhypoplasie (Schmelzfleck)

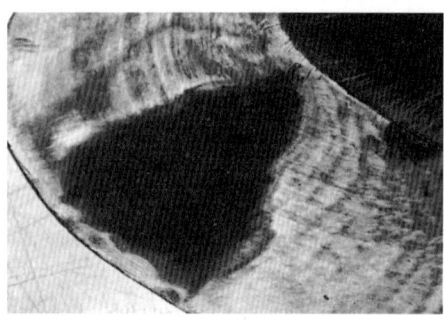

Abb. 4 Schliffbild einer Schmelzkaries mit „erhaltener Oberfläche"

ries findet sich in der Regel aber an typischer Lokalisation, z. B. zervikal und parallel zum Zahnfleischrand. Außerdem ist die Oberfläche eher matt, während sie über einer inneren Hypoplasie stets glänzend erscheint wie bei einer intakten Schmelzoberfläche.

Über einer initialen Schmelzkaries erscheint die Oberfläche klinisch zunächst erhalten (Abb. 4). Erst wenn der kariöse Prozeß voranschreitet, kommt es zu Einbrüchen und zur Defektbildung. Jedoch sind auch an der initialen Schmelzkaries bereits deutliche mikromorphologische Strukturveränderungen zu erkennen, welche De- und Remineralisationsprozesse widerspiegeln. Sie können in mehrere histopathologisch unterscheidbare Zonen unterteilt werden (*Schroeder* 1991).

Mit fortschreitender Erkrankung wird der Schmelz zunehmend porös. In den Mikroporen eingelagerte Luft ist Ursache für das kreidig-weiße Aussehen dieser Bereiche (*Arends* et al. 1987, *Schroeder* 1991).

Seit den klinischen Untersuchungen von *Backer Dirks* (1966) ist anerkannt, daß eine initiale Schmelzkaries sich wieder zurückbilden kann. Der Autor beobachtete an Kindern über einen Zeitraum von 7 Jahren 184 bukkale Flächen oberer erster Molaren. Von 72 anfangs diagnostizierten White-spot-Läsionen waren nach dieser Zeit 37 klinisch nicht mehr festzustellen. *Von der Fehr* und Mitarbeiter (1970) zeigten, daß experimentell am Menschen erzeugte initiale Schmelzkaries reversibel war. Der Remineralisationsprozeß wurde durch Natriumfluoridlösung gefördert. Auch *Pitts* (1986) wies nach, daß röntgenologisch diagnostizierte Initialkaries sich zurückbilden kann. Nach *Silverstone* (1977) kann die Rückbildung einer Initialkaries jedoch nur ablaufen, solange noch kein Oberflächendefekt entstanden ist.

Remineralisation ist ein natürlicher Reparaturprozeß, bei dem die initiale Schmelzläsion durch Mineralbausteine aus dem Speichel (Kalzium, Phosphat) wieder aufgefüllt wird (*Arends* und *ten Cate* 1981, *Arends* und *Gelhard* 1983). Daneben laufen innerhalb der aktiven Läsion gleichzeitig auch immer Umkristallisationsprozesse ab. Es ist schwierig, beide Vorgänge sauber voneinander zu trennen (*König* 1987). Die Remineralisation verläuft in vivo nur langsam. Auch wechseln in der Regel De- und Remineralisationsprozesse einander ab. Überwiegen die Demineralisationsphasen, entsteht der Defekt. Der Remineralisationsprozeß ist von einer Reihe von Faktoren abhängig, so etwa vom pH der Umgebung und der Anwesenheit ausreichender Mengen an Kalzium-, Phosphat- und Fluoridionen (*Larsen* und *Fejerskov* 1989). Mit ansteigendem Fluoridgehalt des Speichels nehmen die Remineralisationsprozesse zu (*Cain* et al. 1994). Zudem werden sie von der mikrobiellen Plaque beeinflußt. Bakterien können Phosphat aufnehmen und im Rahmen ihres Stoffwechsels nutzen (*Bowden* et al. 1972), Kalzium kann mit Laktat eine Komplexbindung (Chelat) eingehen (*Mørch* et al. 1971). Beide stehen dann für den Remineralisationsprozeß nicht mehr zur Verfügung.

Nach *König* (1987) kann es unter vier Voraussetzungen zur Remineralisation der initialen Schmelzkaries kommen:

1. Häufige Entkalkungsschübe müssen vermieden werden.
2. Möglichst lange neutrale Phasen müssen gewährleistet sein.
3. Der Kalzium- und Phosphat-übersättigte Speichel muß guten Zugang zur Schmelzoberfläche haben.
4. Bezüglich Häufigkeit und Menge muß ein optimales Fluoridangebot an der Schmelzoberfläche gewährleistet sein.

Schreitet eine Initialkaries aber voran, so geschieht dies in den meisten Fällen relativ langsam. Daher wird in neuerer Zeit häufiger die Ansicht vertreten, restaurative Maßnahmen sollten erst dann durchgeführt werden, wenn es zur Defektbildung an der Schmelzoberfläche gekommen ist (*Pitts* 1983, *Pitts* und *Renson* 1987). Vorher sollten mit geeigneten Präventivmaßnahmen die Remineralisation unterstützt und neue Säureattacken auf den Schmelz verhindert werden.

Aus dem aufgelockerten Gefüge der Schmelzoberfläche einer Whitespot-Läsion können mit der Sonde Partikel herausgebrochen werden. Dies muß unbedingt vermieden werden, da es sonst nicht zur Wiederherstellung der Schmelzoberfläche durch Remineralisationsprozesse kommen kann. Eine initiale Schmelzkaries darf daher nicht mit der Sondenspitze abgetastet werden!

3.2 Wurzelkaries

Wurzelkaries findet sich sehr häufig an der Schmelz-Zement-Grenze. sie kann jedoch auch an jeder anderen Stelle der freiliegenden Wurzel lokalisiert sein (Abb. 5). Die befallenen Wurzelabschnitte weisen gelbbräunliche bis dunkelbraune (schwärzliche) Färbung auf. In vielen Fällen bleiben die Läsionen längere Zeit relativ flach und breiten sich eher nach lateral aus. Die ultrastrukturellen Veränderungen des Dentins gleichen weitgehend denen bei der Kronenkaries (*Frank* et al. 1989). Auch sind die gleichen Mikroorganismen-Spezies beteiligt (*Bowden* 1990).

Für die Praxis ist die Unterscheidung in aktive und inaktive Läsionen wichtig. Eine inaktive Wurzelkaries erfordert gezielte Präventionsmaßnahmen (optimale Zahnpflege, Lokalapplikation von Fluorid, Anwendung Chlorhexidin-haltigen Lackes). Eine aktive Wurzelkaries kann häufig durch diese Präventivmaßnahmen in ein inaktives Stadium überführt werden. Dadurch sind unnötige invasive Therapieformen zum großen Teil vermeidbar (*Nyvad* und *Fejerskov* 1986). Allerdings scheint entgegen einer Reihe von Angaben im Schrifttum die Farbe einer Wurzelkaries kein verläßliches diagnostisches Kriterium für deren Aktivität

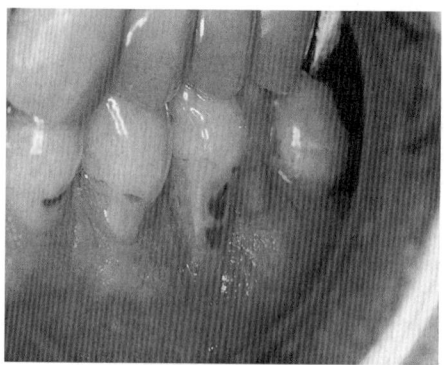

Abb. 5 Wurzelkaries

bzw. Inaktivität zu sein (*Lynch* und *Beighton* 1994). Die Entscheidung zu restaurativer Therapie sollte vielmehr von der Härte bzw. Erweichung des Dentins im Bereich der Läsion abhängig gemacht werden.

3.3 Gingivitis

Ein klinisch gesunder Zahnfleischrand verläuft girlandenförmig. Die Interdentalräume sind vollständig von den Interdentalpapillen ausgefüllt. Das Zahnfleisch ist straff und unverschiebbar. Seine Farbe ist blaßrosa. Die Oberfläche weist in der Regel Stippelung auf. Der gingivale Sulkus hat eine Tiefe von maximal 0,5 mm (*Lindhe* und *Karring* 1986, *Schroeder* 1987, *Rateitschak* et al. 1989) (Abb. 6).

Gingivitis ist die entzündliche Veränderung des Zahnfleischrandes ohne Ausbreitung in die tieferen Abschnitte des Parodonts. So kann sich beispielsweise als Folge bakterieller Beläge (Plaque) am Zahnfleischrand eine akute Gingivitis ausbilden. Der Zahnfleischrand ist gerötet und ödematös angeschwollen. Bei starker Schwellung entstehen Pseudotaschen. Die Stippelung der Zahnfleischoberfläche geht verloren. Es besteht Blutungsneigung (Abb. 7.). Durch vorsichtige Sondierung des Zahnfleischsaumes kann diese Blutung ausgelöst werden. Das Zahnfleisch ist berührungsempfindlich. Je nach Reaktionslage des Organismus kann die akute in eine chronische Gingivitis übergehen und umgekehrt (*Lange* 1981, *Attström* und *Lindhe* 1986, *Rateitschak* et al. 1989).

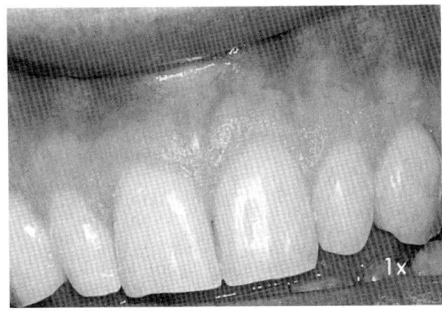

Abb. 6 Gesundes Zahnfleisch

32 Morphologie von Karies und Gingivitis

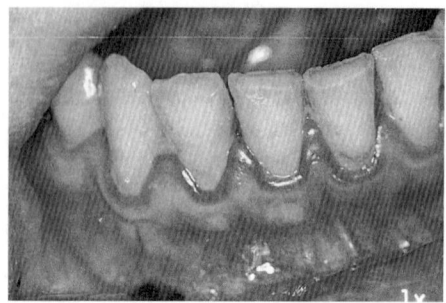

Abb. 7 Gingivitis

Im Verlauf der Erkrankung wird der Ansatz des inneren Saumepithels an der Schmelzoberfläche fortschreitend zerstört. Es kommt zu atypischer Proliferation des inneren Saumepithels. Der gingivale Faserapparat wird aufgelöst. Das subepitheliale Bindegewebe ist aufgelockert. Es finden sich vermehrt Serumproteine und Lymphozyten-Infiltrate. Schließlich vertieft sich der physiologische Zahnfleischsulkus zur gingivalen Tasche (*Lange* 1981, *Page* 1986, *Rateitschak* et al. 1989, *Schroeder* 1991)

Spezielle Gingivitiden (die akute nekrotisierende ulzeröse Gingivitis, hyperplastische Formen von Gingivitiden, gingivale Manifestationen systemischer Erkrankungen) sowie die Parodontitis-Formen sollen im Rahmen dieser Einführung nicht beschrieben werden.

Literatur siehe S. 195 f.

4 Ätiologie von Karies und Gingivitis

Die Ätiologie ist die Lehre von den Ursachen einer Erkrankung. Die Abläufe der Krankheitsentstehung werden als Pathogenese bezeichnet.

4.1 Kariestheorien

Im Verlaufe der Geschichte finden sich eine ganze Reihe z. T. sehr absonderlicher Ansichten zur Entstehung der Karies. So wurden z. B. lange Zeit Würmer als ein wesentlicher ursächlicher Faktor dieser Erkrankung angesehen. Sie wurden u. a. durch Ausräucherungsmaßnahmen bekämpft. Nach der hippokratischen Schule war die Karies durch falsche Mischung der Kardinalsäfte des menschlichen Organismus verursacht (*Strübig* 1989). Doch bereits 1756 vertrat *Pfaff* die Ansicht, Karies entstehe dadurch, daß zwischen den Zähnen hängengebliebene Speisereste in Fäulnis übergehen und diese Fäulnis auf den Zahn übergreift.

Chemisch-parasitäre Theorie

Die chemisch-parasitäre Theorie der Karies wurde 1889 von *Miller* aufgestellt. *Miller* gilt als Begründer der wissenschaftlichen Zahnheilkunde. Er führte erstmals Prinzipien experimenteller und epidemiologischer Forschung in dieses Fachgebiet ein. *Miller* hatte ursprünglich Mathematik, Physik und Chemie studiert. Beim Besuch seines in Berlin als Zahnarzt tätigen Schwiegervaters wurde sein Interesse für zahnmedizinische Fragestellungen geweckt. Er studierte in Philadelphia Zahnheilkunde. Nach Berlin zurückgekehrt, war er zunächst als Zahnarzt tätig, führte aber gleichzeitig wissenschaftliche Studien, u. a. bei *Robert Koch*, durch. 1884 wurde er als Professor an das neugegründete zahnärztliche Institut der Universität Berlin berufen (*Strübig* 1989).

Miller (1889) beschrieb die Karies als chemisch-parasitären Vorgang, bei dem es zur Entkalkung bzw. Erweichung der Zahnhartgewebe und anschließender Auflösung des erweichten Rückstandes kommt. Als Quelle der Entkalkungsabläufe werden an den Zähnen zurückgebliebene stärke- und zuckerhaltige Speisereste angegeben, welche durch Gärung Säure, und zwar insbesondere Milchsäure, bilden. Die Auflösung des erweichten Zahnbeins werde dann durch „Mundpilze" bewirkt. Das Grundprinzip der *Miller*'schen Kariestheorie gilt bis heute.

Proteolytische Theorie

Nach der von *Gottlieb* (1921 u. 1944) aufgestellten Kariestheorie werden primär die organischen Anteile der Zahnhartsubstanzen zerstört. Bei mangelhaft ausgebildetem oder bereits zerstörtem Schmelzoberhäutchen dringen proteolytische Mikroorganismen über Schmelzlamellen in den Zahn ein und zerstören zunächst Bereiche mit höherem Anteil an organischem Material (Prismenscheiden, interprismatische Substanz). Als Folge werden die Schmelzprismen gelockert und brechen schließlich heraus.

Phosphatasetheorie

Die von *Eggers Lura* (1949) aufgestellte Phosphatasetheorie sieht die Karies als pathologischen Resorptionsprozeß an, bei dem Enzyme des Speichels und der Mikroorganismen eine ähnliche Rolle spielen wie Gewebeenzyme bei der physiologischen Milchzahnresorption. Kommt es an Retentionsstellen des Gebisses zur Anhäufung von Speiseresten und Mikroorganismen, dann finden sich dort auch vermehrt Phosphatasen und Proteasen. Gährungsprozesse benötigen, um ablaufen zu können, organisches Phosphat. Bei phosphatarmer Nahrung besteht im Speichel Mangel an Phosphatestern. Es kommt zu enzymatischen Lösungsprozessen am Schmelz.

Proteolyse-Chelationstheorie

Die Proteolyse-Chelationstheorie wurde von *Schatz* und *Martin* (1955 u. 1962), zwei Agrarchemikern entwickelt. Die Autoren gingen von Beobachtungen aus, nach denen z. B. Flechten benötigtes Kalzium im neutralen Milieu aus Gestein freisetzen können. Dies geschieht mit Hilfe wasserlöslicher Komplexe, sog. Chelate. Auch im menschlichen Organismus sind an zahlreichen Stellen des Stoffwechsels Komplexierungsvorgänge und Chelatbildner beteiligt.

Organische Anteile der Zahnhartsubstanz können von Mikroorganismen und ihren Enzymen ohne vorherige Entkalkung angegriffen werden. So entsteht die initiale Karies. Die dabei entstehenden Abbauprodukte besitzen komplexierende Eigenschaft. Es kommt nahezu gleichzeitig zur Zersetzung der organischen Matrix und zur Lösung von Apatit.

Resistenztheorie

Im Mittelpunkt der von *Knappwost* (1952) aufgestellten Resistenztheorie steht die Reparatur initialer Defekte an der Schmelzoberfläche durch aus dem Speichel ausfallende Hydroxylapatitdeckschichten. Dabei wird der initiale Defekt entsprechend der *Miller*'schen Hypothese durch die Tätigkeit azidogener Mikroorganismen verursacht. Die Deckschichtenbildung wird von der Fließrate und der Viskosität des Speichels beeinflußt. Bei hoher Speichelviskosität und niedriger Fließrate ist die Bildung der Hydroxylapatitdeckschicht erschwert. Ein initialer Kariesangriff an der Schmelzoberfläche schreitet fort, wenn die Korrosionsgeschwindigkeit größer ist als die Deckschichtenbildungsgeschwindigkeit. Durch systemisch zugeführtes Fluorid wird die Deckschichtenbildung positiv beeinflußt (*Knappwost* 1951).

Während für die hier referierten Kariestheorien eine gewisse Relevanz zumindest zu Teilaspekten des Gesamtkariesgeschehens diskutiert werden kann, haben eine Anzahl weiterer Hypothesen keine allgemeine Anerkennung finden können, so z. B. die Sulfatasetheorie (*Pincus* 1944), die Korrosionstheorie (*Rheinwald* 1948), die endogen-proteolytische Theorie (*Bödecker* 1929), die Glykogentheorie (*Egyedi* 1956), die endogen biochemische Kariestheorie (*Csernyei* 1958) u. a.

4.2 Kariesätiologie

Als ätiologische Basis des komplexen Geschehens Zahnkaries kann noch immer das Prinzip der *Miller*'schen Theorie angeführt werden, die besagt, daß es sich um einen bakteriell-chemisch bedingten Vorgang handelt. Aber auch Teilaspekten anderer Kariestheorien kommt im Gesamtablauf der Erkrankung möglicherweise Bedeutung zu, so etwa Chelations- und Phosphorilierungsprozessen. Schließlich sind auch Wechselwirkungen zwischen Speichel und Zahnoberfläche ein wichtiger Einflußfaktor im kariösen Geschehen.

Die Zahnkaries ist eine multifaktoriell bewirkte Erkrankung. Sie entsteht nur im gleichzeitigen Zusammenwirken von vier prinzipiellen Ursachenkomplexen. Drei dieser grundlegenden Voraussetzungen – der Wirtsorganismus und die Zähne, die Mikroorganismen, das Substrat (Nahrung) – wurden 1962 von *Keyes* in einem Diagramm mit sich überschneidenden Kreisen dargestellt. Der Überschneidungsbereich der drei Kreise beschreibt die Situation, in der alle drei Faktoren zeitgleich in der Mundhöhle vorliegen. Nur bei dieser Bedingung kann Karies entstehen. *König* (1971) fügte dem Diagramm als vierten Kreis den Faktor „Zeit" hinzu. Er wies darauf hin, daß zur Entwicklung einer Karies die von *Keyes* beschriebenen Voraussetzungen genügend häufig und ausreichend lange aufeinander treffen müssen (Abb. 8).

Die vier prinzipiellen Ursachenkomplexe der Zahnkaries beinhalten zahlreiche Einzelfaktoren, welche entweder kariesfördernd und kariesbegünstigend oder aber karieshemmend wirken können. Es sind hier z. B. Stellung und Oberflächenstruktur der Zähne, der Reifungsgrad des Schmelzes, Art und Zusammensetzung der Nahrung, Essens- und Mundpflegegewohnheiten, die Kaufunktion, aber auch Menge und Inhaltsstoffe des Speichels sowie die Zusammensetzung der Mundhöhlenmikroflora anzuführen. Auch zwischen allgemeinen Erkrankungen mit in der Mundhöhle manifester Symptomatik oder zwischen entzündlichen Veränderungen des Zahnfleischrandes und der Karies können Wechselbeziehungen bestehen. Schließlich sind in diesem Zusammen-

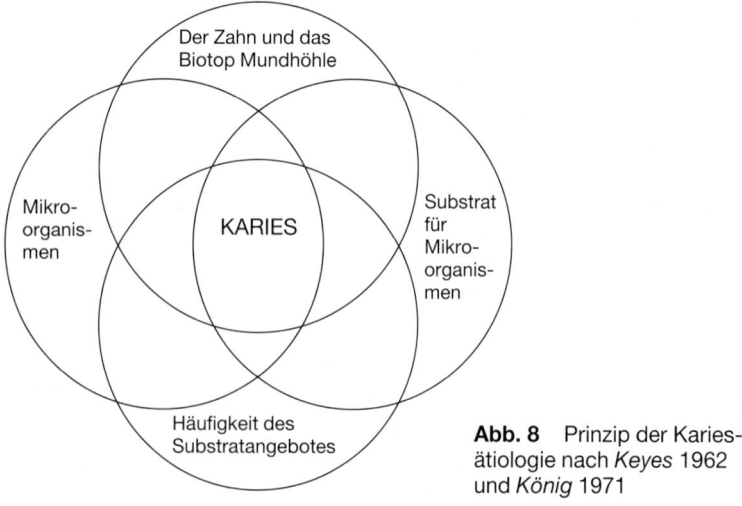

Abb. 8 Prinzip der Kariesätiologie nach *Keyes* 1962 und *König* 1971

hang auch iatrogen bedingte kariesfördernde Faktoren zu erwähnen, wie etwa nicht lege artis ausgeführte Restaurationen oder ungeeignet konstruierter prothetischer Ersatz. Auch kieferorthopädische Geräte sind zwangsläufig temporär kariesbegünstigende Faktoren.

Ein direkter Einfluß erblicher Faktoren ist aus heutiger Sicht auszuschließen. Karies ist nicht erblich bedingt. Zahnform und gewisse Zahnstellungen sind jedoch genetisch festgelegt. Durch ungünstige Gegebenheiten mit zusätzlichen oder besonders ausgeprägten Retentionsbereichen sind diese Zähne dann kariesgefährdeter als andere (*Boraas* et al. 1988, *Conry* et al. 1993). Bei entsprechendem Verhalten (sinnvolle Ernährung, optimale Mundhygiene, Anwendung von Fluorid) kommt es aber auch in diesen Fällen nicht zur Karies.

Die kariesfördernden Faktoren begünstigen Entstehung, Ablagerung und Wachstum der Plaque. In diesen mikrobiellen Zahnbelägen auftretende saure intermediäre Stoffwechselprodukte, welche beim Abbau von Kohlenhydraten, insbesondere Zuckern, durch spezielle Bakterienstämme entstehen, sind die entscheidende Ursache für Auslösung und Fortschreiten kariöser Prozesse. Die Plaque kann also als Zentrum des kariösen Geschehens angesehen werden. Ohne Plaque gibt es keine Karies!

Kariesprophylaktische Maßnahmen erstrecken sich sowohl darauf, Entstehung und Ablagerung der Plaque zu verhindern bzw. bereits vorhandene Plaque zu entfernen, als auch darauf, die Resistenz der Zahnoberfläche gegenüber den aus der Plaque einwirkenden sauren kariogenen Noxen zu erhöhen. Dementsprechend ist optimale Prophylaxe nur im Zusammenspiel aller zur Verfügung stehenden Möglichkeiten zu erreichen:

- regelmäßige Betreuung durch den Zahnarzt,
- gesundheitsbewußte Ernährungsweise,
- optimale Mundhygiene,
- interne und/oder lokale Fluoridanwendung,
- Fissurenversiegelung.

4.2.1 Zahnmorphologie und Zahnstellung

Die Morphologie der Zähne ist genetisch festgelegt. Ausgeprägte Fissuren und Grübchen sind in höherem Maße kariesgefährdet als flache und glatte Oberflächenformen. In tiefen Fissuren siedeln sich schnell Mikroorganismen an, Anteile der Nahrung gelangen in diese Bereiche und werden von den Bakterien abgebaut. In zahlreichen Arbeiten werden Zusammenhänge zwischen Fissurenform und -tiefe sowie dem Auftreten von Karies aufgezeigt (eine Übersicht findet sich z. B. bei *Pilz* 1975).

Je nach Lokalisation im Zahnbogen kommt verschiedenen Zähnen und sogar Zahnflächen ein unterschiedliches Kariesrisiko zu. So sind die ersten Molaren in der Regel am häufigsten von Karies betroffen, während normalerweise untere Front- und Eckzähne den geringsten Kariesbefall aufweisen (*Sergl* und *Ziegelmayer* 1967, *Gülzow* 1968, *Newbrun* 1989). Auch die Anatomie des Approximalraumes kann ein kariesbegünstigender Faktor sein. Breite und große Approximalflächen sind gefährdeter als kleine, gut zugängliche Bereiche. Die geringste Gefährdung zeigen lückige Approximalräume, also Zahngruppen mit einem Diastema (*König* 1971). Schließlich begünstigen auch Zahnengstand und Schachtelstellung von Zähnen die Karies. Beides kann genetisch durch ein Mißverhältnis zwischen Zahn- und Kiefergröße bedingt, oder aber die Folge vorzeitigen Verlustes der Milchmolaren und damit der seitlichen Stützzone sein.

Die aufgeführten strukturellen und morphologischen Besonderheiten an Zähnen und Zahnreihen schaffen zusätzliche Retentionsräume, in denen Speisereste zurückbleiben und sich bevorzugt Mikroorganismen ansiedeln. Gleichzeitig sind diese Bereiche häufig der natürlichen und künstlichen Zahnreinigung nur schwer zugänglich. Die Folge ist eine erhöhte Kariesgefährdung der betroffenen Zähne bzw. Zahnflächen.

Eine besondere Rolle im Kariesgeschehen kommt schließlich der Mikrostruktur und dem Mineralisationsgrad der Schmelzoberfläche zu. Beide werden durch Fluorid günstig beeinflußt. Bereits während der Zahnentwicklung und der präeruptiven Reifungsphase fördert Fluorid den Mineralisationsgrad und die Bildung von Hydroxylapatit (siehe Kapitel 8).

Im Laufe der posteruptiven Reifungsphase wird die Schmelzoberfläche immer widerstandsfähiger gegen kariogene Noxen. Der Anteil an Karbonat im Mineral nimmt ab, Fluorid reichert sich an. Insgesamt wird der Schmelz dichter, die Permeabilität nimmt ab (*Newbrun* 1989). Welche Rolle neben dem Fluorid andere Ionen und Spurenelemente bei diesem Reifungsprozeß spielen, ist bisher nicht bekannt.

4.2.2 Speichel

Der Speichel ist ein wichtiger ökologischer Faktor im Biotop Mundhöhle. Er hält Schleimhäute und Zahnoberflächen feucht und hat damit eine wichtige Schutzfunktion. Im Speichel enthaltene Proteine und Glykoproteine bilden das exogene Schmelzoberhäutchen (Pellikel). Das ökologische Gleichgewicht in der Mundhöhle wird u. a. durch Beeinflussung der Aggregation von Bakterien und anschließende Elimination (Verschlucken) aufrechterhalten. Hinzu kommt der mechanische Spüleffekt auf Mikroorganismen und Speisereste und damit ein Einfluß auf die Clearance. Puffersysteme erhalten den pH-Wert in der Mundhöhle weitgehend konstant und beeinflussen auch den pH-Wert in der Plaque. Im Speichel enthaltene Ionen sind Voraussetzung für die posteruptive Reifung des Schmelzes sowie für Remineralisationsprozesse an der Schmelzoberfläche (*Mandel* 1987).

Weitere Funktionen des Speichels bestehen darin, Kauen und Schlucken der Nahrung zu erleichtern. Auch die Geschmackswahrnehmung wird durch Speichel begünstigt. Der Aufschluß von Nahrung durch Speichelenzyme hat für den Menschen kaum Bedeutung. Ein Abbau von Stärke zu Maltose findet vor allem in Retentionsbereichen des Gebisses statt und kommt dort primär den Plaquebakterien zugute (*Mandel* 1987).

Speichel wird von den großen Speicheldrüsen (Gll. parotideae, Gll. submandibulares, Gll. sublinguales) sowie einer Vielzahl kleiner Speicheldrüsen in Gaumen, Wangen, Zunge und Lippen sezerniert. Hinsichtlich Zusammensetzung, Viskosität und Menge bestehen erhebliche Unterschiede zwischen den Produkten der verschiedenen Drüsen. In der Mundhöhle vermischt sich der Speichel aller Drüsen mit Gewebszellen, Mikroorganismen und dem Sulkusfluid zum Gesamtspeichel (Mundflüssigkeit).

Tagsüber werden stündlich etwa 20 ml Speichel (Ruhespeichel) sezerniert. Hierbei bestehen jedoch große individuelle Unterschiede. Durch Stimulation kann die Speichelmenge erheblich gesteigert werden (*Jenkins* 1978). Während der Nachtruhe ist die Speichelfließrate stark verringert. In dieser Zeit werden insgesamt nur etwa 20 ml Speichel produziert (*Schneyer* et al. 1956, *König* 1987). Die gesamte tägliche Speichelproduktion beträgt somit etwa einen halben Liter. Durch Allgemeinerkrankungen und eine Vielzahl von Medikamenten wird der Speichelfluß reduziert (*Ainamo* und *Österberg* 1992, *FDI* Working Group 10-Core 1992).

In einem Liter Speichel sind etwa 5 g sezernierter Stoffe enthalten. Davon sind 80% gelöst, 20% suspendiert. Ein Drittel dieser Speichelbestandteile sind anorganischer Natur, zwei Drittel sind organische Substanzen (*König* 1987).

Im Schrifttum findet sich eine ganze Reihe von Studien, in denen niedriger Kariesbefall mit hoher Speichelfließrate bzw. hoher Kariesbefall mit niedriger Speichelfließrate korreliert war (*Ericsson* 1961, *Ahrens* 1969, *Challacombe* 1976, *Dawes* 1983, *Gråhn* et al. 1988). In Extremfällen, bei Patienten mit Xerostomie – z. B. nach Bestrahlung von Tumoren im Kopfbereich –, kommt es schnell zu ausgedehnter kariöser Zerstörung des Gebisses (*Karmiol* und *Walsh* 1975, *Dreizen* et al. 1977). Als Grund für diese Zusammenhänge werden die rasche Clearance der Nahrungsanteile aus der Mundhöhle und die schnelle Neutralisation von Plaque-pH-Werten bei hohem Speichelfluß angesehen. Auf dieser Basis wurde dann auch empfohlen, zusammen mit weiteren Speichelparametern die Bestimmung der Speichelfließrate zur Abschätzung des aktuellen individuellen Kariesrisikos heranzuziehen (*Krasse* 1986). Allerdings liegen auch Untersuchungen vor, mit denen ein Zusammenhang zwischen Kariesbefall und Speichelfließrate nicht nachzuweisen war (*Zengo* et al. 1971, *Twetman* et al. 1981, *Russel* 1990).

Anorganische Speichelbestandteile

Der Gesamtspeichel enthält eine Reihe von Ionen wie Kalzium, Kalium, Natrium, Magnesium, Phosphat, Chlorid, Bikarbonat, Fluorid und Thiocyanat. Ihre Konzentration schwankt im Laufe des Tages und zeigt deutliche Unterschiede zwischen Ruhespeichel und stimuliertem Speichel (*Jenkins* 1978). Den anorganischen Ionen im Speichel kommt vielfältige Bedeutung zu. Sie sind Voraussetzung für die posteruptive Reifung des Schmelzes. Sie bilden das Reservoir an Mineralbausteinen für die Remineralisation initial-kariöser Defekte. Sie sind Bestandteile von Puffersystemen des Speichels (*Arends* und *Dijkman* 1986, *Mandel* 1987).

Nach dem Zahndurchbruch besitzt der Schmelz noch nicht sein endgültiges Kristallgefüge. Er ist noch unreif. Wechselwirkungen zwischen Zahnoberfläche und Speichel bewirken die posteruptive Reifung. So kommt es u. a. zur Einlagerung von Kalzium-, Phosphat-, Magnesium- und Fluoridionen in den Oberflächenschmelz, während sich der Karbonatanteil verringert (*Nikiforuk* et al. 1962, *Mandel* 1987). Dadurch wird die Schmelzoberfläche dichter, die Permeabilität verringert sich, die Widerstandsfähigkeit gegen exogene Noxen (Karies) nimmt zu.

Da der Speichel normalerweise mit Kalzium und Phosphat übersättigt ist, stehen prinzipiell für die Remineralisation der Schmelzoberfläche ausreichend Ionen zur Verfügung. Fluoridionen unterstützen die remineralisierende Wirkung des Speichels (*Knappwost* 1968). Unter dicken Plaqueschichten gelangt der Speichel jedoch nicht mehr in ausreichendem Maße an die Zahnoberfläche. Außerdem finden sich unter aktiver Plaque nahezu immer saure pH-Werte. Dadurch ändern sich die Löslichkeitsprodukte. Es stehen nicht mehr ausreichend freie Ionen zur Verfügung. Demineralisationsprozesse überwiegen (*Arends* und *Dijkman* 1986).

Der pH-Wert des Gesamtspeichels liegt in der Regel zwischen 6,4 und 7,0. Bei sehr hoher stimulierter Fließrate kann er bis zu Werten um 8 ansteigen (*Valentine* et al. 1978, *Mosebach* 1986).

Eine wichtige Funktion des Speichels ist, zur Erhaltung eines etwa neutralen pH in der Mundhöhle beizutragen. Zu diesem Zweck enthält der Speichel mehrere Puffersysteme, Bikarbonat, Phosphat, Proteine. Das wirksamste dieser Systeme ist der Bikarbonatpuffer. Stimulierter Speichel weist gegenüber Ruhespeichel erheblich höheren Bikarbonatgehalt und damit gesteigerte Pufferkapazität auf (*Jenkins* 1978, *König* 1987, *Mandel* 1987). Daher wird in neuerer Zeit auch empfohlen, nach dem Verzehr von Zucker (wenn keine Möglichkeit zum Zähneputzen besteht) die Speichelsekretion z. B. durch Kauen von zuckerfreiem Kaugummi zu stimulieren, um so neben dem Spüleffekt die Pufferkapazität und die Remineralisationsleistung des Speichels zu erhöhen (*Dodds* et al. 1991, *Manning* et al. 1992).

Aufgrund seiner Pufferkapazität ist der Speichel auch in der Lage, in der Plaque dem pH-Abfall nach mikrobiellem Kohlenhydratabbau zumindest in begrenztem Umfang entgegenzuwirken (*Abelson* und *Mandel* 1981). Daher wird eine niedrige Pufferkapazität des Speichels als Hinweis für ein höheres Risiko eingeschätzt, Karies zu entwickeln (*Krasse* 1986, *Grahn* et al. 1988, *Alaluusua* et al. 1990). Es bleibt jedoch die Frage, ob in jedem Falle ausreichende Mengen an Puffersubstanzen des

Speichels in die Tiefe einer dickeren und/oder dichteren Plaque diffundieren können und in welchem Maße sie in die schwer zugänglichen Retentionsbereiche des Gebisses gelangen.

Organische Speichelbestandteile

Der menschliche Speichel enthält eine große Anzahl von Proteinen und Glykoproteinen. Der Gesamtproteingehalt liegt um 300 mg/100 ml (*Jenkins* 1978). Nicht von allen Proteinen sind Funktion und Bedeutung bekannt.

Glykoproteine

Hochmolekulare Glykoproteine (Muzine) machen den größten Anteil der organischen Bestandteile des Speichels aus. Sie bewirken die Viskosität des Speichels, sind kaum löslich, elastisch und besitzen Haftungseigenschaften. Daher beschichten sie sowohl Mundschleimhäute als auch Zahnoberflächen. Sie sind Schutz vor Austrocknung und gegen schädigende Einflüsse (chemische, mechanische, bakterielle Noxen) aus der Umgebung. An der Zahnoberfläche sind sie an der Bildung des Pellikel beteiligt (*Hay* et al. 1971, *Tabak* et al. 1982 u. 1985, *Nieuw Amerongen* et al. 1987). Muzine können nur schwer durch proteolytische Enzyme angegriffen werden. Daher sind von ihnen bedeckte Weichgewebe gegen Proteolyse geschützt (*Mandel* 1987). Schließlich begünstigen Glykoproteine die Aggregation von Bakterien und sind so an der Aufrechterhaltung des ökologischen Gleichgewichtes in der Mundhöhle beteiligt (*Levine* et al. 1987).

Speichelenzyme

Im Speichel findet sich eine Reihe von Enzymen mit sehr unterschiedlichen Wirkungsspektren.

Amylasen

Bis zu einem Drittel des im Parotisspeichel enthaltenen Proteins sind α-Amylasen. α-Amylasen bauen Stärke in der Mundhöhle zu Oligosacchariden, bei langer Einwirkzeit auch zu Disacchariden (Maltose) ab (*Karlson* et al. 1994). Da die Verweildauer von Nahrungsmitteln in der Mundhöhle im allgemeinen zu kurz ist, um Stärke in nennenswerten Mengen zu bakteriell vergärbaren Zuckern zu spalten, wird den α-Amylasen kein besonderer kariesfördernder Einfluß zugesprochen (*Newbrun* 1989).

Lysozyme, Laktoferrin, Laktoperoxidase

Lysozyme sind Enzyme, welche die Fähigkeit aufweisen, Mukopolysaccharide in Bakterienzellwänden zu lysieren (*Stelzner* et al. 1982). Laktoferrin ist ein Speichelprotein mit hoher Affinität zu Eisen. Es kommt im Speichel aber auch in eisenfreier Form vor (apo-Laktoferrin). Laktoferrin bindet Eisen und entzieht es so dem Stoffwechsel der Bakterien. Dadurch wird indirekt ein bakteriostatischer Effekt ausgeübt (*Arnold* et al. 1980). Apo-Laktoferrin wirkt zudem bakterizid auf eine Reihe von Mikroorganismen (*Soukka* et al. 1991, *Tenovuo* et al. 1991). Das Speichelperoxidase-System (Laktoperoxidase, Thiocyanat, Wasserstoffsuperoxid) ist ein bakteriostatisches System, welches Stoffwechselleistungen der Bakterienzelle hemmt (*Rotgans* 1979, *Månsson-Rahemtulla* 1987).

In vitro konnte nachgewiesen werden, daß jedes dieser Enzyme bzw. Enzymsysteme den mikrobiellen Stoffwechsel oder das Bakterienwachstum hemmt (Übersicht bei *Schiffner* 1993). Klinische Studien lassen bisher jedoch keinen eindeutigen Einfluß von Lysozym, Laktoferrin und Peroxidase auf den Kariesbefall erkennen (*DiPaola* et al. 1984, *Gråhn* et al. 1988, *Tenovuo* 1991). Vielmehr sind diese Proteine vor allem an der Aufrechterhaltung des ökologischen Gleichgewichtes in der Mundhöhle beteiligt, indem sie passagere Keime bekämpfen.

Spezifische Antikörper

Im Speichel finden sich verschiedene Antikörper. Der größte Anteil ist sekretorisches Immunglobulin A (sIgA). Es konnte gezeigt werden, daß sIgA u. a. Wachstum und Enzymaktivitäten von Streptococcus mutans hemmt (*Gregory* et al. 1990). Außerdem wird die Agglutination von Mikroorganismen gefördert sowie deren Adhäsion an Oberflächen beeinflußt (*Sirisinha* 1970, *Williams* und *Gibbons* 1972). Im Tierversuch konnte ein Zusammenhang zwischen sIgA und verringertem Kariesbefall gefunden werden (*Taubman* und *Smith* 1977).

In einer Reihe von Untersuchungen wurde der Einfluß von sIgA auch auf den Kariesbefall beim Menschen überprüft. Die Aussagen sind uneinheitlich. Einige Autoren berichten über Korrelation zwischen hohen sIgA-Werten und niedrigem Kariesbefall (z. B. *Di Paola* et al. 1984, *Lehtonen* et al. 1984), andere konnten keinen gesicherten Zusammenhang feststellen (z. B. *Twetman* et al. 1981). Schließlich finden sich im Schrifttum auch Berichte über höheren sIgA-Gehalt im Speichel von kariesaktiven Personen (*Alaluusua* 1983, *Gråhn* et al. 1988). Aus den widersprüchlichen Ergebnissen muß geschlossen werden, daß die Bedeutung spezifischer antibakterieller Speichelfaktoren für das Kariesgeschehen noch unklar ist.

Über das Sulkusfluid gelangen stets auch geringe Mengen IgG und IgM in den Gesamtspeichel (*Tenovuo* und *Aaltonen* 1991). Ein maßgebender Einfluß auf das Kariesgeschehen konnte bisher nicht gesichert nachgewiesen werden. Dagegen wird einer Reihe kleinerer Speichelproteine [z. B. prolinreiche, histidinreiche, thyrosinreiche (Statherin), cysteinreiche (Cystatine) Proteine] zumindest eine gewisse indirekte Einwirkung zugesprochen. Sie zeigen Affinität zu Hydroxylapatit, sind somit an der Bildung des Pellikel beteiligt, und/oder spielen eine Rolle bei der Etablierung von Mikroorganismen auf dem Schmelzoberhäutchen (Übersicht bei *Schiffner* 1993).

Zieht man ein Fazit aus den bisher publizierten Erkenntnissen zum Einfluß von Speichelparametern auf die Zahnkaries, so kann festgehalten werden, daß eine hohe Speichelfließrate in der Regel karieshemmend wirkt. Über direkte Zusammenhänge zwischen der gemessenen Pufferkapazität des Speichels und der Kariesaktivität besteht noch keine einhellige Meinung. Die Einwirkung der Speichelproteine (spezifische und unspezifische Abwehrmechanismen) auf die Karies scheint nach den bisher vorliegenden Studien nicht besonders groß zu sein. Diesen Systemen kommt aber wohl wichtige Bedeutung für die Abwehr fremder, passagerer Keime zu.

4.2.3 Plaque

Bereits 1889 hatte *Miller* orale Mikroorganismen als einen der kariesrelevanten Faktoren herausgestellt. Der kausale Zusammenhang zwischen Karies und Plaquemikroorganismen wurde dann durch die erstmals 1954 und 1955 publizierten Tierstudien von *Orland* und Mitarbeitern eindeutig belegt. Keimfrei aufgezogene Ratten entwickelten auch bei Verfütterung kariogenen Futters keine Karies. Erst nach Übertragung bestimmter Bakterienstämme entstanden bei den Tieren kariöse Läsionen.

Auch die Mundhöhle des neugeborenen Kindes ist primär keimfrei. Sie wird jedoch sehr schnell durch verschiedene Bakterienstämme, unter denen Streptokokkenarten dominieren, besiedelt. So ist Streptococcus salivarius bereits am ersten Tag in der Mundhöhle des Neugeborenen nachweisbar. Andere Arten wie etwa Streptococcus sanguis etablieren sich erst nach dem Durchbruch der ersten Zähne. Streptococcus-mutans-Stämme und Laktobazillen scheinen sogar erst noch später zu siedeln (*Carlsson* et al. 1975). Hauptquelle für die Herkunft dieser Keime sind vor allem enge Bezugspersonen des Kindes, in erster Linie die Mutter. Mit Hilfe serologischer Methodik konnte die Homogenität von Bakterienstämmen zwischen Mutter und Kind eindeutig nachgewiesen werden (*Berkowitz* und *Jordan* 1975, *Köhler* und *Bratthal* 1978, *Berkowitz* und *Jones* 1985, *Alaluusua* 1991).

Eine Vielzahl übertragener Keime bildet schließlich die orale Mischflora. Jede Spezies besetzt ihre ökologische Nische, welche durch Struktur und Morphologie der besiedelten Gewebe, durch das umgebende Milieu, durch das zur Verfügung stehende Substrat, durch pH-Wert, durch Verfügbarkeit von Sauerstoff und das Zusammenspiel mit anderen Keimen gekennzeichnet ist.

Eine ausgewogene Mundhöhlenflora verhindert die Besiedlung mit fremden, möglicherweise pathogenen Keimen (*Marsh* 1989). Mehrere Faktoren sind hierbei beteiligt. Die physiologische Mikroflora besetzt sämtliche Haftstellen. Sie verbraucht weitestgehend die zur Verfügung stehenden endogenen Nährstoffe. Sie produziert Substanzen, welche das Wachstum fremder Spezies hemmen können. Insgesamt besteht ein in sich geschlossenes und im Gleichgewicht befindliches ökologisches System, in das weitere Keime nur schwer eindringen können.

Plaquebildung

Auf einer professionell gesäuberten Schmelzoberfläche bildet sich innerhalb kürzester Zeit ein organischer Film, das exogene Schmelzoberhäutchen oder Pellikel. Bereits nach zwei Stunden weist es eine Dicke von 0,1 bis 0,7 µm auf. Ein ausgereiftes Pellikel kann zwischen 1 und 3 µm dick sein (*Sönju* et al. 1974, *Busscher* et al. 1989).

Das Pellikel besteht im wesentlichen aus Proteinen und Glykoproteinen des Speichels. Nach überwiegender Auffassung ist deren Anlagerung an die Schmelzoberfläche ein spezifischer Prozeß. Eine Reihe von Speichelproteinen haften selektiv an der Schmelzoberfläche (*Al-Hashimi* und *Levine* 1989, *Rykke* et al. 1990). Hierzu finden sich an diesen Speichelproteinen entsprechende Bindungsstellen. Die Schmelzoberfläche begünstigt aufgrund ihrer amphoteren Natur die Anbindung verschiedenartiger organischer Strukturen. Kalzium bindet saure, Phosphat basische Proteingruppen (*Rölla* 1977). Es werden mehrere Bindungsmechanismen diskutiert (Wechselwirkungen über Kalziumbrücken, zwischen Aminogruppen und Schmelz, zwischen Proteinkarboxylgruppen und Schmelz, Adsorption von Proteinphosphat über eine Austauschreaktion) (*Rölla* 1977, *Juriaanse* et al. 1981). Neben Speichelproteinen kann das Pellikel auch weitere organische Stoffe wie z. B. bakterielle Enzyme oder Glukose enthalten (*Sönju* et al. 1974, *Schilling* und *Bowen* 1988).

Dem Pellikel wird Schutzfunktion für die Schmelzoberfläche zugesprochen. Gleichzeitig bedeutet es den ersten Schritt der Plaquebildung. Mikroorganismen binden in der Regel nicht direkt an die Schmelzoberfläche. Vielmehr ist die Anheftung von Wechselwirkungen zwischen Speichelproteinen und Schmelzoberfläche einerseits sowie zwischen Bakterienzelle und Pellikel andererseits abhängig (Abb. 9).

Das Anheften von Mikroorganismen an andere Formen wird als Adhäsion bezeichnet. Zur Adhäsion befähigte Strukturen der Bakterienzelle sind die Adhäsine. Bindende Strukturen des Pellikel sind Liganden oder Rezeptoren. Rezeptoren sind spezifisch. Sie binden nur an bestimmte Adhäsine. So sind z. B. Liganden für Streptococcus mutans keine Rezeptoren für Streptococcus sobrinus (*Gibbons* et al. 1986). Bisher sind erst wenige Rezeptoren bekannt und im Laborversuch untersucht. Beispielsweise wurde über die Förderung der bakteriellen Anheftung durch das Speichelprotein Statherin berichtet, oder eine Fraktion saurer prolinreicher Proteine als Ligand erkannt (*Gibbons* und *Hay* 1988 u. 1989, *Marsh* und *Martin* 1992). Schließlich kommt auch weiteren kleinen Speichelproteinen Rezeptorfunktion für die Adhäsion oraler Streptokokken zu (*Bergmann* et al. 1990).

Bakterielle Adhäsine können ebenfalls sehr unterschiedlicher Natur sein (*van Houte* 1982). So binden beispielsweise an der Bakterienzelloberfläche vorhandene Proteine mit kohlenhydratbindenden Eigenschaften (Lektine) an entsprechende Molekülgruppen im Pellikel (*Koch* und *Uhlenbruck* 1983). Auch Lipoteichonsäuren (Verbindungen mit lipophilem und hydrophilem Anteil, welche mit Kalzium ein Chelat bilden) so-

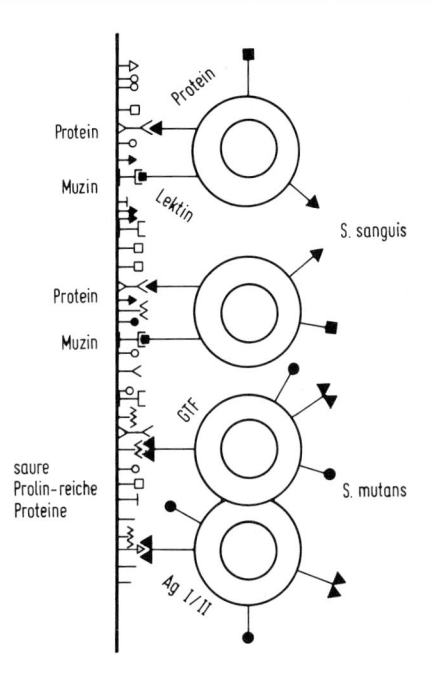

Abb. 9 Anheftung oraler Mikroorganismen am Pellikel

wie Antigene und verschiedene Polypeptide werden als Adhäsine diskutiert (*Bolton* 1980, *Nesbitt* et al. 1980, *Moro* und *Russell* 1983, *Marsh* und *Martin* 1992). Schließlich scheint auch das Enzym Glykosyltransferase die Anheftung von Mikroorganismen am Pellikel zu fördern (*Hamada* et al. 1981). Glykosyltransferase bindet am Pellikel und bildet aus Zucker Polysaccharid (Glukan). Durch Interaktion zwischen Glukan auf dem Pellikel und Glukan auf der Bakterienzelle kommt es zur Adhäsion der Mikroorganismen. Außerdem besteht auch die Möglichkeit der Anheftung an das Glukan auf dem Pellikel über bakterielle Lektine (*Staat* et al. 1980, *Rölla* et al. 1985). Schließlich sind auch Appendixstrukturen der Bakterienoberfläche (Fimbrien) beim Anheften oraler Mikroorganismen an das Pellikel beteiligt (*van Houte* 1982, *Marsh* und *Martin* 1992).

Nach *Staat* und *Peyton* (1984) ist die Adhäsion oraler Mikroorganismen an das Pellikel ein multifaktorieller Prozeß. Einer ersten unspezifischen

Anlagerung mit nur geringer Affinität folgen spezifische Reaktionen mit starker Bindung, welche Voraussetzung für den Bestand der Adhäsion sind.

Faktoren aufzudecken, welche Adhäsionsprozesse von Mikroorganismen an der Zahnoberfläche fördern oder behindern, ist eine wichtige und aktuelle Fragestellung in der zahnmedizinischen Grundlagenforschung, von der man sich für die Zukunft neue Wege in der Karies- und Gingivitisprophylaxe erhofft.

Mit Hilfe der beschriebenen Mechanismen heften sich sog. erstbesiedelnde Mikroorganismen an das Pellikel an. Dies sind im wesentlichen Streptokokkenarten wie insbesondere Streptococcus mitis, Streptococcus oralis, Streptococcus sanguis und Streptococcus salivarius sowie einige Actinomycesarten (Actinomyces naeslundii, Actinomyces viscosus) und Neisserien (*Theilade* et al. 1982, *Nyvad* und *Kilian* 1987, *Marsh* und *Martin* 1992). Nach Angaben von *Nyvad* und *Kilian* (1990) finden sich zwischen kariesaktiven und kariesinaktiven Personen unterschiedliche mikrobielle Besiedlungsmuster des Pellikel. Die Autoren konnten u. a. bei kariesaktiven Personen eine signifikant höhere Anzahl von Streptococcus-mutans-Kolonien an der Schmelzoberfläche nachweisen als bei kariesinaktiven Probanden.

Die Pionierkeime vermehren sich und bilden Mikrokolonien. Sie sind umgeben von extrazellulären Schleimsubstanzen und Polysacchariden sowie von angelagerten Speichelproteinen und -glykoproteinen. Weitere Mikroorganismen lagern sich an. Mit zunehmender Plaquedicke ändern sich die Milieubedingungen. Es kommen fakultative und schließlich obligate Anaerobier hinzu (*Marsh* und *Martin* 1992). Den extrazellulären Polysacchariden kommt mehrfache Bedeutung zu. Sie bilden die Plaquematrix, sie sichern die Haftung der Mikroorganismen, sie sind z. T. Nahrungsreserve für Plaquebakterien.

Plaque wächst bevorzugt an geschützten Stellen des Zahnes wie etwa Fissuren, Interdentalräumen und Zahnhalsbereichen, aber auch am Rande unzureichend adaptierter Restaurationen oder anderer iatrogen geschaffener Retentionsbereiche. Da an diesen verschiedenen Lokalisationen unterschiedliche Milieubedingungen vorherrschen, zeigt auch die Zusammensetzung der jeweiligen Plaquemikroflora deutliche Unterschiede (*Newbrun* 1989, *Marsh* und *Martin* 1992). Nach *Stralfors* (1950) sind in einem Gramm Plaque insgesamt $4{,}1 \times 10^{11}$ Bakterienzellen enthalten.

In der Plaque besteht normalerweise ein relativ stabiles Gleichgewicht zwischen den verschiedenen Bakterienstämmen untereinander und zur Umgebung. Unterschiedliche Spezies können auch Symbiosen eingehen. So besteht beispielsweise zwischen Mutans-Streptokokken und Veillonella alcalescens eine Nahrungskette. Mutans-Streptokokken verstoffwechseln Glukose zu Milchsäure, welche dann von Veillonellen verwertet und zu Proprion- und Essigsäure abgebaut wird (*Mikx* und *van der Hoeven* 1975, *Distler* und *Kröncke* 1980).

Durch äußere Einwirkungen kann es zu Störungen des ökologischen Gleichgewichts kommen. So sind beispielsweise bei mangelhaftem Speichelfluß die körpereigenen Abwehrmechanismen beeinträchtigt. Insbesondere aber Veränderungen des Plaque-pH-Wertes haben erhebliche Konsequenzen für Zusammensetzung und Eigenschaften der Plaque. Wichtigste Ursache für einen pH-Abfall innerhalb der Plaque ist die Zufuhr mikrobiell fermentierbarer Kohlenhydrate (Zucker). Im Rahmen des bakteriellen Kohlenhydratstoffwechsels entstehen organische Säuren (*Strübig* 1986). Daher sinkt der Plaque-pH-Wert nach dem Verzehr löslicher, niedermolekularer Kohlenhydrate schnell ab und erreicht den Ausgangswert nur langsam wieder (*Stephan* 1940).

In Abhängigkeit von der Häufigkeit kohlenhydratinduzierter pH-Absenkungen nimmt in der Plaque die Anzahl säuretoleranter Bakterienspezies erheblich zu. Dies sind vor allem Mutans-Streptokokken und Laktobazillen. Es bildet sich eine kariogene Mikroflora (*Minah* et al. 1985, *Bradshaw* et al. 1989). Im Bereich initialer kariöser Schmelzläsionen finden sich stets Mutans-Streptokokken (*Clarke* 1924, *Duchin* und *van Houte* 1978, *van Houte* 1980). Demineralisation der Schmelzoberfläche wird also insbesondere von solchen Bakterienspezies ausgelöst, welche sich neben der Säureproduktion auch durch hohe Säureresistenz auszeichnen (*Harper* und *Loesche* 1984).

Die Gruppe der Mutans-Streptokokken gehört zu den grampositiven Kokken (Abb. 10). Sie wird in mehrere Spezies unterteilt, von denen Streptococcus mutans und Streptococcus sobrinus unter der Bevölkerung der westlichen Welt am weitesten und am häufigsten verbreitet sind (*Tanzer* 1989). Diesen beiden Arten kommen nach heutigem Wissensstand besonders kariogene Eigenschaften zu (*Hamada* und *Slade* 1980, *Loesche* 1986). Mutans-Streptokokken haben die Fähigkeit, Mannit und Sorbit abzubauen. Sie bilden aus Glukose intrazelluläre und aus

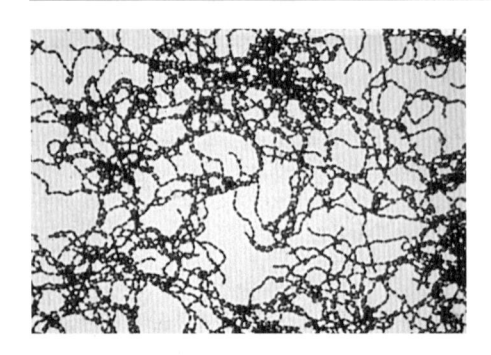

Abb. 10 Mutans-Streptokokken

Saccharose extrazelluläre, z. T. zellwand-gebundene, Polysaccharide. Intrazelluläre Polysaccharide gewährleisten der Bakterienzelle Säureproduktion auch in Substratmangelzeiten. Extrazelluläre Polysaccharide sichern Plaquestruktur und Haftung der Mikroorganismen (*Tanzer* 1989). Die Produktion extrazellulärer Polysaccharide wird als wichtiger Faktor im Rahmen der Kariogenität von Mutans-Streptokokken angesehen (*Gaugler* et al. 1979). Mutans-Streptokokken zeichnen sich durch hohe Milchsäureproduktion aus (*Ranke* und *Ranke* 1970). Aufgrund der hohen Dissoziationskonstante und des niedrigen pH-Wertes ist Milchsäure in besonderem Maße an der Demineralisation des Schmelzes beteiligt (*Newbrun* 1989).

Während für die Initialphase der Karies insbesondere Mutans-Streptokokken von Bedeutung sind, finden sich in der klinisch manifesten Karies auch erhöhte Laktobazillenzahlen. Die Laktobazillen (Abb. 11) sind jedoch nicht primäre Ursache der Karies, sondern Folgeerscheinung. Der Grund für ihr Vorkommen in kariösen Läsionen (saures Milieu) ist in ihrer außerordentlichen Säuretoleranz zu sehen (*Ikeda* et al. 1973, *Klock* und *Krasse* 1977, *Crossner* 1981).

In neuerer Zeit wird die Zahnkaries von einer Reihe von Autoren als Infektionskrankheit aufgefaßt. Mutans-Streptokokken werden als die wesentlichen kariesverursachenden Mikroorganismen angesehen. – Sicher ist, daß Mutans-Streptokokken große Bedeutung im Ablauf der Karies zukommt. Kariöse Läsionen wurden jedoch auch ohne Besiedlung mit Mutans-Streptokokken beobachtet (*Hardie* et al. 1977, *Aaltonen* et al. 1985, *Boyar* et al. 1989, *Marsh* et al. 1989). In verschiedenen Studien konnte Kariogenität z. B. auch für Streptococcus sanguis, Streptococcus

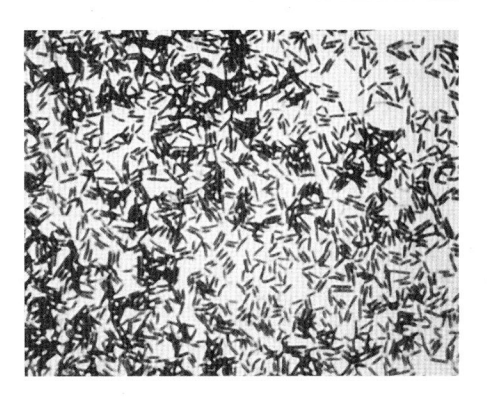

Abb. 11 Laktobazillen

salivarius und Streptococcus milleri sowie für mehrere Laktobazillenstämme und für Actinomyces-Spezies nachgewiesen werden (*van Houte* 1980, *Drucker* und *Green* 1981, *Fitzgerald* et al. 1981, *Drucker* et al. 1984, *Guggenheim* und *Lutz* 1985). Auf der anderen Seite tritt an mit Streptococcus mutans besiedelten Abschnitten der Zahnoberfläche nicht in jedem Fall und nicht zwangsläufig Karies auf (*Walter* 1982, *Walter* und *Shklair* 1982). Zudem haben Untersuchungen von z. B. *Hayes* und Mitarbeitern (1983) deutlich gezeigt, daß die Zusammensetzung der Plaquemikroflora und ihre Kariogenität vor allem substratabhängig sind.

Die Auffassung, Karies nicht als reine Infektionskrankheit, sondern als multifaktorielles Geschehen anzusehen, gilt noch immer. Erst nach wiederholter Interaktion zwischen Plaqueflora, Substrat und Zahnoberfläche sowie in Abhängigkeit von einer Vielzahl weiterer individueller Faktoren entsteht der kariöse Prozeß (*Tabak* und *Bowen* 1989).

4.3 Gingivitisätiologie

Seit den Studien von *Löe* und Mitarbeitern (1965) ist unbestritten, daß auch die Gingivitis eine plaqueverursachte Erkrankung ist. Nach Einstellen jeglicher Mundhygienemaßnahmen entwickelten sich bei gesunden Personen mit klinisch intakter Gingiva innerhalb von 10 bis 21 Tagen deutliche Plaqueansammlungen auf den Zähnen, stets gefolgt von einer Gingivitis. Gleichzeitig durchgeführte bakteriologische Untersuchungen zeigten, daß während der Beobachtungszeit die Anzahl Mikroorganismen im Gingivalbereich anstieg und auch Veränderungen in der Zusammensetzung der Mikroflora eintraten. Bei Wiederaufnahme der Mundhygiene stellten sich nach wenigen Tagen wieder klinisch gesunde Zahnfleischverhältnisse ein. Auch die Mikroflora ging in Menge und Zusammensetzung wieder auf ihren Ausgangszustand zurück.

Die Untersuchungen von *Löe* und Mitarbeitern (1965) unterstützten somit die nichtspezifische Plaquehypothese, nach der nicht spezielle Keime, sondern die Gesamtzahl der Plaquebakterien am Zahnfleischrand für die Pathogenität gegenüber der Gingiva verantwortlich ist (*Theilade* 1986). Allerdings ändert sich während der Plaquebildungs- und Reifungsphase die Zusammensetzung der Mikroflora. In der Anfangsphase enthält die noch dünne Plaque überwiegend grampositive Kokken und Stäbchen (*Listgarten* 1976, *Slots* 1977). Mit diesem Zustand können die Abwehrmechanismen der Gingiva (Sulkusflüssigkeit, Leukozyten, Epithelumsatz) in der Regel gut fertig werden. Die Gingiva bleibt klinisch intakt (*Attström* und *Lindhe* 1986). Wird die Plaque nicht entfernt, nimmt die Gesamtzahl der Mikroorganismen rasch zu. In der jungen Plaque beträgt die mittlere Reproduktionszeit der Mikroorganismen etwa 3 Stunden. Dies bedeutet, daß sich die Anzahl Keime innerhalb dieser Zeit verdoppelt (*Brecx* et al. 1983). Außerdem nehmen gramnegative Kokken und Stäbchen jetzt einen größeren Anteil ein. Auch Fusobakterien und Filamente treten hinzu. Schließlich erscheinen nach einigen Tagen auch Spirillen und Spirochäten. In der Tiefe der Plaque bestehen anaerobe Verhältnisse. Die massiv aus der Plaque einwirkenden Noxen bewirken in der Gingiva eine Entzündungsreaktion (*Listgarten* 1976, *Slots* et al. 1978, *Plagmann* 1988).

Die gingivale Plaque setzt kontinuierlich Stoffwechsel- und Zerfallsprodukte frei. Diese Enzyme, Chemotaxine, Mitogene, Endotoxine etc. gelangen an das Saumepithel. Das Saumepithel wird insbesondere durch Enzyme aufgelockert. Die Plaquemetaboliten dringen in das subepitheliale Bindegewebe ein. Es werden humorale und zelluläre Abwehrmechanismen ausgelöst. Dauern diese Vorgänge längere Zeit an, kann es in der Folge auch zur Schädigung gingivaler Gewebe kommen (*Guggenheim* 1981, *Listgarten* 1987, *Plagmann* 1988, *van Dyke* und *Zinney* 1989).

Allgemeinerkrankungen können sich ungünstig auf die gingivalen Abwehrfunktionen und die Entzündungsreaktion auswirken (*Lange* 1981).

Alle Bedingungen, welche Bildung und Wachstum von Plaque fördern, sind als gingivapathogen anzusehen. Hierzu gehören u. a. fehlerhaft adaptierte oder unphysiologisch konturierte Restaurationen sowie nicht parodontalhygienisch konstruierter Ersatz (*Lang* et al. 1983). Auch die Bedeutung des Zahnsteins in der Ätiologie von Zahnfleischentzündungen scheint vor allem in seiner plaqueretinierenden Eigenschaft zu liegen (*Theilade* 1986).

Zahnstein ist durch Kalziumphosphate aus dem Speichel mineralisierte Plaque (*Lenz* et al. 1964). Diese Mineralisationsvorgänge finden primär insbesondere an plaquebedeckten Zahnoberflächen in der Nähe der Ausführungsgänge der drei großen Speicheldrüsen statt. Speichel ist eine übersättigte mineralische Lösung. Aufgrund hoher CO_2-Spannung bleiben die Mineralien in Lösung. Da die CO_2-Spannung in der Mundhöhle wesentlich niedriger ist, gibt der Speichel beim Eintritt in die Mundhöhle CO_2 ab. Dadurch steigt der pH-Wert des Speichels an. Der Speichel kann nicht mehr alle Ionen in Lösung halten. Es kommt zu spontaner Ausfällung an Kristallisationszentren in und an der Plaque (*Theilade* 1986).

Bei längerem Bestehen kann sich aus einer Gingivitis eine Parodontitis entwickeln. Jedoch entsteht nicht zwangsläufig aus jeder Gingivitis eine Parodontitis. Weitere lokale und/oder allgemeine Faktoren spielen hierbei eine wichtige Rolle (*Van Dyke* et al. 1993). Gingivitisprophylaxe ist gleichzeitig Parodontitisprophylaxe.

Literatur siehe S. 197 ff.

5 Schmelzerosion und keilförmiger Defekt

Nahezu 100 ursächliche Faktoren für nicht-kariöse Zahnhartsubstanzdefekte sind bekannt. Dabei kann es sich um genetisch festgelegte Voraussetzungen, um Störungen während der Zahnentwicklung oder um exogene Einflüsse handeln. Es können Schmelz, Dentin und Wurzelzement separat oder mehrere Zahnhartsubstanzen gleichzeitig betroffen sein. Die Veränderung kann einen Zahn oder mehrere Zähne betreffen, aber auch generalisiert sein (*Small* und *Murray* 1978, *Cutress* und *Suckling* 1982). An dieser Stelle sollen jedoch nur zwei nicht-kariöse Zahnhartsubstanzdefekte beschrieben werden, die im Zusammenhang mit oralen Präventionsmaßnahmen von Bedeutung sind, Säureerosionen des Schmelzes und typische Abrasionen im Sinne eines keilförmigen Defektes.

5.1 Die Säureerosion des Zahnschmelzes

Die Erosion ist ein langsam fortschreitender, flächiger Verlust von Zahnhartsubstanz, welcher durch Einwirkung von Säuren verursacht wird. Mikroorganismen sind an diesem rein chemischen Demineralisationsprozeß nicht beteiligt. Solange der Vorgang auf den Schmelz begrenzt ist, bleibt er für den Patienten schmerzlos. Häufig wird er noch nicht einmal bemerkt. Immer mehr geht jedoch die gewölbte Kontur des Zahnes verloren; er wird „flach". Ist später das Dentin mitbetroffen, kann es zu Verfärbungen und zur Überempfindlichkeit auf Reize kommen (Abb. 12).

Zur Häufigkeit und Verbreitung erosionsbedingter Zahnhartsubstanzdefekte finden sich im Schrifttum nur wenige Angaben. So fanden beispielsweise *Sognnaes* und Mitarbeiter (1972), daß von 10 000 extrahierten Zähnen 18% derartige Läsionen aufwiesen. *Lussi* und Mitarbeiter (1991 u. 1992) konnten mit einer Querschnittsuntersuchung in der Schweiz bei bis zu 43% der untersuchten Probanden erosive Zahnschäden feststellen. Dabei stieg die Häufigkeit derartiger Veränderungen mit zunehmendem Alter an. Klinische Beobachtungen lassen vermuten, daß Säureerosionen der Zahnhartsubstanzen für die Praxis zukünftig möglicherweise an Bedeutung zunehmen werden. Es ist wichtig, diese Schäden frühzeitig zu erkennen und zu verhüten.

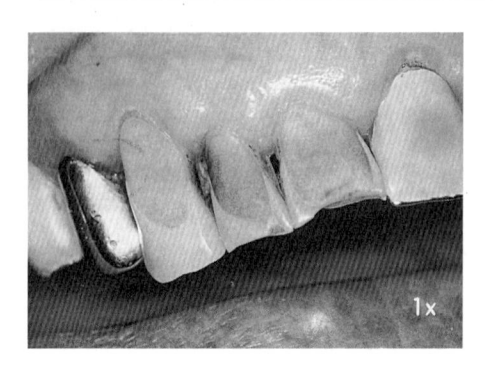

Abb. 12 Säureerosion des Zahnschmelzes

Als Ursache für Säureerosionen an den Zahnhartsubstanzen kommen unterschiedliche Faktoren in Betracht: säurehaltige Nahrungsmittel und Getränke, Medikamente mit niedrigem pH-Wert, berufliche Säureexposition sowie die Magensäure (*Hickel* 1993). Wichtiger Kofaktor ist der Speichel. Untersuchungen von *Wöltgens* und Mitarbeitern (1985) sowie von *Hotz* (1987) lassen den Einfluß insbesondere von Speichelfließrate und Pufferkapazität des Speichels auf das Erosionsgeschehen erkennen. Außerdem kommt es stets zur Überlagerung mit mechanisch-abrasiven Effekten (*Mierau* 1992).

Hauptursache für erosive Zahnschäden sind säurehaltige Nahrungsmittel und Getränke. Aufgrund des anhaltenden Trends zu gesunder Ernährungsweise und zu naturnaher Kost mit vermehrtem Verzehr von frischen Früchten, Joghurt und Obstsäften ist eine Zunahme säurebedingter Zahnhartsubstanzläsionen zu unterstellen. So fanden *Linkosalo* und *Markkanen* (1985), daß 77% einer Gruppe von Personen, welche sich lakto-vegetabil ernährten, Erosionen an den Zähnen hatten. In einer Kontrollgruppe wurden demgegenüber keine Erosionen festgestellt. Auch andere Studien zeigen eindeutig und statistisch gesichert den Zusammenhang zwischen häufigem Verzehr von Obst, Joghurt und Fruchtsäften sowie dem Auftreten von Erosionen an den Zahnhartsubstanzen (*Lussi* et al. 1991 u. 1992). Dabei ist das erosive Potential verschiedener Fruchtsorten sehr unterschiedlich. Am ungünstigsten sind in dieser Hinsicht Zitrusfrüchte zu beurteilen (*Grenby* 1990). Handelsüblicher Fruchtsaft kann fünf- bis achtmal erosiver sein als die Originalfrucht (*Grobler* et al. 1989). Auch kohlensäurehaltige Getränke, Cola-Getränke und die sog. Sportgetränke bedeuten wegen ihres niedrigen pH-Wertes ein Erosionsrisiko (*Sorvari* 1989, *Grobler* et al. 1990, *Mistry* und *Grenby* 1993). Schließlich kann der häufige Verzehr saurer Fruchtbonbons ebenfalls die Entstehung erosiver Zahnschäden fördern (*Distler* et al. 1993).

Auch Medikamente mit niedrigem pH-Wert können bei häufiger und langfristiger Anwendung Ursache von Erosionen an den Zähnen sein, insbesondere dann, wenn sie längere Zeit im Mund behalten werden (Kautabletten, Lutschtabletten). Dies trifft z. B. für Ascorbinsäure (Vitamin C) und Acetylsalicylsäure enthaltende Präparate zu (*Hickel* 1989, *Hannig* 1993).

Zahnschäden infolge beruflich bedingter Säureexposition sind Dank verbesserter Arbeitsschutzmaßnahmen heute selten. Sie können auftreten, wenn Arbeiter z. B. in Akkumulatorenfabriken oder Galvanisierbetrieben häufiger Säuredämpfe über den Mund einatmen. Die so entstandenen Erosionen sind im wesentlichen an den Labialflächen der Oberkieferfrontzähne lokalisiert (*Tuominen* und *Tuominen* 1991).

Krankheitsbilder mit zunehmender Tendenz sind die Anorexia nervosa (Magersucht) und die Bulimia nervosa (Eß-Brech-Sucht). Beides sind vorwiegend psychisch bedingte Störungen im Eßverhalten. Bei beiden Erkrankungen wird nach der Nahrungsaufnahme häufig Erbrechen ausgelöst. Als Folge finden sich vermehrt Erosionen an oralen Zahnflächen, besonders im Frontzahnbereich. Bis zu 90% der Patienten mit bulimischer Anorexia nervosa und Bulimia nervosa weisen derartige Zahnschäden auf (*Järvinen* et al. 1992, *Scheutzel* 1994). Auch bei allen anderen Erkrankungen, welche mit Erbrechen einhergehen, finden sich ähnliche Erscheinungen an den Zähnen (*Hickel* 1989).

Zur Prävention erosiver Zahnschäden ist dem Patienten zu empfehlen, den Verzehr säurehaltiger Lebensmittel möglichst zu reduzieren und vor allem auf wenige Mahlzeiten zu beschränken. Es ist besser, ein Glas Saft auf einmal auszutrinken, als immer wieder einen kleinen Schluck zu nehmen. Erosionsgefährdete Patienten sollten nach dem Verzehr säurehaltiger Lebensmittel den Mund mit Wasser und/oder mit niedrigkonzentrierter Fluoridlösung (z. B. 0,05%iger Natriumfluoridlösung) ausspülen. Dasselbe gilt für Patienten mit chronischem Erbrechen. Grundsätzlich scheint fluoridierter Schmelz den Erosionsprozeß zu hemmen (*Sorvari* et al. 1994).

Um die durch Säure demineralisierte Zahnoberfläche nicht zusätzlich mechanisch zu schädigen, sondern um die Möglichkeit der Remineralisation durch Speichelionen zu geben, sollte keine unmittelbar anschließende Zahnreinigung mit Zahnbürste und Zahnpasta erfolgen (*Schweitzer-Hirt* et al. 1978, *Davis* und *Winter* 1980, *Hotz* 1987, *Hickel* 1989, *Lussi* et al. 1992).

Ausgedehnte Erosionsdefekte müssen u. U. mit restaurativen Maßnahmen behandelt werden.

5.2 Der keilförmige Defekt

Keilförmige Defekte sind in der Regel vestibulär an und direkt unterhalb der Schmelz-Zement-Grenze lokalisiert. Es handelt sich um Zahnhartsubstanzverluste, welche Mulden-, Rillen- oder Keilform aufweisen können (Abb. 13). Sie sind heute relativ weit verbreitet. Es scheint so, daß ihre Häufigkeit in den letzten Jahren zugenommen hat. Bei einer 1979 in Schweden durchgeführten Untersuchung zeigten 30% der erwachsenen Bevölkerung Abrasionen im Zahnhalsbereich. Nur bei 12% wurden tiefe und keilförmige Defekte beobachtet (*Bergström* und *Lavstedt* 1979). Innerhalb von 10 Jahren fand sich ein Anstieg in der Häufigkeit derartiger Defekte. Jetzt wiesen 85% aller untersuchten Personen zervikale Abrasionen und 22% ausgeprägte keilförmige Defekte auf (*Bergström* und *Eliasson* 1988). In einer norwegischen Studie wird über 45%ige Häufigkeit keilförmiger Defekte bei Osloer Bürgern berichtet

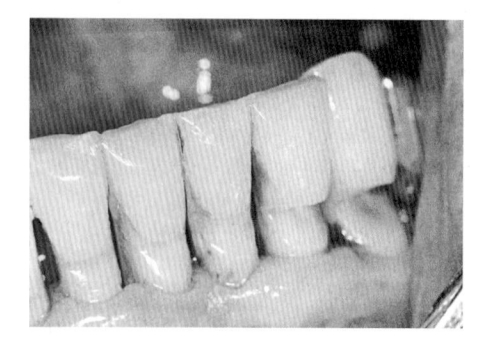

Abb. 13 Keilförmige Defekte

(*Sangnes* und *Gjermo* 1976). Eine neuere Studie aus der Schweiz zeigte bei 61% 26- bis 30jähriger Probanden und bei 79% 46- bis 50jähriger Personen zumindest an einem Zahn einen keilförmigen Defekt. 19% der jüngeren Gruppe und 47% der älteren Gruppe hatten sehr ausgeprägte keilförmige Defekte. Im Mittel waren drei Zähne betroffen. 85% der Personen mit keilförmigen Defekten klagten über empfindliche Zahnhälse (*Lussi* et al. 1993). Dagegen konnten in einer Studie aus der DDR nur bei 20% von 1068 16- bis 35jährigen Personen keilförmige Defekte beobachtet werden (*Klimm* und *Graehn* 1993). Unter Berücksichtigung dieser Befunde kann wohl davon ausgegangen werden, daß mindestens ein Drittel der erwachsenen Bevölkerung ausgeprägte keilförmige Defekte aufweist, welche zumeist mit Zahnhalsüberempfindlichkeit verbunden sind.

Über Ätiologie und Pathogenese des keilförmigen Defekts wird noch immer diskutiert. Einige wenige Autoren sind der Ansicht, daß keilförmige Defekte vor allem die Folge parafunktioneller Kräfte sind. Danach soll es infolge okklusionsbedingter Deformation an nicht gelockerten Zähnen im Zahnhalsbereich zu Biegebrüchen und zur Aussprengung von Zahnhartsubstanz kommen (*Ott* und *Pröschel* 1985, *Graehn* et al. 1991, *Meyer* et al. 1991).

Mehrheitlich wird jedoch die Ansicht vertreten, daß keilförmige Defekte die Folge falscher Mundhygienemaßnahmen sind (*Sangnes* und *Gjermo* 1976, *Bergström* und *Lavstedt* 1979, *Bergström* und *Eliasson* 1988). Nach *Mierau* (1992) läßt sich die Pathogenese des keilförmigen Defekts in zwei Abschnitte einteilen: erstens die parodontale Phase mit Entstehung einer Gingivarezession, und zweitens die dentale Phase, bei der es infolge schrubbender, aber auch kreisender Bürstenbewegungen mit überhöhter Bürstkraft zu Zahnhartsubstanzverlusten kommt. Unterstützt wird diese Auffassung zur Pathogenese des keilförmigen Defekts durch Beobachtungen, nach denen bei Rechtshändern diese Veränderungen an den linken Kieferhälften ausgeprägter waren als auf der rechten Seite. Außerdem konnte ein Zusammenhang zwischen der Häufigkeit des Zähneputzens und dem Auftreten dieser Hartsubstanzdefekte gefunden werden (*Sangnes* und *Gjermo* 1976). *Frank* und Mitarbeiter (1989) weisen zudem in der Tiefe des Defektes horizontale Abrieblinien und Abriebrinnen nach, welche ein deutlicher Hinweis für die durch Zahnbürstbewegungen verursachte Herkunft dieser Veränderungen waren.

Zieht man das Fazit aus den im Schrifttum veröffentlichten Aussagen, so ist die wichtigste Ursache für die Pathogenese des keilförmigen Defekts überhöhte Kraftanwendung beim Zähnebürsten. Der angewendeten Bürsttechnik, der Bürstzeit, der Art der Zahnbürste und ihrer Borsten bzw. Filamente sowie dem Abrasivitätsgrad der Zahnpaste kommt allenfalls die Bedeutung von Kofaktoren zu (*Franz* 1982, *Mierau* 1987, *Völk* et al. 1987).

Es ist offensichtlich, daß bei erfreulicherweise ansteigendem Mundhygienebewußtsein der Bevölkerung die Häufigkeit keilförmiger Defekte ansteigt. Vielfach finden sich diese selbstverursachten Defekte gerade bei besonders hochmotivierten Patienten. Keilförmige Defekte sind die Folge gutgemeinter, aber falsch, insbesondere mit zu viel Kraft durchgeführter Zahnputzmaßnahmen. Um sie von vornherein möglichst weitgehend zu verhüten, muß der Patient im Rahmen der ihm empfohlenen Maßnahmen zur Oralprophylaxe vom betreuenden Zahnarzt bzw. seinen Mitarbeitern entsprechend informiert und angeleitet, aber auch regelmäßig geführt werden. Bestehen bereits keilförmige Defekte, müssen dem Patienten Ursachen und Entstehung dieser Läsionen deutlich gemacht und die bislang ausgeübte Mundhygienetechnik korrigiert werden. Bei den zumeist hochmotivierten Patienten sind Einsicht und Bereitschaft zur Umstellung falscher Techniken vorauszusetzen. Aber auch bei ihnen ist nachfolgend die regelmäßige Führung durch den Zahnarzt oder durch entsprechend geschulte Mitarbeiter notwendig. Bei ausgeprägten Läsionen bzw. bei bestehenden Beschwerden sind restaurative Maßnahmen und/oder Maßnahmen zur Behandlung der Überempfindlichkeit erforderlich.

Literatur siehe S. 204 f.

6 Ernährung

Während der Bildungs- und Mineralisationsphase sowie während der präeruptiven Reifungsphase unterliegen die Zähne systemischen Einflüssen. Dies sind jedoch nur wenige Jahre. Vom Zeitpunkt des Durchtritts in die Mundhöhle an sind die Zähne viele Jahre (Jahrzehnte) lokalen Einwirkungen ausgesetzt. Dies sind sowohl direkte thermische, mechanisch-abrasive und chemische Faktoren als auch indirekte Faktoren als Folge von Stoffwechselprozessen der Plaquemikroorganismen.

6.1 Systemischer Einfluß der Nahrung auf die Zähne

Im Schrifttum ist eine große Zahl von Arbeiten zu finden, welche sich mit dem Einfluß von Mangelzuständen auf Zahnentwicklung, Zahnstruktur und spätere Karieserfahrung befassen. Insbesondere wurden diesbezüglich Defizite verschiedener Vitamine und Mineralstoffe sowie Störungen im Kalzium-Phosphat-Gleichgewicht untersucht. Eine Reihe von Schlüssen werden aus diesen Studien gezogen.

Vitamin-D-Mangel und wohl auch Störungen im Kalzium- und Phosphatstoffwechsel können Unregelmäßigkeiten in der Struktur von Dentin und Schmelz verursachen. Seit den Untersuchungen von *Mellanby* (1923 u. 1937) ist bekannt, daß kritische Defizite an Vitamin D während der Zahnbildung zu typischen morphologischen und strukturellen Veränderungen (Hypoplasien) an den Zahnhartsubstanzen führen (Abb. 14). Äußere Hypoplasien müssen aber als zusätzliche kariesbegünstigende Faktoren angesehen werden. Andere Arbeiten zeigten, daß auch ausreichende Mengen an Vitamin A und Vitamin C (Ascorbinsäure) für den regelrechten Ablauf von Zahnbildung und Mineralisationsvorgang erforderlich sind (*Harndt* 1967, *Harris* und *Navia* 1980).

Besondere Bedeutung kommt sicherlich dem Spurenelement Fluorid zu. Hydroxylapatit, die optimale Kristallisationsstufe im Schmelz, bildet sich nur in Gegenwart von Fluorid. Außerdem wird Fluorid bei entsprechendem Angebot während der präeruptiven Reifungsphase in der

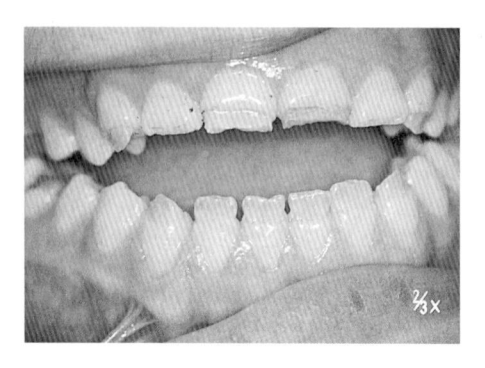

Abb. 14 Rachitische Hypoplasien

Oberflächenschicht des Schmelzes angereichert. Dies ist für die spätere Karieserfahrung von Bedeutung (Kapitel 8).

Bei allen relevanten Mangelzuständen sind die Zähne stets in geringerem Ausmaß betroffen als andere mineralisierende Gewebe. Dies bedeutet, daß die Zahnbildung auch dann noch ungestört abläuft, wenn im Knochensystem bereits Auswirkungen zu finden sind. Erst in extremen Mangelsituationen sind auch die Zähne betroffen. Aber selbst dann noch sind die Auswirkungen an den Zähnen in der Regel weniger schwerwiegend als am Knochen (*Jenkins* 1978, *Bibby* 1980, *Schraitle* und *Siebert* 1987).

Ob Mangelzustände während der Zahnentwicklung später zwangsläufig zu erhöhter Karieserfahrung führen, konnte bisher nicht schlüssig geklärt werden. Epidemiologische Studien in den verschiedensten Ländern mit unterschiedlichsten Ernährungsbedingungen der dortigen Bevölkerung haben aber ganz besonders in Mangelgebieten eine auffällig geringe Kariesverbreitung aufzeigen können. Danach scheinen eher keine direkten Zusammenhänge zwischen dem Mangel an bestimmten Stoffen während der Zahnentwicklung und der späteren Karieserfahrung zu bestehen (*Gülzow* 1974).

6.2 Lokaler Einfluß der Nahrung auf die Zähne

Der lokale Einfluß der Nahrung auf die Zähne ist wesentlich bedeutsamer, als es systemische Effekte sind. Die mögliche Einwirkung kann entweder direkt oder indirekt über Intermediärprodukte des Stoffwechsels von Plaquemikroorganismen erfolgen. Günstig sind feste und kauzwingende Kostformen, welche zudem auch die Speichelsekretion stimulieren. Es hat sich vielerorts deutlich gezeigt, daß eintönige, primitive und grobe Kostformen ohne extensiv denaturierte Nahrungsmittel mit äußerst niedrigem Kariesbefall einhergehen (*Gülzow* 1974).

Fett kann kurzzeitig eine Art „Schutzfilm" um die Zähne und andere Nahrungsbestandteile legen (*Mundorff-Shrestha* et al. 1994). Auch einige Käsesorten werden neuerdings als karieshemmend angesehen (*Jenkins* und *Hargreaves* 1989, *Pause* und *Lembke* 1993). Enthält die Nahrung freie Fluoridionen, können sich diese der Schmelzoberfläche an- bzw. einlagern (Kapitel 8).

Ungünstig wirkt sich übermäßiger und zu häufiger Verzehr säurehaltiger Früchte und Getränke aus. Es können Erosionen an den Zahnhartsubstanzen entstehen. Bei dem anhaltenden Trend zu naturbelassener Kost hat diese Art von Zahnschäden deutlich zugenommen und wird möglicherweise weiter zunehmen (Kapitel 5).

Der für die Zähne gefährlichste Einfluß der Nahrung ist indirekter Natur. Er läuft immer dann ab, wenn Bakterienbeläge auf der Zahnoberfläche vorhanden sind und Nahrungsmittel verzehrt werden, welche für die Plaquemikroorganismen abbaubare Kohlenhydrate enthalten. Diese leicht abbaufähigen Kohlenhydrate, insbesondere die Zucker, gelangen durch Diffusion in die Plaque und werden dort von einer Reihe von Mikroorganismen zu intermediären Säuren abgebaut. Dieser Prozeß läuft praktisch direkt an der Zahnoberfläche ab. Folge ist die Demineralisation der Schmelzoberfläche. Bei wiederholten Säureangiffen entsteht der kariöse Defekt (Kapitel 4).

6.2.1 Tierexperimentelle Ernährungsstudien

Seit den ersten Tierexperimenten, die *Hoppert* und Mitarbeiter 1931 und 1932 an Ratten durchführten, ist das Kariesschrifttum kaum noch übersehbar angewachsen. *Hoppert* und Mitarbeiter wiesen nach, daß ein an bakteriell abbaufähigen Kohlenhydraten reiches Futter bei weißen Ratten Karies erzeugt. Wurde dieses Futter, welches bei oraler Aufnahme zur Entwicklung zahlreicher kariöser Läsionen führte, den Ratten jedoch über eine Schlundsonde verabreicht, trat bei den Tieren keine Karies auf (*Kite* et al. 1950, *Haldi* et al 1953). *Kamrin* (1954) konnte an Parabioseversuchen (künstliche Aneinanderpflanzung zweier Tiere) ebenfalls aufzeigen, daß per os mit der Nahrung aufgenommenen niedermolekularen Kohlenhydraten wesentliche Bedeutung für das kariöse Geschehen zukommt.

Nachdem die technischen und biologischen Probleme der sterilen Aufzucht von Tieren (Ratten, Hamster) gelöst worden waren, konnte man sich einer weiteren wesentlichen Komponente des kariösen Prozesses zuwenden, den Mikroorganismen (*Gustafsson* 1948, *Orland* et al. 1954). Die Ergebnisse dieser Untersuchungen besagten stets, daß keimfrei aufgezogene und gehaltene Ratten auch bei Verfütterung kariogener Kost keine Karies entwickelten. Erst durch nachträgliche Beimpfung mit einer Reihe von Bakterienstämmen konnten kariöse Defekte erzeugt werden (*Orland* et al. 1955, *Orland* 1959, *Fitzgerald* et al. 1960). Es stellte sich heraus, daß Streptokokkenarten besondere Bedeutung für den kariösen Prozeß zukamen (*Fitzgerald* und *Keyes* 1960, *Zinner* 1964 und 1965, *Gibbons* et al. 1966, *Krasse* 1966). Beim fortgeschrittenen kariösen Prozeß spielten aber auch Laktobazillen eine Rolle (*Orland* 1964, *Fitzgerald* et al. 1966).

Drei Grundsätze zum kariösen Geschehen wurden aus den zitierten Versuchen abgeleitet:

1. Ohne bakteriell abbaubare Kohlenhydrate gibt es keine Karies.
2. Ohne Kontakt der Nahrung mit den Zähnen gibt es keine Karies.
3. Ohne Mikroorganismen gibt es keine Karies.

In den nachfolgenden Jahren wurden weitere Tierversuche zur Bedeutung der Nahrung für das Kariesgeschehen durchgeführt. Ein wichtiger Schritt war die Entwicklung einer Anlage zur programmierten und kontrollierten Fütterung von Ratten oder Hamstern. Damit konnte u. a. nachgewiesen werden, daß für das Ausmaß der Karies nicht so sehr die Gesamtmenge des aufgenommenen kariogenen Futters entscheidend war, sondern vielmehr die Häufigkeit der Futteraufnahme (*König* et al. 1968).

Andere Untersuchungen an Ratten zeigten, daß mit ansteigendem Saccharosegehalt im Futter bis zu einer Gesamtmenge von etwa 40% auch der Kariesbefall parallel anstieg (*Hefti* und *Schmid* 1979). In weiteren Studien konnte nachgewiesen werden, daß Saccharose bei Versuchstieren die meiste Karies erzeugte. Aber auch andere Mono- und Disaccharide erwiesen sich als hochgradig kariogen (*Green* und *Hartles*

1969, *Grenby* und *Hutchinson* 1969, *Huxley* 1971, *Grenby* et al. 1973). Schließlich wurde aufgezeigt, daß der Gesamtzusammensetzung und der Konsistenz der Nahrung wesentliche Bedeutung für die Kariesgefährdung zukommen (*Ishii* et al. 1968, *Huxley* 1977).

Wenn auch Ergebnisse aus Tierversuchen nur mit Vorbehalt auf den Menschen zu übertragen sind, so konnten doch gerade zu Fragen von Ernährung und Karies wegen der sehr ähnlichen Abläufe beim Menschen und bei den eingesetzten Tieren wichtige Erkenntnisse gewonnen werden.

6.2.2 Epidemiologische Studien

Eine große Anzahl epidemiologischer Studien hat den Zusammenhang zwischen Ernährungsweise und Karies eindeutig belegt. Überall dort, wo ursprüngliche, primitive und grobe Kostformen durch „Zivilisationskost" mit verfeinerten, klebrigen Kohlenhydraten und in übersteigerter Zubereitungsform ersetzt wurde, kam es zu einem erheblichen Anstieg von Kariesfrequenz und Kariesbefall. Die Zahnkaries kann daher mit gewissem Recht als Zivilisationskrankheit angesehen werden.

Seit den 30er Jahren berichteten viele Autoren über die Zahn- und Mundbefunde von Bewohnern abgelegener Gebiete. Diese Regionen waren zu jener Zeit nur schwer zugänglich, und die Bevölkerung war daher in der Ernährung weitgehend auf sich selber gestellt. Dies bedeutete u. a. auch einfache und eintönige Kostformen. Stets waren Kariesverbreitung und Kariesbefall niedriger als in anderen Gebieten.

Gomser Tal

Eine dieser „klassischen" Studien ist die 1937 von *Roos* publizierte Arbeit über die Zahnkaries der Gomser Kinder. Das Goms ist ein Hochtal im Kanton Wallis, Schweiz. Lange Zeit war dieses Tal völlig abgelegen und weitestgehend auf sich gestellt. Die Lebensbedingungen waren hart und die Nahrungsmittel knapp. Die Bevölkerung hatte kaum Karies. Mit der Eröffnung einer Paßstraße und mehr noch nach dem Bau einer Eisenbahnlinie veränderten sich die Lebens- und Ernährungsgewohnheiten der Gomser Einwohner. In zunehmendem Maße gelangten ausgemahlenes Mehl und Zucker in das Tal. In der Folge kam es zu schneller und hoher Zunahme der Zahnkaries.

Grönland

Eine weitere Studie wurde 1939 von *Pedersen* veröffentlicht, und zwar über Ernährung und Zahnkaries primitiver und urbanisierter Grönländer. Die ursprüngliche Nahrung der Eskimos bestand im wesentlichen aus Fisch, Robben, Seevögeln und deren Eiern. Eine geringere Bedeutung spielten verschiedene Landpflanzen und Seetang. Im unzugänglichen Ostgrönland lebten die Eskimos zur Zeit der Untersuchung praktisch noch unter den herkömmlichen Bedingungen. Dagegen war die leichter zugängliche Westküste damals bereits seit etwa 200 Jahren von Dänemark kolonialisiert. Das Leben hatte sich dort durchgreifend verändert. Die Eskimos hatten das Nomadenleben aufgegeben und waren seßhaft geworden. Es wurden in steigendem Maße eingeführte Zerealien und Zucker verzehrt.

Mit seinen Untersuchungen zeigte *Pedersen* (1939), daß in präkolonisatorischer Zeit auf Grönland praktisch keine Karies vorzufinden war. Von 525 Schädeln wiesen lediglich zwei Karies auf; von 5752 Zähnen hatten nur drei Karies. In kleinen, weitgehend unberührten Siedlungen Ostgrönlands wiesen zur Zeit der Untersuchung ein Prozent der Kinder und 5,3% der Erwachsenen Karies auf, während in den größeren Handelsniederlassungen Westgrönlands 90,5% der Kinder und 86,9% der Erwachsenen kariöse Zähne hatten. Auch *Siegel* und Mitarbeiter (1940) berichteten, daß die Zähne von Eskimos umso weniger Karies aufwiesen, je weiter die untersuchten Personen vom Einfluß der Zivilisation entfernt lebten und je mehr sie auf herkömmlichen Ernährungsweisen beharrten. Mit der Umstellung von Lebens- und Ernährungsweise stieg die Kariesprävalenz stetig an (*Price* 1936, *Bang* und *Kristoffersen* 1972, *Möller* et al. 1972, *Mayhall* 1975). Nach Angaben von *Jacobsen* gehörten 1979 die Eskimos Grönlands zu den Menschen mit der höchsten Kariesrate.

Tristan da Cunha

Eindrucksvolle Studien zum Zusammenhang zwischen Karies und Ernährungsweise konnten auch auf Tristan da Cunha durchgeführt werden. Tristan da Cunha ist eine abgelegene vulkanische Inselgruppe im Südatlantik. Sie liegt etwa 1500 Meilen südwestlich von Kapstadt zwischen Kapstadt und Buenos Aires. Die Ursprüngliche Ernährungsweise war monoton und karg, zeitweise herrschte Mangel. Hauptnahrungsmittel waren selbstangebaute Kartoffeln und Fisch. Fleisch und Eier wurden lediglich zu besonderen Gelegenheiten verzehrt. Gemüse konnte auf den Inseln nur in sehr geringem Umfang gezogen werden. Die Zähne der Einwohner waren praktisch kariesfrei.

Nach 1940 wurden mehr und mehr Waren eingeführt, welche die traditionellen Lebensmittel immer weiter ersetzten. Mehl, Zucker, Marmelade, Süßwaren, Kekse, Trocken- und Dosenfrüchte gehörten jetzt zu den gängigen Lebensmitteln. Durchschnittlich wurde ein Pfund Zucker pro Kopf und Woche konsumiert. Es kam zu einem rapiden Anstieg der Karies. Innerhalb von 15 Jahren war die Kariesfrequenz von 0 auf 100% angestiegen. Auch der Gesundheitszustand des Parodonts hatte sich während dieser Zeitspanne verschlechtert (*Barnes* 1937, *Holloway* et al. 1963, *Fisher* 1968).

Indien

Neben den zitierten Berichten über den Verlauf der Karies nach Veränderung der ursprünglichen Ernährungsgewohnheiten finden sich im Schrifttum auch zahlreiche Angaben über Gebiete, in denen die Bevölkerung zum Zeitpunkt der Untersuchung extrem niedrigen Kariesbefall aufwies. So publizierte *Marshall Day* 1944 Beobachtungen an 200 Kindern im Alter zwischen 13 und 17 Jahren aus dem Kangra-Tal in Nordindien (heute: Pakistan). Das Tal war für ausgesprochen schlechte Ernährungsverhältnisse und Vitaminmangelzustände bekannt. Die Mehrzahl der untersuchten Kinder hatte Untergewicht. Ein großer Teil von ihnen wies Anzeichen von Rachitis auf. Die Nahrung bestand vorwiegend aus Reis, grob gemahlenem Mehl und Wurzelgemüse. Tierisches Eiweiß, Fett, Milch, Früchte oder Zucker standen, wenn überhaupt, nur äußerst selten zur Verfügung. Häufig wurden täglich nur zwei Mahlzeiten eingenommen.

56% aller Untersuchten wiesen naturgesunde bleibende Gebisse auf. Der Kariesbefall war mit einem mittleren DMFT-Index von 1,6 außergewöhnlich niedrig. Die kariösen Defekte waren mehrheitlich sehr geringen Ausmaßes. Auch bei Personen mit schweren rachitischen Erscheinungen oder bei anderen Mangelzuständen fand sich kein erhöhter Kariesbefall. Dagegen wiesen 81% aller Untersuchten Zahnfleischentzündungen auf (*Marshall Day* 1944).

Ein weiteres Ernährungsnotstandsgebiet Indiens war der Distrikt Hissar. Den dortigen Bewohnern standen praktisch kein tierisches Fett, keine Milch, keine Gemüse, keine Früchte und nur außerordentlich wenig tierisches Eiweiß zur Verfügung. Die Hauptnahrung bestand aus Reis. Die Vitamin- und Mineralstoffversorgung war defizitär.

Von 314 elf- bis zwölfjährigen Kindern hatten 84% naturgesunde bleibende Gebisse. Der mittlere DMFT-Index aller Kinder betrug nur 0,6. Dies sind Werte, welche auch unter Berücksichtigung des natürlichen Fluoridgehaltes im Trinkwasser erstaunlich niedrig sind. Die Mundhygiene der untersuchten Kinder war schlecht (*Marshall Day* 1944). Dementsprechend zeigten 85% aller untersuchten Kinder eine mehr oder weniger ausgeprägte Gingivitis.

China

Afonsky (1951) berichtete über Erhebungen aus Hunan, einer Provinz in Zentralchina. Von 3349 untersuchten 12- bis 27jährigen Schülern und Studenten waren 75% völlig kariesfrei. Der mittlere DMFT-Wert betrug 0,7%. Die Nahrung der untersuchten Personen bestand nahezu ausschließlich aus Kohlenhydraten. Sie war arm an Mineralien und Vitaminen. Hauptanteile waren Reis, Chinakohl und andere Gemüse. Klebrige Kostformen und Zucker fehlten völlig. Es wurden nur zwei oder drei Hauptmahlzeiten eingenommen. Zwischenmahlzeiten waren nicht üblich. Nach dem Essen pflegte man den Mund mit Wasser auszuspülen. Eine weitergehende Mundhygiene wurde in der Regel nicht betrieben. Bereits 20 Jahre zuvor hatte *Anderson* (1932) beobachtet, daß der Kariesbefall der Bevölkerung im Inneren Chinas deutlich geringer war als in den Hafenstädten. Er führte dies auf die unterschiedlichen Lebens- und Ernährungsbedingungen zurück.

Auch aus Taiwan (*Burnett* und *Chao* 1964) sowie aus Thailand (*Leatherwood* et al. 1965) liegen ähnliche Daten vor. In beiden Ländern wurde der Kalorienbedarf der Bevölkerung zu etwa zwei Dritteln aus Reis gedeckt. Es bestand ein Defizit an Eiweiß, Vitaminen und Mineralien. Trotz dieser Mangelernährung lagen die mittleren DMFT-Werte bis zum Alter von 45 Jahren nur um 2. Dagegen fanden sich hohe mit dem Alter ansteigende Erkrankungsraten für das marginale Parodont.

Mittel- und Südamerika

Angaben aus Mittel- und Südamerika liegen ebenfalls vor. So führten z. B. *Hurtarte* und *Scrimshaw* (1955) Untersuchungen in verschiedenen Orten des Hochlandes von Guatemala durch. Dort bestand die Hauptnahrung aus Mais in Form von Tortillas. 70% des Kalorienbedarfes und 65% des Eiweißbedarfes wurden so gedeckt. Trotz dieser relativen Mangelernährung, welche arm an Vitaminen, tierischem Eiweiß und Fett war, und trotz allgemein schlechter Mundhygiene war der Kariesbefall der Bevölkerung sehr gering. Bei 442 untersuchten Kindern fand sich bis zum Alter von 13 Jahren ein mittlerer DMFT-Index unter 2.

Neumann und *Disalvo* (1958) erhoben bei den verschiedensten Indianerstämmen in Mexico und Peru stets durchschnittliche DMFT-Werte, welche um 1 lagen. Dabei war die Ernährungsweise sehr unterschiedlich. Einige Stämme ernährten sich vorwiegend von Kohlenhydraten in Form von Mais, Pulque (gegorener Agavensaft) und getrockneten Bohnen, andere aßen viel Gemüse, Fisch oder Fleisch.

Afrika

Schließlich seien noch einige Untersuchungen vom afrikanischen Kontinent angeführt. *Schwartz* (1946) stellte Erhebungen an Massai-Stämmen in Kenia an. Dieses Hirtenvolk ernährte sich insbesondere von Milch und Fleisch, einer eiweißreichen aber kohlenhydratarmen Kost. Mit 0,09 kariösen Zähnen pro Person war die Kariesprävalenz bei 408 untersuchten Massai im Alter zwischen 14 und 40 Jahren extrem niedrig. Aufgrund fehlender Mundhygiene waren Zahnfleischentzündungen stark verbreitet. *Sheiham* (1967) untersuchte Ibos und Yorubas in Nigeria. Von mehr als 2000 Probanden waren 98% völlig kariesfrei. Der mittlere Kariesbefall belief sich auf weniger als einen Defekt pro Person. Hauptnahrungsmittel waren Maniok und Yams.

Auch aus Äthiopien wurde über extrem niedrigen Kariesbefall berichtet. Von 1085 Untersuchten aller Altersstufen waren 77% kariesfrei. Der mittlere DMFT-Wert pro Person betrug 0,6. Die Nahrung bestand vor allem aus Kohlenhydraten. Jedoch waren darunter weder Zucker noch andere verfeinerte Kohlenhydrate enthalten. Auch bei dieser Untersuchung wurden schlechte mundhygienische Befunde und dementsprechend hohe Erkrankungsraten des marginalen Parodonts gefunden (*Littleton* 1963). Bei zunehmendem Verzehr niedermolekularer Kohlenhydrate, insbesondere von Zucker und Süßwaren, kam es auch in den afrikanischen Ländern zu einem raschen Anstieg in der Kariesverbreitung. Zunächst war dies bei den sozial besser gestellten Schichten und in den großen Städten der Fall (*MacGregor* 1963, *Emslie* 1966, *En-*

wonwu 1974, *Olsson* 1978 und 1979). In der Folge nahm die Karies dann aber in allen Bevölkerungsschichten zu (*Frencken* et al. 1990, *Kerosuo* und *Honkala* 1991).

Faßt man die vorliegenden Beobachtungen zusammen, so ist ersichtlich, daß in den verschiedensten Ländern und unter unterschiedlichsten Lebens- und Ernährungsbedingungen Bevölkerungen mit extrem niedrigem Kariesbefall anzutreffen waren. Dabei fand sich insbesondere auch in Mangelgebieten eine auffällig geringe Kariesverbreitung (*Russell* 1963). Eine nach heutigen wissenschaftlichen Erkenntnissen optimal zusammengesetzte Nahrung ist demnach keine unbedingte Voraussetzung für einen niedrigen Kariesbefall. Fehl- und Mangelernährung kann zu allgemeinen Gesundheitsschäden führen, ist aber stets mit äußerst niedrigem Kariesbefall oder sogar Kariesfreiheit der betroffenen Bevölkerung verbunden (*Neumann* 1980). Auch eine kohlenhydratreiche Ernährungsweise prädisponiert nicht zur Karies, solange diese Kohlenhydrate als naturbelassene Stärke und nicht in raffinierter oder in niedermolekularer, leicht vergärbarer Form (Zucker) vorliegen. Zudem kommt der Konsistenz der Nahrung wesentliche Bedeutung zu. Harte, grobe, nicht klebrige Kost mit gutem Selbstreinigungseffekt am Gebiß ist als günstig anzusehen. Verfeinerte Nahrungsmittel und übersteigerte Zubereitungsprozesse sind in der Regel mit hohem Kariesbefall verbunden. Auch die seltene Nahrungsaufnahme wirkt der Kariesentstehung entgegen.

6.2.3 Interventionsstudien

Vipeholm-Studie

Eine wichtige und auch heute immer noch viel zitierte Interventionsstudie über Zusammenhänge zwischen Karies und Ernährung ist die 1954 von *Gustafsson* und Mitarbeitern publizierte Vipeholm-Studie. Derartige Studien sind aus ethischen Gründen nicht mehr durchführbar und damit unwiederholbar. Vipeholm ist eine schwedische Einrichtung für Behinderte. 436 Personen nahmen an der Untersuchung teil, welche über fünf Jahre ging. Im ersten Teil der Studie erhielten alle Probanden die gleiche Kost. Sie bestand u. a. aus täglich 350 g Kohlenhydraten, 90 g davon als Zucker. Zwischenmahlzeiten fehlten. Der Karieszuwachs war außerordentlich gering. Anschließend wurden die Probanden auf freiwilliger Basis in mehrere Gruppen eingeteilt, welche Zucker in unter-

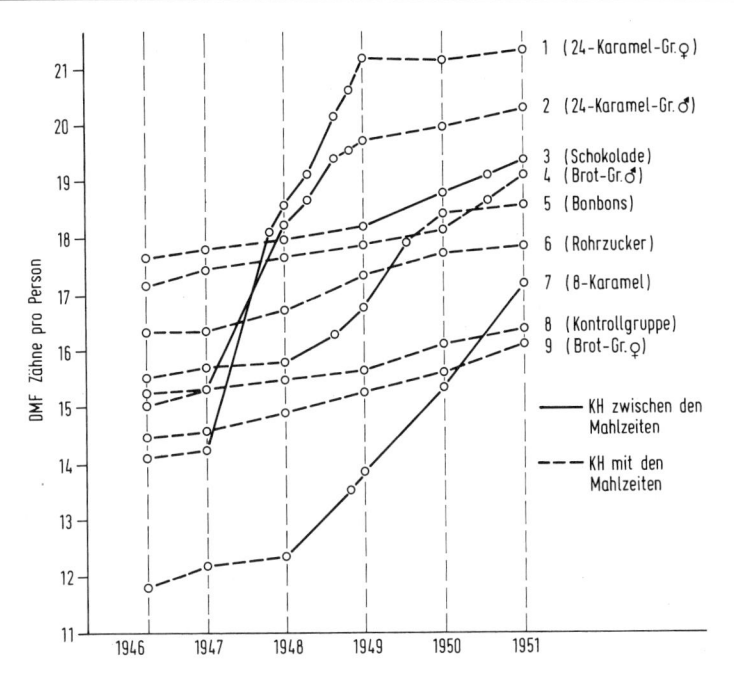

Abb. 15 Ergebnisse der Vipeholm-Studie (*Gustafsson* et al. 1954) (mit freundlicher Genehmigung des Herausgebers von Acta Odont Scand)

schiedlicher Form (im Brot, in Getränken, als Toffees, Karamellen oder Schokolade) und zu verschiedenen Zeiten (zu den Mahlzeiten, zwischen den Mahlzeiten) erhielten. Sofern Zucker mit den Mahlzeiten verzehrt wurde, fand sich selbst bei einer täglichen Menge von bis zu 330 g nur ein niedriger Karieszuwachs. Dagegen war der Karieszuwachs beträchtlich, wenn Süßwaren zwischen den Mahlzeiten konsumiert wurden. Das Kariesrisiko war insbesondere beim Verzehr klebriger, lange an den Zähnen haftender Süßigkeiten erhöht (Abb. 15).

Auch andere Untersucher kamen zu ähnlichen Ergebnissen. So konnten *Weiss* und *Trithart* (1960) aufzeigen, daß mit steigender Anzahl „süßer" Zwischenmahlzeiten die Anzahl Kinder mit naturgesunden Gebissen deutlich absinkt und gegenläufig der Kariesbefall immer höher wird (Tab. 5).

Tabelle 5 Häufigkeit naturgesunder Milchgebisse oder hoher Kariesbefallzahlen bei 5- und 6jährigen Kindern in Abhängigkeit von der Anzahl täglicher „süßer" Zwischenmahlzeiten (nach *Weiss* und *Trithart* 1960)

Häufigkeit täglicher „süßer" Zwischenmahlzeiten	Anzahl Kinder	naturgesunde Gebisse	9 oder mehr dmf-Zähne
0	129	41,9%	13,2%
1	235	23,4%	18,7%
2	211	16,1%	26,1%
3 oder mehr	208	7,7%	52,4%

Hopewood House

Hopewood House ist ein 1942 eröffnetes Kinderheim in Bowral, New South Wales, Australien. Kinder aus schwierigen sozialen Verhältnissen kamen kurz nach der Geburt in dieses Heim und blieben dort bis zum Jugendlichenalter. Bis zum Alter von 12 Jahren standen sie unter strenger Kontrolle. Eine Besonderheit dieser Einrichtung war die Verpflegung. Sie kann als vegetarisch eingestuft werden. Hauptnahrungsmittel waren Brot aus Vollkornmehl, Sojabohnen, Weizenkeime, Hafer, Reis, Kartoffeln, frische Früchte, Nüsse und rohes Gemüse. Zucker und raffinierte Kohlenhydrate (auch Weißbrot) fehlten völlig (*Gillham* und *Lennon* 1958). Die Kinder wurden regelmäßig zahnärztlich untersucht. Bis zum Alter von 12 Jahren war der Kariesbefall sehr niedrig. Er betrug nur etwa ein Zehntel von dem vergleichbarer Kinder. 46% der 12jährigen waren kariesfrei. Demgegenüber wiesen nur 1% gleichaltriger Kinder aus staatlichen Schulen ein naturgesundes Gebiß auf. Da die Mundhygiene der Heimkinder schlecht war, hatten drei Viertel von ihnen Zahnfleischentzündungen (*Sullivan* und *Harris* 1958, *Harris* 1963). Nach dem Alter von 12 Jahren waren die Kinder nicht weiter der strengen Heimkontrolle und den strengen Diätvorschriften unterworfen. Die Karies stieg schnell auf den gleichen hohen Stand an, wie er bei Kindern der staatlichen Schulen zu verzeichnen war (*Harris* 1963).

Kriegsernährung

Ein unfreiwilliges, durch Kriegseinflüsse bedingtes „Experiment" unterstützt die vielerorts gefundenen Zusammenhänge zwischen Ernährungsweise und Karies. Während des zweiten Weltkrieges ging in den besonders betroffenen Ländern die Karies in beträchtlichem Ausmaß zurück. Dies war eine Folge von Rationierung und Restriktion in der Nahrungsmittelversorgung. Der Anteil an Zucker und anderen raffinierten Kohlenhydraten war weitgehend eingeschränkt. Dagegen wurden in steigendem Maße natürlich belassene Lebensmittel verzehrt (*Sognnaes* 1948, *Toverud* 1949 u. 1957, *Roos* 1950, *Weaver* 1950, *Takeuchi* 1961).

So hatten beispielsweise 1946 drei- bis viermal so viele norwegische Kinder naturgesunde Gebisse wie 1941. Der DMFT-Index verringerte sich während dieser Zeitspanne je nach Untersuchungsort um etwa 35 bis 60%. Für den DMFS-Index lagen die Werte mit 60 bis 80% sogar noch höher (*Toverud* 1949). In Japan war die Ernährungslage in den Jahren 1943 bis 1950 besonders schlecht. Der Zuckerverbrauch erreichte mit 0,2 kg pro Kopf und Jahr 1946 seinen tiefsten Stand. Vor dem Krieg und in den Jahren nach 1946 lag er bei etwa 15 kg. Es konnte ein deutlicher Zusammenhang zwischen den Änderungen im Zuckerverbrauch und den Veränderungen im Kariesbefall nachgewiesen werden. Die Karies ging in gleichem Maße zurück wie aus anderen Ländern berichtet (*Takeuchi* 1961).

Nach dem Ende des Krieges und nach Normalisierung der Lebensmittelversorgung stieg die Karieshäufigkeit nach geringer Verzögerung schnell wieder an. Sie erreichte einen so hohen Stand wie nie zuvor (*Roos* 1950, *Toverud* 1957, *Takeuchi* 1961).

Besondere Ernährungsbedingungen

Die erbliche Fruktose-Intoleranz (HFI) ist eine relativ selten vorkommende Störung im Kohlenhydratstoffwechsel. Den betroffenen Patienten fehlt das Enzym Fruktose-1-Phosphat-Aldolase. Fruktose kann nicht verwertet werden. Daher kommt es nach dem Verzehr von Fruktose zu hypoglykämischen Symptomen wie Übelkeit, Erbrechen, Schweißausbruch, Zittern, Krämpfen etc. Die Patienten vermeiden alle Fruktose enthaltenden Lebensmittel, also auch Saccharose (Glukose + Fruktose). Stärke wird dagegen gut vertragen. Auffällig ist der gute Zahngesundheitszustand der von HFI Betroffenen (*Marthaler* und *Froesch* 1967, *Wegner* 1980). Nach Angaben von *Newbrun* und Mitarbeitern (1980) sind etwa die Hälfte aller Personen mit HFI kariesfrei. Der Kariesbefall beträgt in der Regel weniger als ein Zehntel von dem vergleichbarer Probanden.

Über die Kariesprävalenz bei Diabetikern finden sich im Schrifttum unterschiedliche Angaben. In einigen Arbeiten wird über besonders niedrigen Kariesbefall bei dieser Personengruppe berichtet (*Sterky* et al. 1971, *Bernick* et al. 1975, *Matsson* und *Koch* 1975), während andere Autoren keine Unterschiede zu vergleichbaren Kontrollpersonen fanden (*Wegner* 1971 u. 1975, *Faulconbridge* et al. 1981, *Sarnat* et al. 1985). Möglicherweise sind diese unterschiedlichen Angaben durch die nur geringen Probandenzahlen in den jeweiligen Studien bedingt. Gingivitiden scheinen insbesondere bei stoffwechselmäßig nicht gut eingestellten Patienten häufiger als bei gesunden Kontrollpersonen zu sein (*Bernick* et al. 1975, *Faulconbridge* et al. 1981, *Sarnat* et al. 1985).

Personen, welche beruflich bedingt häufig Zucker verzehren, sind besonders kariesgefährdet. Seit der ersten Arbeit von *Hesse* (1886) über die Zahnkaries bei Bäckern finden sich im Schrifttum immer wieder Veröffentlichungen, in denen gegenüber vergleichbaren Personen über signifikant höhere Kariesraten von Bäckern und Konditoren berichtet wird (*Kainz* und *Sonnabend* 1983). Gleichzeitig bei diesen Berufsgruppen beobachtete hohe Mundhygiene- und Parodontalindizes deuten aber auf ungenügende Zahnpflege als Ursache dieser Erkrankungen hin (*Götze* et al. 1986). Bei guter Mundhygiene und ausreichenden Schutzmaßnahmen am Arbeitsplatz entsprechen die Karies- und Gingivitisraten denen einer repräsentativen Standardbevölkerung (*Straube* et al. 1983, *Ott* 1984, *Schmalz* und *Gross* 1986). Auch bei Arbeitern in der Schokoladen- und Süßwarenindustrie wurden signifikant höhere Kariesbefallszahlen und mehr Gingivitiden gefunden als bei vergleichbaren Personengruppen aus anderen Fabriken (*Anaise* 1978, *Petersen* 1983).

Beispielhaft sei auch eine epidemiologische Studie von *Künzel* und Mitarbeitern (1973) an kubanischen Zuckerrohrarbeitern angeführt, welche bei ihrer Arbeit gewohnheitsmäßig Zuckerrohr kauen. Die Autoren konnten bei ihnen signifikant höheren Kariesbefall und schlechteren Parodontalzustand als bei gleichaltrigen Textilarbeitern nachweisen. Über ähnliche Befunde hatten bereits 1952 *Dreizen* und *Spies* berichtet.

Ein Krankheitsbild mit außerordentlich schwerwiegender Zerstörung des Milchgebisses ist die sog. "Zuckertee-Karies" (Nursing-bottle-Syndrom). Es ist dem früher beschriebenen Befund der „Honig-Schnuller-Karies" sehr ähnlich. Charakteristisches Merkmal der Erkrankung ist, daß primär und in der Folge am ausgeprägtesten die Oberkieferfront-

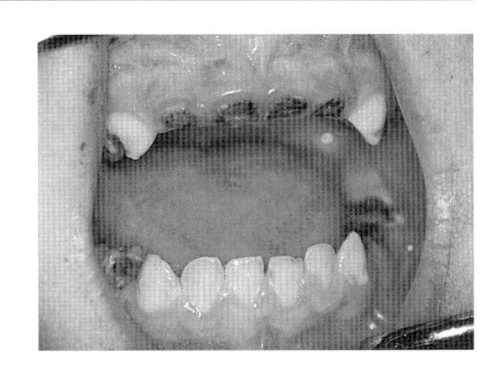

Abb. 16 „Zuckertee-Karies" (Nursing-bottle-Syndrom)

zähne betroffen sind (Abb. 16). Ursache der umfassenden Zerstörung dieser Zähne ist häufiges und langanhaltendes Trinken (Nuckeln) zuckerhaltiger Getränke aus Saugerflaschen. Häufig erhalten Kinder diese Flaschen zur Beruhigung oder als Einschlafhilfe. Dann ist der Kontakt von zuckerhaltigem Tee, Saft usw. zur plaquebedeckten Zahnoberfläche besonders intensiv und langanhaltend (*Wetzel* 1981, 1982 u. 1988). Insbesondere die Oberkieferfrontzähne werden von der Trinkflüssigkeit ständig umspült, während andere Zahngruppen zunächst durch Zunge und Speichelfluß relativ geschützt sind (*Ripa* 1978). Selten sind die unteren Frontzähne betroffen (*Ripa* 1978, *Wetzel* 1988, *Weinstein* et al. 1992). In Speichel und Plaque der Kinder mit diesem Krankheitsbild finden sich sehr hohe Zahlen an Streptococcus mutans und an Laktobazillen (*van Houte* et al. 1982, *Berkowitz* et al. 1984, *Wetzel* et al. 1993). Durch frühzeitige Aufklärung der Eltern sollte die „Zuckertee-Karies" eigentlich vermeidbar sein.

6.2.4 Plaque-pH-Messungen

Nach dem Verzehr mikrobiell abbaufähiger Kohlenhydrate kommt es in der Regel zu einem schnellen Abfall des pH-Wertes in der Plaque und damit an der Zahnoberfläche (*Dawes* und *Dibdin* 1986). Sinkt der Wert unter das allgemein als kritischer Bereich angesehene pH um 5,7, kann es zur Demineralisation des Schmelzes kommen. Da die intermediären Säuren einen wichtigen ätiologischen Faktor der Karies darstellen, können pH-Messungen in der Plaque vor, während und nach dem Verzehr von Lebensmitteln Hinweise auf das evtl. kariogene Potential dieser Nahrungsmittel geben. Allerdings wird direkt lediglich die Säurebildungsrate bestimmt und nicht die Kariogenität. Zwischen beiden besteht aber eine gewisse Korrelation, auch wenn im Einzelfall weitere schützende oder fördernde Faktoren eine Rolle spielen können.

Erste Plaque-pH-Messungen wurden in den 40er Jahren von *Stephan* durchgeführt (*Stephan* 1940 u. 1944). Probanden, welche 3 bis 4 Tage keine Zähne geputzt und daher Plaque angesammelt hatten, mußten 2 Minuten lang mit einer 10%igen Glukoselösung spülen. Mittels einer Antimon-Elektrode wurden die pH-Werte direkt an der labialen Oberfläche der Frontzähne gemessen. Stets fand sich ein starker Abfall der pH-Werte („Stephan-Kurve"). Ausmaß und Dauer dieses pH-Abfalls waren individuell unterschiedlich (Abb. 17). Seither ist eine Vielzahl ähnlicher Untersuchungen mit verschiedenen Elektroden durchgeführt worden (*Kleinberg* et al. 1982).

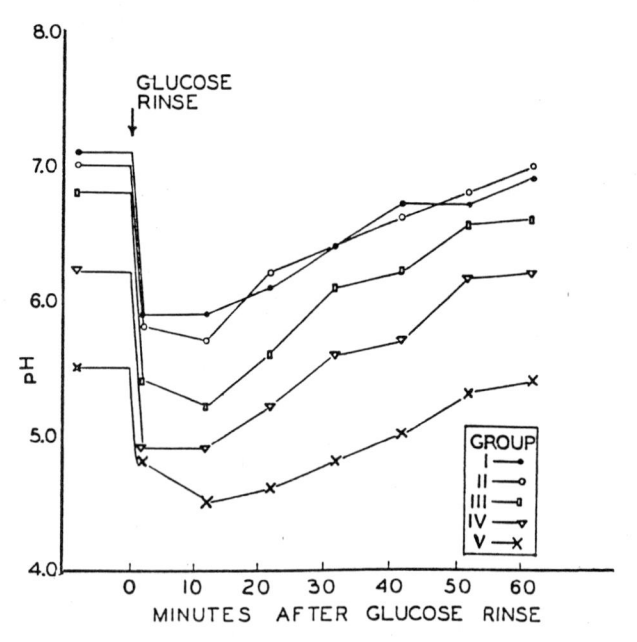

Abb. 17 Stephan-Kurven (*Stephan* 1944) (mit freundlicher Genehmigung des Herausgebers von J Dent Res)

Eine andere wichtige Methodik zur Plaque-Messung ist die pH-Telemetrie. Bei dieser Technik ist eine Miniatur-pH-Glaselektrode so in eine Teilprothese eingebaut, daß die Spitze der Elektrode in einen Approximalraum gerichtet ist. Nach dem Einsetzen der Prothese dürfen die Probanden mehrere Tage keine Mundhygiene betreiben. Die Prothese darf während dieser Zeit auch nicht aus dem Mund entfernt werden. Dadurch ist ein ungestörtes Plaquewachstum auf der Elektrodenspitze gewährleistet. Nach dem Einbringen entsprechender Substrate in die Mundhöhle kann ein kontinuierlicher pH-Verlauf aufgezeichnet werden (*Imfeld* 1977, *Imfeld* und *Mühlemann* 1977, *Firestone* et al. 1987).

Bei einem dritten Verfahren werden vor der Einnahme und in Intervallen nach dem Verzehr der Testkost kleine Plaqueproben von Referenzzähnen abgenommen. Die pH-Messung erfolgt mit einer speziellen Elektrode außerhalb der Mundhöhle (*Edgar* et al. 1975, *Rugg-Gunn* et al. 1975 u. 1978).

Jede der genannten Methoden hat Vor- und Nachteile. Die mit den verschiedenen Verfahren gemessenen absoluten Werte sind nicht direkt miteinander vergleichbar. Jedoch entsprechen sich die Säurebildungsraten aus gleichen Substraten (*Harper* et al. 1985, *Edgar* und *Geddes* 1986).

6.2.5 Kariogenität von Lebensmitteln

Die Kariogenität von Lebensmitteln hängt von mehreren Voraussetzungen ab: von Art und Menge der darin enthaltenen mikrobiell abbaubaren Kohlenhydrate, von Konsistenz und Gesamtzusammensetzung der Nahrungsmittel, von Form und Häufigkeit des Verzehrs. Außerdem spielen natürlich auch die Bedingungen im Biotop Mundhöhle eine Rolle (*Mundorff-Shrestha* et al. 1994).

Auf einem Symposium, welches im November 1985 in San Antonio, Texas, stattfand, wurden mehrere Modelle zur Einschätzung der Kariogenität eines Lebensmittels diskutiert (*Hefferren* 1986). Dabei wurde angeführt, daß im Grunde nur Untersuchungen am Menschen absolut verläßliche Aussagen hierzu ergeben könnten. Solche Studien sind jedoch aus ethischen Gründen nicht durchführbar. Zwei Modelle, der Tierversuch und Plaque-pH-Messungen, können aber zumindest Hinweise zur Einschätzung der Kariogenität von Lebensmitteln abgeben. Die Aussa-

Tabelle 6 Zuckergehalt verschiedener Lebensmittel (pro 100 g) (*Souci* et. al 1986, *Schraitle* und *Siebert* 1987)

Bisquits	50 g	Orangensaft	7-11 g
Butterkeks	20-26 g	Traubensaft	17 g
Schokolade	46-62 g		
Bonbons	90 g	Bananen	18 g
Marzipan	49 g	Äpfel	10-16 g
Eiscreme	21 g	Birnen	8-9 g
Kaugummi	30 g	Süßkirschen	9-15 g
Honig	62-85 g	Erdbeeren	3-7 g
Marmelade	38-76 g		
		Obstkonserven	8-26 g
Cola-Getränke	11 g	Trockenfrüchte	40-75 g
Apfelsaft	8-13 g		

gen aus verschiedenen Modellversuchen sollten sich ergänzen. Außerdem müssen derartige Studien nach festen Vorgaben durchgeführt werden (*DePaola* 1986).

Unbestritten ist, daß das kariogene Potential eines Nahrungsmittels durch den Gehalt an mikrobiell abbaubaren Kohlenhydraten bedingt wird (Tab. 6). Dabei kommt der Saccharose besonderes Gewicht zu. Sie ist das einzige Substrat, welches nicht nur zu Säuren abgebaut wird, sondern aus welchem z. B. Streptococcus mutans auch größere Mengen extrazellulärer Polysaccharide aufbauen kann. Diese Polysaccharide können auf der einen Seite wieder zu Säuren verstoffwechselt werden, auf der anderen Seite fördern sie das Plaquewachstum (Kapitel 4). Daher hat *Newbrun* schon 1967 die Saccharose als „the arch criminal" der Karies bezeichnet. In einer neueren Arbeit wird diese Aussage bestätigt. Mit Hilfe der Regressionsanalyse wurde der Einfluß kariesrelevanter Faktoren auf die Kariesinzidenz untersucht. Die höchste Korrelation wurde für den Verzehr von Süßigkeiten und anderen saccharosehaltigen Produkten gefunden (*Sundin* und *Granath* 1992). Grundsätzlich können aber alle üblichen Zucker in der Plaque zu intermediären Säuren abgebaut werden (*Imfeld* 1977). Auch verarbeitete und erhitzte Stärke (Weizen) wird in der menschlichen Mundhöhle umgesetzt, wenn auch in geringerem Maße als niedermolekulare Kohlenhydrate (*Mörmann* und *Mühlemann* 1981, *König* 1985, *Kashket* et al. 1994, *Lingström* et al. 1994). Je intensiver Stärke verarbeitet wurde, desto besser kann sie mikrobiell abgebaut werden (*Lingström* et al. 1989 u. 1993). Bei einer weltweit durchgeführten epidemiologischen Studie fanden sich ebenfalls Hinweise darauf, daß der Verzehr von Weizenstärke zur Karies beitragen kann (*Sreebny* 1983).

Ein wichtiger kariogenitätsrelevanter Faktor ist die orale Clearance-Zeit. Generell ist dies die Zeitspanne zwischen Verzehr und Verschwinden des letzten Restes einer Speise aus der Mundhöhle. Bezüglich der Karies kommt der oralen Zucker-Clearance große Bedeutung zu. So fanden beispielsweise *Adorjan* und *Stack* (1976) bei Jungen mit hohem Kariesbefall gegenüber Kontrollkindern signifikant längere orale Zucker-Clearance-Zeiten.

Die Clearance einer Speise oder eines Snacks wird von mehreren Faktoren beeinflußt. Zum einen von morphologischen Gegebenheiten. An Retentionsstellen des Gebisses können verzehrte Produkte lange Zeit haften bleiben. Zum anderen spielen Spül- und Verdünnungseffekte des Speichels eine bedeutende Rolle. Eine hohe Speichelfließrate sorgt für schnelle Eliminierung von Speiseresten aus der Mundhöhle. Schließlich ist die Clearance einer Speise in besonderem Maße von ihrer Klebrigkeit abhängig. Gerade Süßwaren zeichnen sich häufig durch ausgeprägte Klebrigkeit aus. Die Folge ist eine verlängerte Clearance-Zeit (*Swenander-Lanke* 1957).

Immer wieder wurde daran gedacht, durch Zugabe von z. B. Phosphatverbindungen die Kariogenität von Lebensmitteln zu verringern. Am Beispiel von Kalziumsaccharosephosphat soll dies aufgezeigt werden.

Kalziumsaccharosephosphat ist keine einheitliche Substanz, sondern setzt sich aus mehreren Saccharosephosphaten und Trikalziumphosphat zusammen (*Schiweck* 1971, *Craig* 1975). In Australien wurden mit diesem Zusatzstoff erfolgversprechende Untersuchungen durchgeführt. Kinder, welche Kalziumsaccharosephosphat als Zusatz zu Nahrungsmitteln mit raffinierten Kohlenhydraten erhielten, hatten einen gegenüber Kontrollkindern um 25% verringerten Karieszuwachs (*Harris* et al. 1968 u. 1969). Jedoch konnten in Europa diese Versuchsergebnisse weder in Tierversuchen (*Karle* und *Büttner* 1971) noch bei pH-Messungen in interdentaler Plaque bestätigt werden (*Hassel* 1971). Da außerdem die Zusammensetzung des Substanzgemisches in Abhängigkeit vom Hersteller beträchtlich schwanken kann, sind vergleichende Untersuchungen kaum durchzuführen (*Trautner* 1971). Aus den genannten Gründen konnte sich Kalziumsaccharosephosphat bisher nicht durchsetzen.

6.3 Zuckerersatzstoffe und Zuckeraustauschstoffe

Da „süß" nun einmal eine bevorzugte Geschmacksqualität für den Menschen ist, lag es nahe, nach Substanzen zu suchen, welche gut verträglich sind und süß schmecken, die jedoch von den Mikroorganismen der menschlichen Mundhöhle nicht wie übliche Zucker (Mono- und Disaccharide) zu sauren intermediären Stoffwechselprodukten abgebaut werden. Zwei Stoffgruppen sind hier anzuführen: Zuckerersatzstoffe und Zuckeraustauschstoffe.

Zuckerersatzstoffe (Süßstoffe) sind Substanzen ohne Energiewert. Sie werden synthetisch hergestellt. Die bekanntesten und am meisten verwendeten sind Saccharin und Cyclamat. Ihre Süßkraft ist weitaus höher als die von Saccharose. Von den Plaquebakterien können sie nicht abgebaut werden. Zahlreiche Nachteile schränken jedoch ihre generelle Verwendungsmöglichkeit erheblich ein. So verursachen sie im Mund einen bitteren, metallischen Nachgeschmack. Außerdem fehlt ihnen das nötige Volumen, der „Körper", um sie technologisch generell anstelle von Zucker einsetzen zu können. Schließlich wird auch immer wieder das krebsfördernde Risiko höherer und häufiger aufgenommener Mengen diskutiert. So hat beispielsweise der gemeinsame Experten-Ausschuß für Lebensmittelzusatzstoffe der Weltgesundheits- und der Welternährungsorganisation (*JECFA*) 1993 den ADI-Wert für Saccharin auf 5 mg/kg Körpergewicht festgelegt. Der ADI-Wert ist die lebenslang unbedenkliche Tagesdosis. Für Cyclamat beträgt dieser Wert 11 mg/kg Körpergewicht (*Goll* 1993, *WHO* 1993).

Ein neuerer Zuckerersatzstoff ist Aspartam®. Es ist eine natürliche Substanz, welche aus zwei Aminosäuren (Phenylalanin und Asparagin) besteht. Die Süßkraft ist ca. 150mal höher als diejenige von Saccharose. Der Kaloriengehalt ist sehr gering. Die Verwendungsmöglichkeit ist eingeschränkt, da die Verbindung nicht wärmebeständig ist.

Im Gegensatz zu den Zuckerersatzstoffen sind Zuckeraustauschstoffe kalorienhaltig. Für die Kariesprophylaxe kommt ihnen zunehmende Bedeutung zu. Zahlreiche Substanzen und Verbindungen wurden und werden auf ihre Eignung geprüft, so z. B. L-Sorbose, Lycasin®, Palatinit®, Sorbit, Mannit, Xylit sowie in neuerer Zeit Leukrose und Erythritol (*Gülzow* und *Polihronu* 1990). In Deutschland erhältliche Produkte mit Zuckeraustauschstoffen enthalten im wesentlichen Sorbit, Mannit oder Xylit (Abb. 18).

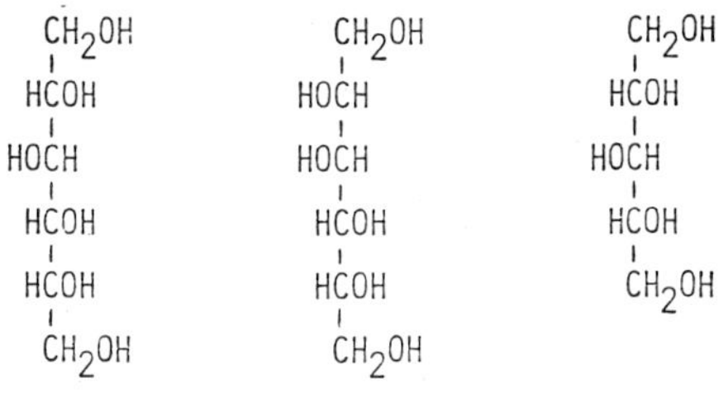

```
CH₂OH           CH₂OH           CH₂OH
 |               |               |
HCOH            HOCH            HCOH
 |               |               |
HOCH            HOCH            HOCH
 |               |               |
HCOH            HCOH            HCOH
 |               |               |
HCOH            HCOH            CH₂OH
 |               |
CH₂OH           CH₂OH


SORBIT          MANNIT          XYLIT
```

Abb. 18 Zuckeraustauschstoffe

L-Sorbose

L-Sorbose ist als Ketohexose ein echter Zucker. Die industrielle Herstellung erfolgt durch mikrobielle Fermentation von D-Sorbit. L-Sorbose kristallisiert in hoher Reinheit. Sie ist nicht hygroskopisch und ist lebensmitteltechnologisch gut zu verarbeiten. Die Süßkraft bezogen auf Saccharose (= 1) beträgt 0,9 (*Schiweck* 1977, *Zimmermann* 1979).

Im konventionellen Tierexperiment war die Kariogenität von L-Sorbose signifikant geringer als diejenige von Saccharose (*Lohmann* et al. 1981). Speichel und Plaqueuntersuchungen am Menschen ergaben ebenfalls in kariespräventiver Hinsicht günstige Resultate. L-Sorbose wird von der Mikroflora von Plaque und Speichel, wenn überhaupt, nur in Spuren verwertet (*Lutz* und *Gülzow* 1979). Mit Hilfe der pH-Telemetrie konnte nachgewiesen werden, daß nach Spülung mit L-Sorbose-Lösung der pH-Wert in der interdentalen Plaque nie den kritischen Bereich um pH 5,7 erreichte (*Mühlemann* und *Schneider* 1975, *Imfeld* und *Mühlemann* 1977). Die zusätzliche Gabe von L-Sorbose zur üblichen Nahrung hemmte Wachstum und glykolytische Aktivität der Plaque (*Mühlemann* et al. 1977). Wegen allgemeiner gesundheitlicher Bedenken konnte sich L-Sorbose nicht in größerem Maße als Zuckeraustauschstoff durchsetzen (*Gehring* 1981).

Lycasin

Lycasin ist der Handelsname eines Stärkehydrolysates. Es besteht aus einer Mischung von Sorbit (6 bis 8%), Maltit (50 bis 55%) sowie hydrierten Trisacchariden (20 bis 30%) und hydrierten Polysacchariden

(10 bis 20%). Technologische Verarbeitungsprobleme bestehen nicht (*Zimmermann* 1979). Die Süßkraft (0,7) ist geringer als die von Saccharose. Deshalb wird Lycasin-Produkten häufig Saccharin zugesetzt (*Frostell* et al. 1979).

In-vitro-Untersuchungen mit isolierten Bakterienstämmen haben gezeigt, daß Lycasin von etwa einem Drittel der Streptococcus-mutans-Stämme zu Säure verstoffwechselt werden kann (*Edwardsson* et al. 1977). Obwohl die höher hydrierten Zucker im Lycasin durch die α-Amylase des Speichels zu Zuckern niederen Molekulargewichtes abgebaut werden können, ist die mikrobielle Säureproduktion aus diesem Zuckeraustauschstoff relativ gering (*Frostell* 1973, *Birkhed* et al. 1979). Eine gegenüber Saccharose verminderte Kariogenität des Lycasin bestätigten Tierversuche an Hamstern und Ratten (*Frostell* et al 1967, *Larje* und *Larson* 1970, *Karle* und *Büttner* 1971, *Havenaar* et al. 1984). Bei einer umfangreichen klinischen Studie mit 3- bis 6jährigen Kindern war der Karieszuwachs nach dem Verzehr von Lycasin-Süßigkeiten gegenüber der Kontrollgruppe um 25% verringert (*Frostell* et al. 1974).

Palatinit

Palatinit ist eine Mischung aus gleichen Teilen der Disaccharidalkohole α-D-Glucopyranosyl-1,6-Sorbit und α-D-Glucopyranosyl-1,6-Mannit. Es wird industriell aus Saccharose hergestellt (*Birkhed* et al. 1985). Das Produkt verursacht im Stoffwechsel des Menschen keinen Blutzuckeranstieg. Es wird nicht voll energetisch genutzt. Unverträglichkeitssymptome werden kaum beobachtet (*Gehring* 1979).

Palatinit wird von der Plaquemikroflora in geringerem Umfang verstoffwechselt als beispielsweise Saccharose. Der Umsatz entspricht etwa demjenigen aus Sorbit (*Gülzow* 1982). Im programmierten Fütterungsversuch erwies sich Palatinit bei Ratten signifikant geringer kariogen als Saccharose. Streptococcus-mutans-Referenzstämme waren nicht in der Lage, aus Palatinit extrazelluläre Polysaccharide oder nennenswerte Säuremengen zu bilden (*Karle* und *Gehring* 1978, *Gehring* 1979).

Sorbit

Sorbit ist heute der meistverwendete Zuckeraustauschstoff. Es ist ein Zuckeralkohol der Hexitgruppe (Abb. 18). Sorbit kommt natürlicherweise im menschlichen und tierischen Organismus sowie in zahlreichen Beeren und Früchten vor. Die Süßkraft ist nur etwa halb so hoch wie die von Saccharose. Sorbit wird industriell relativ preiswert durch Hydrierung von Glukose gewonnen (*Gülzow* 1968).

Seit mehr als 50 Jahren wird Sorbit als Diätetikum beim Diabetiker eingesetzt. Daher bestehen ausführliche Kenntnisse über den Stoffwechsel dieses Zuckeralkohols beim Menschen. Tagesmengen bis etwa 50 g werden in Einzeldosen von 10 bis 15 g auch bei langzeitigem Verzehr gut vertragen. Werden größere Mengen verzehrt, kann Diarrhöe auftreten (*Förster* 1977 u. 1978).

Sorbit kann von einer Reihe von Mikroorganismen der menschlichen Mundhöhle, darunter auch kariogenen Streptokokken, verwertet werden (*Gehring* 1968, *Guggenheim* 1968, *Gehring* und *Patz* 1974, *Edwardsson* et al. 1977). Auch Stämme, welche diesen Zuckeraustauschstoff primär nicht abbauen, können die Fähigkeit dazu erwerben (*Westergren* et al. 1981). Als Stoffwechselendprodukt entsteht allerdings weniger Milchsäure, sondern vor allem Ameisensäure, Essigsäure und neutrales Äthanol. Daraus resultiert ein insgesamt nur relativ geringes Säurepotential (*Dallmeier* et al. 1970, *Stegmeier* et al. 1971). Zudem sind die Mundbakterien offensichtlich nicht in der Lage, aus Sorbit extrazelluläre Polysaccharide zu bilden (*Gehring* 1968). Schließlich werden auch die spezifischen Enzyme des Sorbitabbauweges schon durch geringe Glukosemengen gehemmt (*Birkhed* et al. 1985).

Auch die menschliche Speichel- und Plaquemikroflora setzt Sorbit nur langsam und unter nur geringer Säurebildung um (*Gülzow* 1971) (Abb. 19). Allerdings hat sich gezeigt, daß die Bakterien an dieses Substrat adaptieren können (*Frostell* 1965, *Mäkinen* und *Scheinin* 1972, *Birkhed* et al. 1979 u. 1984, *Waaler* et al. 1993). So wird z. B. Sorbit von der Mundhöhlenflora des Diabetikers, der diesen Stoff regelmäßig verzehrt, besser verwertet, als es bei gesunden Kontrollpersonen der Fall ist. Der Sorbitabbau beginnt frühzeitiger, er verläuft schneller, und es wird eine größere Menge umgesetzt (*Gülzow* et al. 1990). Aus In-vitro- und In-vivo-pH-Messungen in den unterschiedlichsten Versuchsanordnungen ging jedoch eindeutig hervor, daß aus Sorbit wesentlich weniger saure Intermediärprodukte gebildet wurden als aus Saccharose (*Frostell* 1973, *Imfeld* und *Mühlemann* 1977, *Rølla* et al. 1981, *Maki* et al. 1983, *Birkhed* et al. 1984). Untersuchungen zum Einfluß von Sorbit auf die Plaquebildung haben ergeben, daß der Zuckeralkohol sie weder fördert noch verhindert (*Rateitschak-Plüss* und *Guggenheim* 1982, *Rekola* 1982, *Birkhed* et al. 1983).

84 Ernährung

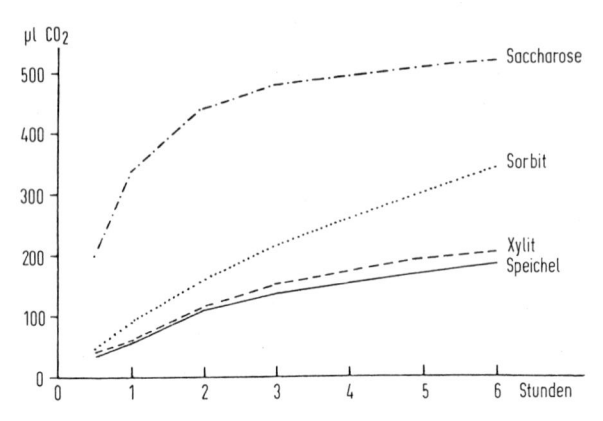

Abb. 19 Umsatz von Zuckeraustauschstoffen durch orale Mikroorganismen (*Gülzow* 1971)

Zur Überprüfung der Kariogenität von Sorbit wurden eine ganze Reihe von Tierstudien, zumeist an der Ratte, durchgeführt. Die Ergebnisse sind nicht einheitlich; jedoch zeigten in der Regel mit Sorbit gefütterte Tiere weniger Karies als mit Saccharose gefütterte Kontrolltiere. Dabei konnte mit Sorbit vorwiegend Fissurenkaries erzeugt werden (*Larje* und *Larson* 1970, *Karle* und *Büttner* 1971, *Karle* und *Gehring* 1975, *Hefti* 1980, *Havenaar* et al. 1984). Wenn auch die Ergebnisse von Tierversuchen nur mit Vorbehalt auf den Menschen übertragen werden dürfen, so kann aus diesen Beobachtungen doch der generelle Schluß gezogen werden, daß Sorbit weniger kariogen ist als Saccharose.

Auch in klinischen Untersuchungen wurde die gegenüber Saccharose geringere Kariogenität von Sorbit aufgezeigt. Während einer zweijährigen Studie kauten 161 anfangs 8- bis 12jährige dänische Schulkinder täglich nach dem Frühstück, nach dem Mittagessen und nach dem Abendessen je einen sorbithaltigen Kaugummi. 151 gleichaltrige Schüler dienten als Kontrolle. Nach zwei Jahren war der Karieszuwachs in der Versuchsgruppe um 10% niedriger als in der Kontrollgruppe. Obwohl die Differenz statistisch signifikant war, mochten die Autoren diesen Unterschied im Karieszuwachs zwischen den beiden Gruppen nicht auf das Sorbit allein zurückführen (*Möller* und *Poulsen* 1973). Deutlicher fielen die Ergebnisse einer weiteren, in Ungarn durchgeführten Studie aus. Anfänglich 3- bis 12jährige Kinder erhielten täglich entweder Süßigkeiten mit 8 g Sorbit oder mit der gleichen Menge Saccharose. Nach 3 Jahren hatten die Kinder der Sorbitgruppe einen um ca. 40% geringeren Karieszuwachs als die Probanden der Saccharosegruppe (*Bánóczy* et al. 1980).

Mannit

Mannit ist wie Sorbit ein Zuckeralkohol mit 6 C-Atomen (Abb. 18). Die Gewinnung erfolgt durch Hydrierung von Fruktose. In kariologischer Hinsicht besteht zwischen Mannit und Sorbit kein wesentlicher Unterschied. Da Mannit aber noch stärker laxierend wirkt, werden täglich nur etwa 10 g toleriert (*Gehring* 1981). Dies schränkt seine Anwendung erheblich ein.

In verschiedenen Versuchsanordnungen konnte keine Säurebildung aus Mannit durch die Plaquemikroflora gefunden werden (*Ahldén* und *Frostell* 1975, *Birkhed* 1978). Bei pH-Messungen in der interdentalen Plaque nach Spülung mit Mannitlösung ergab sich nur ein geringer pH-Abfall, der den kritischen Bereich nicht erreichte (*Imfeld* 1977). Auch im Tierversuch zeigte sich, daß Mannit keine höhere Kariogenität aufwies als z. B. Stärke (*Shaw* 1976).

Xylit

Xylit ist ein Pentosealkohol, also eine Verbindung mit 5 C-Atomen (Abb. 18). Natürlicherweise kommt diese Substanz in zahlreichen Früchten und Gemüsen vor. Auch im Kohlenhydratstoffwechsel des Menschen tritt Xylit regelmäßig als Intermediärprodukt auf. Technologisch wird Xylit aus Xylan hergestellt, das besonders reichlich in Birken enthalten ist. Die Süßkraft entspricht derjenigen von Saccharose. Da Xylit osmotische Diarrhöe verursacht, sollten über den Tag verteilt nicht mehr als insgesamt 50 bis 70 g verzehrt werden. Allerdings können nach Adaptation bis zu 200 g dieses Zuckeraustauschstoffes pro Tag vertragen werden (*Counsell* 1978, *Mäkinen* 1978).

In zahlreichen Studien wurde aufgezeigt, daß die überwiegende Mehrzahl der oralen Mikroorganismen nicht in der Lage ist, Xylit zu sauren Intermediärprodukten abzubauen. Jedoch fanden sich sowohl in der Mundhöhle von Ratten und Hamstern als auch beim Menschen einige wenige Stämme, darunter spezielle Laktobazillen und Streptokokken, die dieses Substrat verwerten können (*Gehring* 1974, *Edwardsson* et al.

1977, *Gehring* 1978, *Platt* und *Werrin* 1979). Die Abbauleistung erfolgte jedoch nur sehr langsam und unter außergewöhnlich geringer Säurebildung (*Gehring* und *Gülzow* 1977). Von *Hayes* und *Roberts* (1978) wurde vermutet, daß für Xylit ein Abbauweg bestehen könnte, bei dem als Endprodukt CO_2 entsteht, ohne daß intermediäre Säuren anfallen.

Mikrobiologische Untersuchungen haben weiterhin ergeben, daß der Zusatz von Xylit zum Nährmedium das Wachstum einer Reihe oraler Mikroorganismen wesentlich verlangsamte oder sogar hemmte. Außerdem wurde der Kohlenhydratabbau beeinflußt (*Knuuttila* und *Mäkinen* 1975, *Rølla* et al. 1981, *Vadeboncoeur* et al. 1983). Auch im Langzeitversuch konnten keine Anzeichen für mikrobielle Adaptationsleistungen an Xylit gefunden werden. Die Mikroorganismen erschließen sich beim Fehlen abbaubarer Kohlenhydrate eher andere Energiequellen, wie etwa Aminosäuren und Peptide, bevor sie Xylit verwerten (*Knuuttila* und *Mäkinen* 1975, *Knuuttila* et al. 1977, *Gehring* 1978, *Mäkinen* und *Virtanen* 1978).

Zahlreiche tierexperimentelle Studien haben einen extrem niedrigen Kariesbefall bei xylithaltigem Futter ergeben (*Karle* und *Gehring* 1981, *Karle* 1977, *Gehring* und *Karle* 1978, *Moll* und *Büttner* 1978). Auch Mischdiäten mit Saccharose und Xylit ergaben gegenüber vergleichbaren Gesamtkonzentrationen von Saccharose ohne Zusatz des Zuckeraustauschstoffes signifikant weniger Karies (*Gehring* und *Karle* 1981). *Leach* und *Green* (1980) berichteten sogar über einen gewissen Remineralisationseffekt auf initiale Läsionen. Die Autoren erklären dies damit, daß es nach Verzehr von Xylit zu verstärktem Speichelfluß und zum Anstieg von pH und Kalziumkonzentration im Speichel kommt.

Bei Untersuchungen am Menschen konnten die im Tierversuch und in mikrobiologischen Studien gefundenen, in kariespräventiver Hinsicht günstigen Ergebnisse bestätigt und erhärtet werden. So fand man z. B. im Gegensatz zu herkömmlichen Zuckern nach Spülung mit 10%iger Xylitlösung in der interdentalen Plaque keine nennenswerte Säureproduktion (*Hassel* 1971, *Imfeld* und *Mühlemann* 1977). Vergleichende Stoffwechseluntersuchungen mit Saccharose und Xylit haben gezeigt, daß die Mischflora von Speichel oder Plaque diesen Zuckeraustauschstoff nur in zu vernachlässigenden Spuren abbaut (Abb. 19) (*Gülzow* 1974, 1976 u. 1977, *Gülzow* und *Stegmeier* 1978, *Strübig* 1986). Regelmäßiger Konsum xylithaltiger Kaugummis verringerte die Streptococcus-mutans-Zahlen in Speichel und Plaque (*Wennerholm* et al. 1994). Gleichzeitig kam es zur Verringerung der Plaque (*Birkhed* 1994).

Die wohl bedeutendsten klinischen Untersuchungen zur Eignung von Xylit als Zuckeraustauschstoff im Sinne der Kariesprophylaxe sind die „Turku sugar studies" (*Scheinin* und *Mäkinen* 1975 u. 1977). In einem Langzeitversuch wurde über 2 Jahre der Einfluß einer xylithaltigen Kost auf den Menschen untersucht. Bei einer Gruppe freiwilliger erwachsener Probanden war mit großem Aufwand jeglicher in der Nahrung enthaltener Zucker vollständig durch Xylit ersetzt worden. Die Kontrollgruppe erhielt herkömmliche, zuckerhaltige Nahrungsmittel. Nach 2 Jahren betrug der durchschnittliche DMFS-Zuwachs in der Kontrollgruppe 7,2. Die Probanden der Xylitgruppe hatten während dieses Zeitraums überhaupt keinen Karieszuwachs entwickelt.

Im Rahmen der „Turku sugar studies" wurden eine ganze Reihe weiterer Detailfragen bearbeitet. So fanden z. B. *Gehring* und Mitarbeiter (1975) sowie *Gehring* (1977), daß Streptococcus mutans in der Saccharosegruppe weitaus häufiger und zahlenmäßig umfangreicher auftrat als in der Xylitgruppe. Auch am Ende der Studie, nach zwei Jahren, war die Plaqueflora nahezu aller Probanden nicht in der Lage, Xylit unter Säurebildung abzubauen. Es war also zu keinerlei Anpassungsvorgängen der Mikroflora gekommen.

Während der gesamten Dauer der Studie wiesen die Probanden der Xylitgruppe etwa um die Hälfte weniger Plaque auf als die Saccharose-Kontrollgruppe. Außerdem fanden sich auch Einwirkungen auf einige Fermentsysteme in Plaque und Speichel, wie etwa eine Verminderung saccharosespaltender Enzyme. Hieraus wurde auf einen gewissen kariostatischen Effekt des Xylit geschlossen (*Mäkinen* und *Scheinin* 1975, *Mäkinen* und Mitarbeiter 1976).

In einer weiteren Studie beschränkte man sich auf den partiellen Ersatz von Zucker zwischen den Mahlzeiten: Eine Probandengruppe erhielt ein Jahr lang täglich 4 bis 5 xylithaltige Kaugummis, eine Kontrollgruppe die gleiche Menge saccharosehaltiger Kaugummis. Nach einem Jahr betrug der Karieszuwachs der Kontrollgruppe 3,8 Zahnflächen, derjenige der Xylitgruppe nur 0,3 Zahnflächen (*Scheinin* et al. 1975). Andere Untersuchungen belegen eindeutig, daß durch Verwendung xylithaltiger Kaugummis die Plaquebildung reduziert wird (*Mouton* et al. 1975).

Mit neueren Arbeiten wurden die Ergebnisse der „Turku sugar studies" im wesentlichen bestätigt. Auch bei nur teilweisem Austausch von Saccharose gegen Xylit (z. B. in Form von Kaugummis) fanden sich verringerte Plaquebildung, geringere Streptococcus-mutans-Zahlen sowie ein niedrigerer Karieszuwachs (*Kandelman* et al. 1988, *Söderling* et al. 1989, *Kandelman* und *Gagnon* 1990).

So wurde z. B. in Ungarn eine von der WHO unterstützte Feldstudie an 689 anfangs 6- bis 11jährigen Heimkindern durchgeführt. Bei einem Teil der Kinder wurde Saccharose in der Nahrung partiell duch Xylit ersetzt. Sie erhielten pro Tag 14 bis 20 g Xylit in Süßigkeiten. Nach 3 Jahren war der mit dem DMFS-Index bestimmte Karieszuwachs bei diesen Probanden im Vergleich zur Kontrollgruppe um 45% geringer (*Scheinin* et al. 1985). Eine zweite, ebenfalls von der WHO unterstützte Studie wurde in Polynesien durchgeführt. Die Versuchsgruppe erhielt bis zu 20 g Xylit pro Tag in Kaugummis und verschiedenartigen Süßwaren. Nach 32 Monaten hatten die Kinder der Kontrollgruppe einen Karieszuwachs von 7,1 DMFS. Die 273 Kinder der Xylitgruppe wiesen demgegenüber nur einen Karieszuwachs von 4,5 DMFS auf. Neben der üblichen Mundhygiene und der Fluoridprophylaxe wird daher der partielle Austausch von Saccharose gegen Xylit als kariespräventiv wirksame Maßnahme angesehen (*Kandelman* et al. 1988).

Nach den vorliegenden wissenschaftlichen Kenntnissen kann der Pentosealkohol Xylit von allen bisher untersuchten möglichen Zuckeraustauschstoffen als der in kariespräventiver Hinsicht günstigste gelten. Einziger Nachteil ist sein relativ hoher Preis (etwa 10mal so hoch wie der von Saccharose).

6.4 Schlußfolgerungen

Berücksichtigt man wichtige Ergebnisse aus den vielfältigen Ernährungsstudien, so können daraus eine Reihe von Schlußfolgerungen abgeleitet werden:

Systemische Einflüsse der Nahrung während der Zahnentwicklung spielen für die spätere Entstehung von Karies keine besondere Rolle. Allenfalls dem Spurenelement Fluorid kommt ein karieshemmender Effekt zu. Wesentliche Ursache der Zahnkaries sind lokale, exogene Einflüsse der Nahrung, bzw. Einflüsse von Interaktionen zwischen oralen Mikroorganismen und bestimmten Nahrungsbestandteilen.

Insbesondere Zucker werden von oralen Mikroorganismen zu sauren, den Zahn schädigenden Intermediärprodukten umgesetzt. Saccharose scheint das höchste kariogene Potential zuzukommen. Aber auch andere Di- und Monosaccharide sind kaum weniger kariogen. Selbst Stärke in raffinierter und durch Kochen aufgeschlossener Form kann Karies verursachen. Dagegen können eine Reihe von Zuckeraustauschstoffen als wenig oder nicht kariogen gelten.

Natürliche Zucker in den meisten frischen Früchten (Ausnahme: Bananen) oder in Milch sind nur in geringem Maße kariogen. Trockenfrüchte und insbesondere Honig sind in gleichem Maße kariogen wie reine Zucker (*Gülzow* und *Strübig* 1987, *Strübig* und *Gülzow* 1989, *Gülzow* und *Claussen* 1993).

Das Kariesrisiko ist nicht so sehr von der Gesamtmenge an verzehrtem Zucker als vielmehr von der Häufigkeit des Verzehrs und der Klebrigkeit der Produkte abhängig. Da aber Menge und Häufigkeit in der Regel korreliert sind, sollten generell beide verringert werden.

Nahrungszusätze, welche einer Kariesgefährdung entgegenwirken sollen, wie z. B. Phosphate (Kalziumsaccharosephosphat) haben die in sie gesetzten Erwartungen bisher nicht erfüllt. In neuerer Zeit wird auch die antikariogene Wirksamkeit einiger Käsesorten diskutiert. Schließlich kann Fett für die Zahnoberfläche einen vorübergehenden Schutz abgeben. Wird Zucker zusammen mit Fett verzehrt, kommt es zu geringerer pH-Absenkung als nach Verzehr einer Zuckerlösung (*Frostell* 1969).

Folgende Verhaltensregeln sind daraus abzuleiten:

Zuckerhaltige und klebrige Lebensmittel sollten möglichst selten und nur zu den Hauptmahlzeiten gegessen werden.

Auf zuckerhaltige Zwischenmahlzeiten (auch Getränke) sollte in der Regel verzichtet werden. Allenfalls sollten Produkte mit Zuckeraustauschstoffen verzehrt werden.

Seit 1985 wird von der Aktion zahnfreundlich e.V., Darmstadt, ein Signet, das Zahnmännchen mit Schirm (Abb. 20) für „zahnfreundliche" Süßigkeiten verliehen. Dieses Zeichen darf nur auf solchen Süßwaren angebracht werden, die in einer an einem Universitätsinstitut durchgeführten wissenschaftlichen Prüfung im Zahnbelag des Menschen während 30 Minuten nach dem Verzehr keinen pH-Abfall unter 5,7 verursacht haben. Damit wird dem Verbraucher das Auffinden zahnfreundlicher Süßwaren erleichtert.

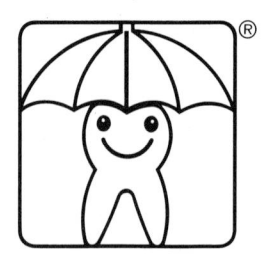

Abb. 20 Signet für „zahnfreundliche" Süßigkeiten (Aktion zahnfreundlich e.V., Darmstadt)

6.5 Ernährung und Gingivitis

Der Einfluß von Ernährungsweise und Ernährungszustand auf Entzündungsabläufe in der Gingiva ist lange nicht so gut untersucht wie Zusammenhänge zwischen Ernährung und Karies. Generell sind Einwirkungen auf die mikrobielle Plaque, auf die parodontalen Gewebe und auf die parodontalen Abwehrleistungen möglich.

In der Regel verstärkt häufiger Verzehr mikrobiell abbaubarer Kohlenhydrate, insbesondere von Saccharose, die Plaquebildung und beschleunigt somit bei unzureichender Mundhygiene die Entwicklung einer Gingivitis (*Carlsson* und *Egelberg* 1965, *Savoff* und *Rateitschak* 1980).

Mangelernährung kann die Pathophysiologie der Gingiva, den Ablauf von Entzündungsprozessen sowie immunologische Vorgänge beeinflussen. So führt Mangel an Ascorbinsäure (Vitamin C) zu vermehrter Durchlässigkeit des nichtkeratisierten Saumepithels für toxische bakterielle Produkte. Entzündung (Gingivitis) ist die Folge. Auch Vitamin-A-Mangel schwächt die epitheliale Schutzbarriere. Toxische mikrobielle Produkte können leichter ins Bindegewebe eindringen. Wieder ist Entzündung (Gingivitis) die Folge. Mangelernährung und allgemeine Ernährungsstörungen schwächen das Immunsystem und damit humorale und zelluläre Abwehrmechanismen und beeinflussen so den Ablauf von Entzündungsprozessen. Fehlernährung selbst führt jedoch nicht zur Entzündung. Sie beeinflußt allenfalls ihren Verlauf. Die Ursache einer Gingivitis sind stets Mikroorganismen der gingivalen Plaque und deren Stoffwechselprodukte (*Renggli* et al. 1984).

Literatur siehe S. 206 ff.

7 Mundhygiene

7.1 Geschichtliches zur Zahnpflege

Die Ausübung mundhygienischer Maßnahmen läßt sich bis in prähistorische Zeiten nachweisen. Neben Aspekten der Reinlichkeit waren darin z. T. auch kultische Elemente zu sehen. Erste Gegenstände zum Reinigen der Zähne waren zugespitzte Hölzchen und die sogenannte Zahnfege, welche durch Auffasern von Wurzelteilchen oder kleinen Zweigen spezieller Sträucher oder Bäume hergestellt wurde. In einigen Gegenden wurde der Reinigungseffekt durch zusätzliche Anwendung von Wasser, feinem Sand oder pulverisiertem Holz unterstützt (*Artelt* 1968, *Kropfeld* 1986).

Auch aus der Antike finden sich zahlreiche Überlieferungen, in denen über zahnhygienische Maßnahmen berichtet wird. Wieder werden Zahnstocher aus Holz oder einem Federkiel, Zahnschaber, verschiedene Zahnpulver und Spüllösungen erwähnt. Die Zahnfege schien dagegen weitgehend wieder in Vergessenheit geraten zu sein. Eine Ausnahme war Indien, wo die Zahn- und Mundpflege einen hohen Stellenwert hatte. Dort wurden mit zurechtgekauten kleinen Zweigen bestimmter Bäume sowie unterschiedlich zusammengesetzten Pasten die Zähne gepflegt (*Artelt* 1968, *Kropfeld* 1986).

Aus dem Mittelalter gibt es ebenfalls immer wieder Anweisungen zur Zahnpflege. Spülen mit Wasser oder verschiedenen Mixturen aus einer Vielfalt von Kräutern sowie Kräutersalben zum Einreiben der Zähne werden empfohlen. Daneben wird aber auch das mechanische Säubern der Zähne mittels Finger, einem Hölzchen oder einem Läppchen angeraten. In dem wohl ersten gedruckten, deutschsprachigen Büchlein zur Zahnheilkunde, der „Zene Artzney" von 1530, ist bemerkenswerterweise im letzten Kapitel die „Erhaltung gutter tzen" abgehandelt.

Die Zahnbürste findet in Europa erst in der zweiten Hälfte des 17. Jahrhunderts Erwähnung, so 1649 in England und 1676 in Deutschland (*Zimmer* 1935). Sie fand jedoch noch keine Verbreitung. Selbst *Fauchard* (1746), der das gesamte zahnmedizinische Wissen der damaligen Zeit erfaßte, hielt die Zahnbürste für schädigend auf Zähne und Zahnfleisch. Er empfahl ein Schwämmchen oder eine Zahnfege zur Zahnreinigung.

Auch *Pfaff* schrieb 1756, daß er den häufigeren Gebrauch von Zahnbürsten nicht billigen könne. Erst gegen Ende des 18. Jahrhunderts fand die Zahnbürste größere Verbreitung in den höheren Schichten der Bevölkerung. Und es sollten noch einmal mehr als 100 Jahre vergehen, bis endlich zu Anfang des 20. Jahrhunderts allen Bevölkerungsschichten eine geeignete Zahnbürste zur Verfügung stand (*F.D.I.* 1911, *Kropfeld* 1986).

7.2 Bedeutung der Mundhygiene

Die Frage nach dem Stellenwert des Zähneputzens in der Oralprophylaxe wird von Zeit zu Zeit immer wieder aufgeworfen. Bereits in den 30er Jahren wurde der Satz formuliert: „Ein sauberer Zahn wird nicht kariös" (*Hyatt* et al. 1934). Doch sind Befunde über eine mögliche Beeinflussung der Karies durch gute bzw. schlechte Mundpflege uneinheitlich geblieben. Eine Reihe klinischer Studien über die Wirksamkeit mundhygienischer Maßnahmen hat gezeigt, daß Zähneputzen unmittelbar nach dem Essen den Kariesbefall verringert (*Fosdick* 1950, *Marthaler* 1978). Auch bei unkontrollierter, regelmäßiger Zahn- und Mundpflege konnte eine Abnahme der Kariesrate mit besserer Hygiene beobachtet werden (*Gülzow* 1965).

Andere Untersuchungen konnten dagegen keine Beziehungen zwischen Mundhygiene und Kariesbefall nachweisen. So ergaben Studien an Schulkindern, daß bei überwachter Zahnreinigung an jedem Schultag zwar die Plaque- und Gingivitisbefunde reduziert waren, der Kariesbefall sich jedoch nicht signifikant von dem einer Kontrollgruppe unterschied (*Horowitz* et al. 1976, *Silverstein* et al. 1976).

Dagegen sind Untersuchungsergebnisse über Beziehungen zwischen Mundhygiene und Gingivitis recht eindeutig. Im Schrifttum finden sich zahlreiche Arbeiten, welche zunehmende Häufigkeit von Zahnfleischentzündungen und auch zunehmenden Schweregrad der Entzündungen bei verschlechterter Mundhygiene nachweisen (*Gülzow* 1965, *Axelsson* und *Lindhe* 1981). In einer klinischen Studie konnte gezeigt werden, daß allein durch Einstellen jeglicher Mundhygienemaßnahmen sich innerhalb weniger Tage eine Zahnfleischentzündung ausbildete. Durch optimale Zahn- und Mundhygiene konnte diese Entzündung dann sehr schnell wieder zum Abklingen gebracht werden (*Löe* et al. 1965).

Aus diesen Studien sollte jedoch nicht abgeleitet werden, daß das Zähneputzen für die Prävention der Gingivitis von absoluter Notwendigkeit ist, während ein möglicher kariesprophylaktischer Effekt noch umstritten zu sein scheint. Die Aussage „Ein sauberer Zahn wird nicht kariös" gilt mit Sicherheit auch heute noch. Das Problem liegt darin, die Zähne wirklich absolut sauber, plaquefrei, zu bekommen und zu erhalten. Daher muß es das Ziel sein, die Zahn- und Mundpflege in der Bevölkerung und jedes einzelnen stetig zu verbessern.

7.3 Plaqueindizes

Zur objektiven und quantitativen Plaquebefundung wurden eine Reihe von Indizes beschrieben. Sie sind einmal Grundlage für die Vergleichbarkeit und Reproduzierbarkeit wissenschaftlicher epidemiologischer Studien. Zum anderen werden diese Plaqueindizes aber auch im Rahmen der Oralprophylaxe bei der Instruktion und Motivation des Patienten zu ausreichender Mundhygiene eingesetzt. Mit Hilfe der Indizes können dem Patienten das Ausmaß seines jeweiligen Plaquebefalls sowie im Verlauf der Betreuung erreichte Verbesserungen seiner Mundhygiene aufgezeigt werden. Drei auch in der Praxis anwendbare Plaqueindizes werden im folgenden beschrieben.

Zur Erhebung des Plaque-Indexes nach *Quigley* und *Hein* (1962) werden die Zähne mit einem Plaquerevelator angefärbt (Abschnitt 7.3.1.). Es wird das Ausmaß der Plaque auf der Zahnoberfläche beurteilt.

Grad 0 = keine Plaque
Grad 1 = vereinzelte Plaqueinseln am Gingivarand
Grad 2 = eine deutliche durchgehende Plaquelinie am Gingivarand
Grad 3 = Plaquebedeckung des zervikalen Drittels der Zahnoberfläche
Grad 4 = Plaquebedeckung des zweiten Drittels der Zahnoberfläche
Grad 5 = mehr als zwei Drittel der Zahnoberfläche sind mit Plaque bedeckt.

Die Bewertung mit Grad 2 bis 5 erfolgt auch dann, wenn Plaque lediglich auf einem mesialen oder einem distalen Abschnitt der Zahnoberfläche sichtbar ist. Der Index (QH) wird berechnet, indem die Summe der erhobenen Schweregrade durch die Anzahl der zur Bewertung herangezogenen Zahnflächen dividiert wird. Dieser Index ist sinnvoll zur

Beurteilung der Mundhygiene bzw. der Wirksamkeit mundhygienischer Maßnahmen.

Der Plaque-Index nach *Silness* und *Löe* (1964) bewertet nur die unmittelbar an die Gingiva angrenzende Plaque. Die Plaque wird nicht angefärbt. Die Beurteilung erfolgt nach Trocknung der Zähne mit dem Luftbläser nur mittels Sonde und Auge.

Grad 0 = keine Plaque
Grad 1 = dünner Plaque-Film neben dem Gingivarand, welcher nur durch Abstreichen mit der Sonde erkennbar wird.
Grad 2 = mäßige Plaqueablagerungen im Zahnfleischsulkus oder entlang des Gingivarandes am Zahn, welche mit dem Auge gut sichtbar sind
Grad 3 = dicke Plaqueablagerungen im Zahnfleischsulkus oder entlang des Gingivarandes am Zahn

Der Index (PI) wird errechnet, indem die Summe der erhobenen Schweregrade durch die Anzahl der bewerteten Zahnflächen dividiert wird. In der zahnärztlichen Praxis wird dieser Index seltener eingesetzt, da er für die Patientenmotivation nicht so gut geeignet ist. Er wird jedoch für klinische Studien mit parodontologischen Fragestellungen verwendet.

Bei der Erhebung des Approximalraum-Plaqueindex nach *Lange* et al. (1977) wird nur die Plaque im Approximalbereich der Zähne bewertet. Nach Anfärbung erfolgt lediglich eine Ja-Nein-Entscheidung. Dabei werden die Interdentalräume im ersten und dritten Quadranten von oral, im zweiten und vierten Quadranten von vestibulär beurteilt. Der Index (API) wird in % angegeben. Die Summe der positiven Plaquemessungen wird mit 100 multipliziert und dieser Wert dann durch die Anzahl der bewerteten Meßpunkte dividiert. Dieser Index ist in der Praxis leicht erhebbar. Die sich im Verlauf von Instruktionen zur Mundhygiene positiv verändernden %-Werte sind eine wichtige Motivationshilfe.

7.3.1 Plaquerevelatoren

Plaque ist häufig nur schwer erkennbar. Dies gilt in besonderem Maße für noch junge Plaque. Mit Hilfe sog. Plaquerevelatoren, Plaqueanfärbemittel, kann die Ausbreitung von Plaque auf den Zahnoberflächen sichtbar gemacht werden (Abb. 21). Dies macht man sich z. B. bei epidemiologischen Studien oder bei wissenschaftlichen Untersuchungen zur

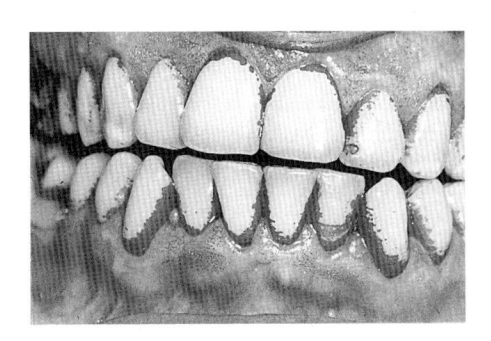

Abb. 21 Mit einem Revelator sichtbar gemachte Plaque

quantitativen Beurteilung von Plaque zunutze. Auch in der zahnärztlichen Praxis ist der Einsatz von Plaquerevelatoren sinnvoll; so etwa, um einen Plaque-Index zur Dokumentation zu erheben und gleichzeitig dem Patienten damit den Hygienestand seines Gebisses aufzuzeigen. Anhand dieses Befundes können dann auch gezielte, individuelle Mundhygieneinstruktionen gegeben werden. Der Erfolg von Mundhygienemaßnahmen, aber auch mögliche Schwachstellen bei der Zahnreinigung, können ebenfalls mit Hilfe von Plaqueanfärbemitteln eindrucksvoll demonstriert werden. In diesem Sinne sind Plaquerevelatoren zum einen ein diagnostisches Hilfsmittel, zum anderen aber auch ein ausgezeichnetes Hilfsmittel zur Motivation des Patienten.

Zur Plaqueanfärbung sind eine Reihe brauchbarer Produkte erhältlich. Das in älteren Arbeiten noch empfohlene Fuchsin sollte allerdings infolge toxikologischer Bedenken nicht mehr verwendet werden (*Arnim* 1963, *Ketterl* und *Wipfel* 1970). Heute angewandte Präparate enthalten nach jetzigem Kenntnisstand als unbedenklich eingestufte Lebensmittelfarbstoffe. Ein sehr häufig als Plaqueanfärbemittel verwendeter Farbstoff ist das rot einfärbende Erythrosin. Es ist als Lösung und als Kautablette erhältlich. Auch sog. Zwei-Komponenten-Färbemittel sind weit verbreitet. Sie enthalten unterschiedliche Farbstoffe, wie etwa Erythrosin und Brillant-Blau, und färben beispielsweise junge Plaque rot, während Plaque, welche älter als 1 bis 2 Tage ist, blau angefärbt wird. Dies kann man sich zur Beurteilung der von einem Patienten ausgeübten Mundhygiene sowie für gezielte Instruktionsmaßnahmen und zur Motivation des Patienten zunutze machen.

Nachteilig bei der Anwendung der aufgeführten Farbstoffe ist, daß sie auch die Mundschleimhäute und die Lippen anfärben, und zwar für längere Zeit. Eine Möglichkeit, dies in der zahnärztlichen Praxis zu umgehen, ist die Verwendung eines fluoreszierenden Farbstoffes (Natrium-Fluorescin), welcher nur bei einem Blaulicht bestimmter Wellenlänge gelb sichtbar wird. Zur Darstellung von mit Natrium-Fluorescin angefärbter Plaque wird daher eine spezielle Lampe benötigt.

Vor Durchführung einer Plaqueanfärbung sollte man den Patienten über den zu erwartenden Effekt aufklären. Um übermäßiges Anfärben der Lippen zu vermeiden, werden diese leicht mit Vaseline eingerieben. Der Farbstoff wird mit einem Wattepellet leicht tupfend auf die Zähne aufgebracht. Die Plaque darf nicht „verwischt" werden. Überschüssiger Farbstoff sollte vom Patienten durch Spülen aus dem Mund entfernt werden.

Sofern eine häusliche Plaqueeinfärbung durchgeführt werden soll, sind hierfür entsprechende Kautabletten zu verwenden.

7.4 Zahnbürsten

Es dürfte unbestritten sein, daß die Zahnbürste das wichtigste Hilfsmittel zur Erzielung optimaler Mundhygiene ist. Eine sinnvolle und zweckmäßige Zahnbürste muß allerdings bestimmte Kriterien erfüllen. Dies ist bei einer erheblichen Anzahl der im Handel befindlichen Produkte jedoch noch immer nicht der Fall. Aufgrund von Form und Größe sind manche Bürsten für eine gründliche Reinigung der Zähne und des Zahnfleischsaumes nicht geeignet. Insbesondere die ohnehin schwer erreichbaren distalen und oralen Bereiche des Gebisses können mit zu großen Bürstenköpfen nicht gezielt gesäubert werden. Der Patient ist also bei der Auswahl der für ihn geeigneten Zahnbürste auf Aufklärung durch den Zahnarzt oder entsprechend ausgebildete Mitarbeiter des Zahnarztes angewiesen.

7.4.1 Kurzkopfzahnbürsten

Nach klinischen Erfahrungen und Untersuchungen kann heute nur noch die sog. Multi-tufted-Kurzkopfzahnbürste als geeignetes Hilfsmittel zur täglichen Mundhygiene empfohlen werden (*Dreyfus* 1955, *Sauerwein* 1962, *Barnarius* et al. 1967, *Fanning* und *Henning* 1967, *Riethe* 1968,

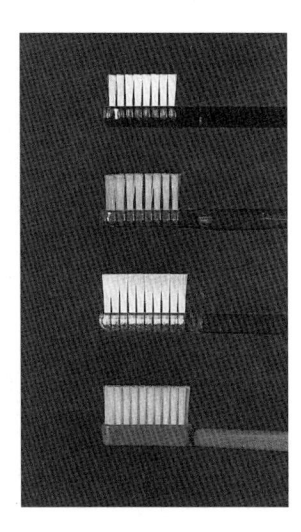

Abb. 22 Multi-tufted-Kurzkopfzahnbürsten

Arnold und *Trost* 1972, *Gülzow* und *Opel* 1975). Diese Kurzkopfzahnbürste trägt ein relativ kleines Borstenfeld, mit dem alle Bereiche der Zahnreihen und des Zahnfleischsaumes gut erreicht werden können (Abb. 22).

Bei einer für Jugendliche und Erwachsene geeigneten Zahnbürste beträgt die Breite des Borstenfeldes zwischen 8 und 10 mm und seine Länge zwischen 18 und 24 mm. Die Höhe der Borstenbündel liegt zwischen 10 und 11 mm. Der Bürstenkopf, welcher den Borstenbesatz trägt, darf nur unwesentlich länger und breiter sein (= Kurzkopf). Sein Ende muß möglichst rund gestaltet und auch die seitlichen Kanten sollten sorgfältig abgerundet sein. Das Borstenfeld besteht aus dicht und parallel stehenden gleichlangen Borstenbündeln (= multi-tufted). In der Regel sind 30-39 Borstenbündel in vier Reihen angeordnet, wobei das vordere Ende des Bürstenkopfes aufgrund seiner Rundung stets nur zwei oder drei Reihen aufweist. Die Oberfläche des Borstenfeldes ist plan geschnitten. Die Borstenenden müssen sorgfältig abgerundet sein.

Aus hygienischen und aus mechanischen Gründen ist die Kunststoffborste (= Kunststoffilament) der Naturborste zum Besatz von Zahnbürsten vorzuziehen (*Leimgruber* 1951, *Wannenmacher* 1956, *Arnold* 1968, *Riethe* 1977). Die Kunststoffborste kann, im Gegensatz zur Naturborste, genormt und in gleichbleibender Qualität hergestellt werden. Sie fasert beim Gebrauch nicht auf, wie es bei Naturborsten der Fall ist. Damit verringert sich die Möglichkeit der Gingivaverletzung. Die Kunststoffborste hat im Gegensatz zur Naturborste keinen Markkanal. Mikroorganismen können sich daher wesentlich schlechter ein- und anlagern. Hinzukommt, daß Oberflächenbeschaffenheit und mechanische Eigenschaften der Kunststoffborste während der vorgesehenen Verwendungsdauer von 6 bis 8 Wochen stets gleich bleiben. Allerdings ist die Forderung nach abgerundeten Borstenenden zu unterstreichen, um Schädigungen von Zahnhartsubstanz und Zahnfleischsaum zu vermeiden. Nach Untersuchungen von *Henkel* (1966) runden sich scharfkantige Enden von Kunststoffborsten bei täglichem Gebrauch der Bürste erst im Verlauf von drei Monaten ab.

Im Handel werden neben den üblichen normal- oder mittelharten Zahnbürsten auch weiche und harte angeboten. Bei gleichbleibender Länge der Borsten werden diese Härtegrade durch unterschiedliche Durchmesser der einzelnen Borsten eingestellt. Sie liegen zwischen etwa 0,2 und 0,3 mm. Besonders harte Zahnbürsten haben heute keinen Verwendungszweck mehr. Extrem weiche Zahnbürsten sollten nach Anweisung durch den Zahnarzt nur vorübergehend bei hochakuten gingivalen Problemen angewendet werden. Für die tägliche Mundhygiene sind mittelharte Zahnbürsten zu verwenden. Entsprechende Produkte tragen in der Regel keine Härtegradbezeichnung.

In der Bevölkerung werden vielfach weiche Zahnbürsten vorgezogen. Als Begründung wird angegeben, das Zahnfleisch blute beim Zähneputzen. Die weiche Zahnbürste ist aber zur Erzielung optimaler mundhygienischer Verhältnisse nicht besonders geeignet. Der Reinigungseffekt und auch der gewünschte Massageeffekt auf den Zahnfleischrand sind wesentlich geringer als bei Verwendung einer normalharten Zahnbürste. Wenn das Zahnfleisch beim Zähneputzen blutet, ist dies ein Zeichen dafür, daß entweder eine behandlungsbedürftige entzündliche Erkrankung des marginalen Parodonts vorliegt oder aber eine falsche Putztechnik durchgeführt wird.

Über die zweckmäßige Gestaltung des Zahnbürstengriffes ist das letzte Wort noch nicht gesprochen. Lange Zeit wurden leicht abgewinkelte oder kontrawinklige Formen bevorzugt. In der letzten Zeit werden aber wieder gerade Griffe befürwortet. Wichtig ist vor allem, daß die Bürste gut in der Hand liegt. Der Griff sollte ausreichend lang und nicht zu dünn sein.

Kinderzahnbürsten sollten einen um etwa ein Drittel kleineren Borstenkopf tragen als Erwachsenenzahnbürsten. Außerdem muß der Griff kürzer und wesentlich massiver ausgeformt sein, um den manuellen und koordinativen Möglichkeiten der Kinderhand gerecht zu werden (*Mühlemann* et al. 1963, *Sponholz* und *Graep* 1972, *Wetzel* 1985, *Schiffner* und *Gülzow* 1987). Eine Kleinkinderzahnbürste schließlich sollte den kleineren Kopf der Kinderzahnbürste und mindestens die Gesamtlänge der Erwachsenenzahnbürste aufweisen. Mit dieser Bürste können Eltern bei ihrem Kind die Zähne reinigen oder später auch das Nachputzen ausführen (*Schiffner* und *Gülzow* 1987).

Auch in der Pflege und sachgerechten Aufbewahrung der benutzten Zahnbürste werden immer wieder Fehler gemacht. Nach dem Putzen sollte die Bürste unter fließendem Wasser gründlich gespült und von anhaftenden Plaque-, Speise- und Zahnpastaresten befreit werden. Dann muß sie so aufbewahrt werden, daß sie austrocknen kann. Dadurch wird die Anzahl anhaftender Mikroorganismen erheblich reduziert. Die Bürste muß also mit dem Kopf frei nach oben stehend, hängend oder waagerecht liegend aufbewahrt werden. Nie sollte sie feucht in eine verschlossene Hülle gelegt werden.

Sobald eine Zahnbürste abgebogene Borsten oder sonstige Mängel aufweist und damit nicht mehr funktionstüchtig ist, sollte sie durch eine neue ersetzt werden. Bei regelmäßigem und intensivem Gebrauch dürfte dies etwa nach 4 bis 8 Wochen der Fall sein.

7.5 Zahnpasten

Zusammen mit der Zahnbürste verwendet die große Mehrheit der Bevölkerung regelmäßig eine Zahnpaste zur Zahn- und Mundpflege (*Gülzow* und *Keilwerth* 1971, *Gülzow* et al. 1981). In der Regel wird sie jedoch als rein kosmetisches Hilfsmittel angesehen. Mit Hilfe der meist pfefferminzhaltigen Produkte soll ein frischer und angenehmer Mundgeschmack erreicht werden. Hierin liegt zweifelsohne auch ein Anreiz zum Zähneputzen. Darüber hinaus kommt den Zahnpasten aber auch ein direkter Reinigungseffekt zu. Bei Verwendung einer Zahnpasta reduziert sich die zur Zahnreinigung benötigte Zeit um etwa ein Drittel (*Gülzow* und *Busse* 1970, *Riethe* 1977). Generell sollen mit Zahnbürste und Zahnpasta die erreichbaren Zahnflächen und der Zahnfleischrand optimal gereinigt werden können, ohne daß Schäden an den Zahnhartsubstanzen durch Abrasion oder am Zahnfleischsaum durch mechanische Läsion auftreten.

Zahnpasten sind Produkte, welche im wesentlichen aus Putzkörpern, Feuchthaltemitteln, Wasser, Bindemitteln, oberflächenaktiven Stoffen, Geschmacksstoffen, Süßungsmitteln, Farbstoffen, sowie evtl. Konservierungsstoffen und zusätzlichen Wirkstoffen bestehen.

Hauptbestandteil einer Zahnpasta sind Putzkörper. Sie bedingen den Reinigungseffekt der Paste. Hauptsächlich als Putzkörper verwendete Substanzen sind Kalziumkarbonat, verschiedene Kalziumphosphate, Natriummetaphosphat, Aluminiumhydroxyd, Kunststoffe, Natrium-Aluminium-Silikat und Siliziumoxid. Dabei zeigen Kombinationen von Putzkörpern u. U. bessere Wirksamkeit als die einzelnen Substanzen (*Riethe* 1974, *Gülzow* 1987).

Die Putzkörper müssen so beschaffen sein, daß sie eine gute Reinigung der zugänglichen Zahnoberflächen bewirken, ohne daß es zu Abrasionen an den Zahnhartgeweben kommt (*Kuroiwa* et al. 1994). Um dies zu gewährleisten, müssen Zahnpasten festgelegten nationalen und internationalen Normen genügen (*Riethe* 1974, *Barbakow* et al. 1989). Es ist jedoch zu beachten, daß die Abrasivität einer Zahnpasta von mehreren Faktoren abhängt; so von der Härte der Putzkörper, von deren Form und Größe, aber auch vom pH-Wert der Pastenzubereitung sowie von der Härte der Borsten der verwendeten Zahnbürste, der Abrundung der Borstenenden und nicht zuletzt auch von der Kraft, mit welcher der Putzvorgang durchgeführt wird. Darüber hinaus sind die verschiedenen Zahnhartsubstanzen in unterschiedlichem Maße abrasionsgefährdet. Während der Schmelz aufgrund seiner Struktur und Härte in der Regel von den Putzkörpern einer geeigneten Zahnpasta kaum abradiert wird, kann es im Zahnhalsbereich, im Dentin und Wurzelzement, bei falschem Putzen zur Ausbildung sog. keilförmiger Defekte kommen (*Mierau* 1992). Im Rahmen der Individualprophylaxe muß der Patient daher auch über die zu verwendende Zahnpasta beraten und aufgeklärt werden. Aufstellungen der Abrasionswerte von Zahnpasten finden sich z. B. bei *Hotz* (1983) sowie bei *Barbakow* und Mitarbeitern (1989).

Feuchthaltemittel sollen den Wasserverlust und damit das Erhärten von Zahnpasten verhindern. Heute werden hierzu vor allem Glycerin und Sorbit verwendet. Sorbit, welches auch als Zuckeraustauschstoff breite Verwendung gefunden hat, ist in besonderem Maße geeignet. Da es eine süßende Substanz ist, kann auf die Zugabe eines weiteren Süßungsmittels verzichtet werden.

Bindemittel stabilisieren die Zahnpastenzubereitung und verhindern das Absetzen fester Bestandteile. Gummi arabicum, Carragen, Traganth, Alginate, Polysaccharide und wasserdispersible Zellulosederivate werden als Bindemittel verwendet.

Oberflächenaktive Stoffe, Tenside, verstärken die Reinigungskraft einer Zahnpasta, indem sie Zahnauflagerungen ablösen und suspendieren. Außerdem bewirken sie die Schaumbildung einer Zahnpasta. Zudem sind sie aus technologischer Sicht wichtig. Mit ihrer chemischen Struktur sind sie in der Lage, hydrophobe Bestandteile wie z. B. Aromastoffe zu emulgieren und gleichmäßig und homogen im Pastenkörper zu verteilen. Früher wurden hierfür Seifen verwendet. Heutige Zahnpasten enthalten in der Regel synthetisierte Substanzen wie etwa Natriumlaurylsulfat oder Natriumlaurylsarcosinat.

Insbesondere mit Veröffentlichungen in den Medien wird dem Natriumlaurylsulfat immer wieder eine zahnfleischschädigende Wirkung unterstellt. Dagegen haben sowohl tierexperimentelle als auch klinische Studien deutlich gemacht, daß diese Substanz in den für Zahnpasten üblichen Konzentrationen von 1-2% keine histologisch nachweisbaren Veränderungen der Gingiva verursacht und keine klinischen Auswirkungen auf den Zahnfleischrand hat (*Seichter* 1987). Erst bei Konzentrationen über 5% konnten pathohistologisch und klinisch Veränderungen an der Gingiva festgestellt werden (*Flores de Jacoby* et al. 1975). Dagegen sollten die Tenside in ihrer motivierenden Wirkung nicht unterschätzt werden. Netzmittelhaltige, schäumende Zahnpasten werden vom Verbraucher bevorzugt und können ein Anreiz zum Zähneputzen sein (*Schmeiser* und *Gülzow* 1992).

Der Geschmack einer Zahnpasta spielt eine Rolle für ihre Akzeptanz in der Bevölkerung. Hauptsächlich verwendete Geschmacksstoffe sind Pfefferminz, Anis, Gewürznelke, Piment, Eukalyptus, Citrus, Menthol, Zimt. Häufig wird eine Mischung verschiedener Geschmacksstoffe verwendet. Kinderzahnpasten sind häufig mit Tutti-Frutti aromatisiert, einer Mischung verschiedener Fruchtaromen. Zum Süßen enthalten Zahnpasten einen künstlichen Süßstoff wie etwa Saccharin, oder aber den Zuckeraustauschstoff Sorbit.

Da einige Bestandteile von Zahnpasten wie etwa Feuchthaltemittel und Bindemittel von Mikroorganismen zersetzt werden können, werden diesen Pasten Konservierungsmittel (z. B. Derivate der Benzoesäure) zugesetzt.

Die weiße Farbe einer Zahnpasta wird in der Regel durch Zugabe von Titandioxid erzielt. Darüber hinaus können Zahnpasten oder Anteile von Zahnpasten („grüne oder rote Streifen") mit Lebensmittelfarbstoffen angefärbt sein.

Immer wieder wurde versucht, Zahnpasten als Träger spezifischer Wirkstoffe zu verwenden, so für kariesprotektive, plaquehemmende oder gingivotrope Wirkstoffe, sowie für Zahnsteininhibitoren. In zahlreichen wissenschaftlichen Studien konnte nachgewiesen werden, daß geeignete fluoridhaltige Zahnpasten neben dem Reinigungseffekt eine deutliche kariespräventive Wirksamkeit aufweisen (Abschnitt 8.4.5.1.). Dagegen ist bis heute noch nicht abgeklärt, in wieweit Zahnpasten zugesetzte gingivotrope Wirkstoffe einen Effekt auf das entzündete marginale Parodont auszuüben vermögen. Untersuchungen von *Lange* (1977) haben zumindest gezeigt, daß eine Reihe von in Zahnpasten enthaltenen zusätzlichen Substanzen keine wesentliche Verbesserung des Entzündungszustandes der Gingiva bewirkte. Derartige Stoffe haben daher bis heute keine große klinische Bedeutung (*Renggli* et al. 1984).

Die Wirksamkeit einer Enzymkombination aus Amyloglucosidase und Glucoseoxydase kann nach den vorliegenden Studien nicht abschließend beurteilt werden. Während einige Autoren über verringerte Plaquebildung und als Folge davon über einen Rückgang bestehender Gingivitis nach Verwendung einer entsprechenden Zahnpasta berichten, konnten andere dies nicht bestätigen (*Rotgans* 1979, *Bößmann* 1985, *Lenander-Lumikari* et al. 1993). Dagegen werden positive Effekte nach kombinierter Anwendung von Sanguinarin und Zinkchlorid enthaltenden Zahnpasten und Mundspüllösungen beschrieben (*Kocher* et al. 1990). In 6 Monate dauernden klinischen Studien kam es zur Verringerung der Plaqueakkumulation und zum Rückgang vorher bestehender Zahnfleischentzündungen (*Harper* et al. 1990, *Kopczyk* et al. 1991). Sanguinarin ist ein seit langem in Arzneimitteln verwendetes Alkaloid, welches aus der Blutwurz Sanguinaria canadensis gewonnen wird und antimikrobielle Wirkung hat.

Sogenannte „Antizahnstein-Zahnpasten" enthalten lösliche Pyrophosphate, Zinkchlorid, Zinkzitrat oder Kalziumlaktat. Bei regelmäßiger täglicher Verwendung kann eine Verringerung des supragingivalen Zahnsteinansatzes beobachtet werden. Das Plaquewachstum und die Bildung subgingivalen Zahnsteins werden nicht gehemmt. Bereits vorhandener Zahnstein wird nicht mehr beeinflußt. Auch eine gingivistherapeutische Wirksamkeit kommt diesen Pasten nicht zu (*Barbakow* und *Imfeld* 1989, *Schaeken* und *van der Hoeven* 1993).

In den letzten Jahren finden sich besonders im amerikanischen Schrifttum eine Reihe von Arbeiten über Zahnpasten, welche die antibakteriell wirksame Substanz Triclosan, ein Copolymer sowie Natriumfluorid enthalten. Die regelmäßige Verwendung dieser Pasten soll eine signifikante Plaqueverminderung und die Besserung bestehender Zahnfleischentzündung bewirken (*Garcia-Godoy* et al. 1990, *Mankodi* et al. 1992, *Lindhe* et al. 1993, *Gaffar* et al. 1994, *Palomo* et al. 1994). Außerdem soll es zur Hemmung der Zahnsteinbildung kommen (*Lobene* et al. 1990, *Schiff* et al. 1990, *Volpe* et al. 1992). Eine unerwünschte Veränderung im Gleichgewicht der oralen Mikroflora konnte nicht beobachtet werden (*Zambon* et al. 1990).

Zahnpasten, welche beim sogenannten „empfindlichen Zahnhals" Linderung bringen sollen, enthalten in der Regel Strontiumchlorid, besonders fein verteiltes Hydroxylapatit oder Kaliumnitrat. Alle diese Substanzen sollen dazu beitragen, offen liegende Dentinkanälchen möglichst weitgehend zu verschließen. Im Schrifttum wird über unterschiedliche Erfolgszahlen berichtet (*Schwarz* et al. 1987).

Die verschiedenen Bestandteile einer Zahnpasta müssen untereinander kompatibel sein. Sie dürfen nicht miteinander reagieren und sich nicht gegenseitig inaktivieren. Entsprechend der Kosmetikverordnung müssen Zahnpasten 30 Monate haltbar und verwendungsfähig sein, wenn die Packung keinen anders lautenden Vermerk aufweist.

7.6 Zahnputztechniken

In der Bevölkerung ist es auch heute noch immer weit verbreitet, mit der Zahnbürste völlig unsystematisch waagerecht im Mund hin- und herzuschrubben. Außerdem werden häufig nur die labialen und die leicht erreichbaren bukkalen Zahnflächen mehr oder weniger gesäubert, während für die oralen Bereiche der Zahnreihen ein kurzes symbolisches Entlangfahren mit der Zahnbürste genügen muß. Es ist offensichtlich, daß eine Säuberung des Gebisses so nicht zu erzielen ist. Im Gegenteil, ein Teil der an den Zähnen haftenden Speisereste und Plaque wird bei diesem Vorgehen noch zusätzlich in die Approximalräume geschoben. Außerdem besteht bei der in der Regel viel zu hohen Kraftanwendung die Gefahr der Schädigung von Zahnfleisch (mechanische Läsion des Epithels) und Zahnhartsubstanzen (keilförmiger Defekt).

Im Schrifttum ist eine große Zahl von Zahnputzmethoden beschrieben worden (*Riethe* 1962 u. 1974). Welche Methode einem Patienten zu empfehlen ist, hängt vom Zustand seines Gebisses und seines Parodonts ab, aber auch von seiner Fähigkeit, eine bestimmte Technik geschickt anzuwenden. Auf keinen Fall sollte aus der zu wählenden Zahnputztechnik eine Weltanschauung gemacht werden. Ist der Patient in der Lage, mit einer sinnvollen Methodik sein Gebiß und sein marginales Parodont sauber und gesund zu halten, sollte man ihn nicht auf eine andere Technik umstellen. Vor allem darf der Patient mit der ihm empfohlenen Zahnputztechnik nicht überfordert sein.

Sinnvolle Zahnputztechniken sind beispielsweise die Rotationsmethode, die Rollmethode, die Rot-Weiß-Technik sowie die von *Stillman* (1933) und *Bass* (1954) angegebenen Techniken, bzw. Kombinationen oder Modifikationen dieser Techniken. Von grundsätzlicher Bedeutung ist die regelmäßige und systematische Reinigung aller Gebißbereiche, auch der schwer zugänglichen approximalen und oralen, sowie des Zahnfleischsaumes. Verletzungen oder Retraktionen des Gingivalsaumes und Zahnhartsubstanzdefekte müssen vermieden werden. Die Zahnbürste darf nur mit mäßigem Druck (max. 80-100 p) angelegt werden.

Bei der ursprünglich von *Fones* (1934) angegebenen Rotationsmethode werden die Außenflächen der Zähne in Schlußbißstellung gesäubert. Es erscheint jedoch günstiger, sie in Abbißstellung zu bringen (*Gülzow* 1978). Die Zahnbürste wird so angesetzt, daß die Borstenbündel senkrecht zur Zahnoberfläche stehen. Es werden langsam kreisende Bewegungen über die Zähne und das Zahnfleisch ausgeführt. Die Außenflächen der Zähne des Ober- und des Unterkiefers werden so gleichzeitig gesäubert. Die Innenflächen der Zähne werden im Ober- und Unterkiefer getrennt bei geöffnetem Mund mit kleineren Kreisbewegungen gereinigt. Die Kauflächen werden mit kleinen, fortlaufenden, kreisenden Bewegungen der Bürste geputzt.

Die Rotationstechnik, das Kreisen, ist relativ leicht erlernbar und durchführbar. Sie ist daher insbesondere für Kinder gut geeignet. Allerdings ist diese Putztechnik nur im parodontal intakten Gebiß zweckmäßig. Schwachpunkte sind die u. U. mangelhafte Reinigung von Zahnfleischsulkus und Approximalbereichen.

Die Rot-Weiß-Methode wurde 1949 von *Leonhard* beschrieben. In Abbißstellung wird die Zahnbürste mit senkrecht auf den Zahnreihen stehenden Borstenbündeln vertikal bewegt, und zwar stets vom Zahnfleisch (rot) zur Zahnkrone (weiß) hin. Die Innenflächen der Zähne werden entsprechend bei geöffnetem Mund geputzt. Die Kauflächen sind durch Hin- und Herführen der Bürste zu säubern.

Diese Technik ist schwieriger durchzuführen, da fortwährend die Arbeitsrichtung geändert werden muß. Nachteilig ist die mangelhafte Plaqueentfernung aus dem Zahnfleischsulkus.

Bei der Rollmethode nach *Riethe* (1970) werden die Borstenbündel parallel zur Längsachse der Zähne angelegt. Die Borstenenden sind gingivalwärts gerichtet. Die Borstenschäfte liegen dem Zahnfleischsaum fest an, so daß das Gewebe blutleer wird. Das Borstenfeld wird langsam über die Gingiva und die Zahnkrone abgerollt. Sobald die Borsten die Gingiva freigeben, füllen die Gefäße sich wieder. Durch mehrfache Wiederholung der Bewegung wird eine Aktivierung und Stimulation des Zahnfleischsaumes erzielt. Außen- und Innenflächen der Zähne werden in gleicher Weise gesäubert. Die Kauflächen werden durch waagerechtes Hin- und Herführen der Bürste geputzt. Auch mit dieser Technik ist die sulkuläre Plaque nicht ausreichend zu entfernen.

Eine in letzter Zeit häufig empfohlene Zahnputztechnik wurde 1954 von *Bass* angegeben. Hierbei wird die Bürste so angelegt, daß die Borsten im Winkel von ca. 45° zur Zahnachse liegen und die Spitzen gingivalwärts in den Zahnfleischsulkus gerichtet sind. Es werden horizontale rüttelnde Bewegungen ausgeführt, bei denen die Borstenenden nach interdental und leicht in den Sulkus eindringen sollen, um an diesen Stellen eine bessere Reinigung zu gewährleisten. Während dieser Rüttelbewegung wird die Bürste inzisalwärts geführt. Auch die Innenflächen der Zähne werden auf diese Weise gesäubert. Die Kauflächen werden mit der bei nahezu allen Putztechniken üblichen waagerechten Schrubbewegung gereinigt.

Es ist darauf zu achten, daß bei zu ausladendem Rütteln die Bewegung nicht wieder in ein waagerechtes Putzen einmündet. Bei zu großer Kraftanwendung besteht Verletzungsmöglichkeit des Epithelansatzes im Bereich des Zahnfleischsulkus. Bei richtiger Durchführung kommt es zu guter Stimulation des Zahnfleischsaumes und zur gezielten Entfernung sulkulärer Plaque. Nach entsprechender Anleitung und Instruktion ist diese Zahnputztechnik beim Parodontalerkrankten während und nach durchgeführter systematischer PA-Behandlung die Methode der Wahl. Es ist allerdings sinnvoll, die *Bass*-Technik mit dem Bewegungsablauf der Roll-Methode zu kombinieren, im Sinne der sog. modifizierten *Bass*-Technik.

Bei der Technik nach *Stillman* (1933) wird die Bürste so angelegt, daß die Borstenbündel parallel zur Zahnachse liegen, die Borstenenden gingivalwärts gerichtet sind und etwa 2 bis 3 mm über den marginalen Zahnfleischsaum hinausreichen. Unter leichtem Druck und bei leichten mesio-distalen Rüttelbewegungen wird die Bürste um 45° gedreht und inzisalwärts geführt. Außen- und Innenflächen der Zähne werden in gleicher Weise gereinigt. Die Kauflächen werden mit horizontalen Bürstenbewegungen gesäubert. Bei dieser Technik wird neben dem Reinigungseffekt eine Massage des Zahnfleischsaumes und eine Aktivierung der Blutzirkulation in diesem Bereich angestrebt. Auch diese Technik ist nicht einfach zu erlernen und durchzuführen. Die Plaque im Zahnfleischsulkus wird nicht ausreichend entfernt.

Nach dem Putzvorgang, gleichgültig mit welcher Methode er durchgeführt wurde, muß der Mund mehrfach gut ausgespült werden, um abgelöste Plaque und Speisereste zu entfernen.

Im Zusammenhang mit Zahnputztechniken wird in der Regel auch die 1922 von *Charters* angegebene Methode aufgeführt. Bei dieser Vibrationstechnik wird aber weniger eine reinigende als vielmehr eine Massagewirkung auf den Zahnfleischrand ausgeübt. Daher sollte der Anwendung dieser Technik eine übliche Zahnreinigung vorausgegangen sein.

Sie ist insbesondere als unterstützende Maßnahme bei der Behandlung entzündlicher Parodontalerkrankungen und als Rezidivprophylaxe nach abgeschlossener Parodontalbehandlung indiziert. Ihrer Anwendung durch den Patienten muß stets eine sorgfältige Zahnstein- und Konkrementenentfernung vorausgegangen sein. Anderenfalls würde das ohnehin geschädigte Gewebe stets von neuem gegen diese harten und scharfkantigen Ablagerungen gepreßt und gerieben. Bei gesundem Zahnfleischsaum kann durch die *Charters*-Technik u. U. eine unerwünschte Retraktion der Gingiva verursacht werden (*Mühlemann* 1962). Daher sollte diese Methode gezielt nur nach Anweisung und unter Kontrolle des behandelnden Zahnarztes ausgeführt werden.

Zur Durchführung der *Charters*-Methode wird die Zahnbürste so angelegt, daß die Borstenbündel im Winkel von ca. 45° zur Längsachse der Zähne auf dem Zahnfleischsaum aufliegen. Die Borstenenden sind inzisalwärts gerichtet. Es werden auf der Stelle leicht rüttelnde oder ganz leicht kreisförmige Bewegungen ausgeführt. Nach drei bis vier Bewegungsabläufen wird die Bürste abgesetzt und der gesamte Vorgang an der nächsten Zahngruppe wiederholt.

7.6.1 Zeitpunkt und Dauer des Zähneputzens

Die Zähne sollten unmittelbar nach den 3 Hauptmahlzeiten gereinigt werden, und außerdem immer dann, wenn zwischendurch Zuckerhaltiges (Süßwaren, gesüßte Backwaren usw.) verzehrt wurde. Besonders morgens wird diese Forderung häufig mißachtet. Man putzt sich im Zusammenhang mit dem morgendlichen Waschen und Pflegen die Zähne, verzehrt zum Frühstück zuckerhaltige Produkte wie Konfitüren, Honig, Nußcremes, Kakao o. ä., und vergißt dann, anschließend nochmals die Zähne zu reinigen (*Gülzow* et al. 1981).

Die Zeit, welche üblicherweise zum Zähneputzen aufgewendet wird, ist häufig nicht ausreichend (*Gülzow* et al. 1981). Wenn man bedenkt, daß je nach Geschicklichkeit ein wirklich sauberes, plaquefreies Gebiß erst in 10 bis 20 Minuten zu erzielen ist (*Marthaler* 1978), dann erscheint die allgemeine Forderung, drei Minuten auf die Säuberung des Gebisses zu verwenden, nicht übertrieben. Die Realität ist jedoch noch immer anders. Hier zeigt sich einerseits das mangelnde Zahngesundheitsbewußtsein vieler, andererseits aber wohl auch die offensichtlich noch immer ungenügende Aufklärung über die Bedeutung eines gesunden Gebisses für die allgemeine Gesundheit. Auch die Absatzzahlen für Hilfsmittel zur Mundhygiene spiegeln dieses Bild wider. Trotz Verbesserungen in den letzten Jahren besteht zwischen der erforderlichen und der wirklich durchgeführten Mundhygiene noch immer eine erhebliche Divergenz (*Peters* 1985).

Von Zeit zu Zeit wird im Schrifttum die Frage aufgeworfen: „Einmal oder dreimal pro Tag Zähneputzen?" (*Marthaler* 1977 u. 1978, *König* 1979). Die Antwort hierauf dürfte allerdings vorwiegend akademischen Wert haben. Zwar ist wissenschaftlich gesichert nachgewiesen, daß es nach absoluter Plaqueentfernung mindestens 24 Stunden dauert, bis sich wieder eine strukturierte Bakterienplaque gebildet hat. Absolute Plaquefreiheit ist aber nur mit entsprechend hohem Aufwand an Zeit und Mühe zu erreichen. Nur eine sehr kleine Anzahl interessierter und hochmotivierter Patienten, in der Regel Parodontalpatienten, ist in der Lage, eine solche Mundhygiene Tag für Tag durchzuführen. Die breite Bevölkerung und vor allem auch Kinder wären völlig überfordert. Auf der anderen Seite haben aber Untersuchungen von *Fosdick* (1950) gezeigt, daß bei üblicher Mundhygiene die Entfernung von Speiseresten sofort nach den Mahlzeiten kariesprophylaktische Wirkung hat. Daher sollte unter den heutigen Gewohnheiten an der Zahnreinigung nach den drei Hauptmahlzeiten und nach zuckerhaltigen Zwischenmahlzeiten festgehalten werden.

Zahnreinigung muß vom ersten Zahn an betrieben werden!

7.7 Hilfsmittel zur Reinigung der Interdentalbereiche

Mit Zahnbürste und Zahnpasta läßt sich die Plaque nur von den zugänglichen Bereichen des Gebisses entfernen. Um auch die Interdentalräume und die approximalen Kontaktflächen der Zähne zu säubern, sollte ab dem Jugendlichenalter mindestens jeden zweiten Tag Zahnseide angewendet werden.

7.7.1 Zahnseide

Zahnseiden können aus Naturseide, aus Nylon oder aus Teflon bestehen. Sie stehen als Faden, als Band oder als Faden mit flauschigem Mittelteil zur Verfügung. Gewachste Seide soll ihre Gängigkeit erhöhen und damit das Fädeln erleichtern. Geschmackszusätze (Pfefferminz, Zimt) können ein Anreiz zur Verwendung sein. Inwieweit der Zusatz von Fluorid kariesprophylaktisch wirksam ist, wäre noch zu belegen (*Chaet* und *Wei* 1977).

Die Anwendung von Zahnseide muß sorgfältig erlernt werden, damit nicht Verletzungen der Interdentalpapille und des Zahnfleischsaumes verursacht werden. Etwa 40 cm Zahnseide werden dem Spender entnommen. Beide Enden werden jeweils um einen Mittelfinger gewickelt, bis der freie Faden zwischen diesen Fingern nur noch etwa 2 cm lang ist. Es empfiehlt sich, den Hauptteil des Fadens auf einen Mittelfinger zu wickeln und den anderen nur soweit zu bewickeln, daß der Faden gut fest sitzt.

Zur Reinigung der Interdentalbereiche im Oberkiefer wird die Zahnseide über beide Daumenkuppen geführt und mit leichten Hin- und Herbewegungen vorsichtig zwischen die Zähne und über die Kontaktflächen gebracht (Abb. 23). Sie darf nicht mit starkem Druck zwischen die Zähne und in Richtung auf das Zahnfleisch bewegt werden, um Verletzungen der Gingiva zu vermeiden. Der gespannte Faden wird an den Zahn gelegt und mit leichtem Andruck auf der approximalen Zahnfläche ca. sechsmal auf und ab bewegt. Er darf nicht waagerecht bewegt werden und nicht ins Zahnfleisch einschneiden. In gleicher Weise wird die gegenüberliegende Approximalfläche des Nebenzahnes gesäubert. Vor dem Eingehen in den nächsten Zahnzwischenraum wird der Faden

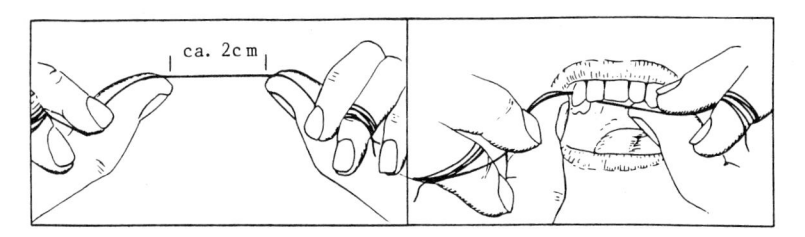

Abb. 23 Anwendung von Zahnseide im Oberkiefer

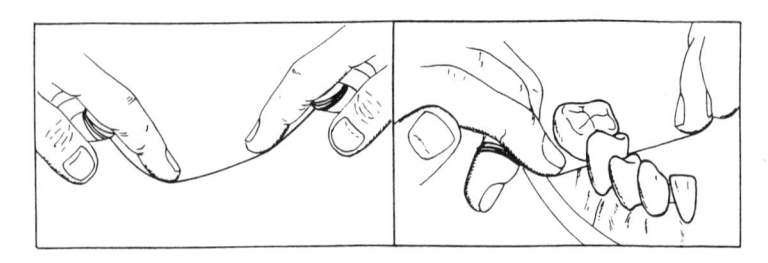

Abb. 24 Anwendung von Zahnseide im Unterkiefer

weitergewickelt, so daß stets ein neues und sauberes Stück verwendet wird.

Für die Reinigung der Interdentalbereiche im Unterkiefer wird der Faden über die Kuppen der beiden Zeigefinger geführt (Abb. 24). Im übrigen verfährt man sinngemäß wie im Oberkiefer.

Klinische Studien haben gezeigt, daß mit Hilfe der Zahnseide Plaque wirkungsvoll von den Approximalflächen der Zähne entfernt werden kann. Damit verbesserten sich stets auch die Zahnfleischbefunde. Von einigen Autoren werden dem etwas breiteren Zahnband und einer Zahnseide mit flauschigem Mittelteil besonders gute Reinigungseffekte zugeschrieben (*Abelson* et al. 1981, *Spindel* und *Person* 1987, *Graves* et al. 1989, *Ciancio* et al. 1992).

7.7.2 Interdentalbürstchen

Bei einer nicht geringen Anzahl insbesondere erwachsener Patienten finden sich im Verlauf der Zahnreihen Bezirke, welche mit der üblichen Zahnbürste nicht erreicht werden, auf der anderen Seite jedoch infolge ihrer Morphologie besonders leicht verschmutzen. Dies kann z. B. bei festsitzendem prothetischem Ersatz oder bei freigelegten Interdentalräumen als Folge parodontaler Erkrankungen mit Verlust der Interdentalpapille der Fall sein. Hier ist zusätzlich zur üblichen Mundhygiene die Anwendung eines Zahnzwischenraumbürstchens angezeigt (*Gjermo* und *Flötra* 1970, *Bergenholtz* und *Olsson* 1984). Es handelt sich hierbei um eine Bürste, welche als Bürstenkopf lediglich ein einziges kleines walzen- oder kegelförmiges Borstenbündel trägt (Abb. 25).

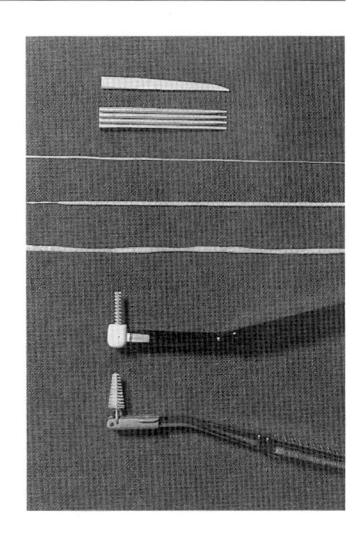

Abb. 25 Hilfsmittel zur Hygiene des Interdentalraumes (Zahnhölzchen, Zahnseiden, Interdentalbürstchen)

7.7.3 Zahnhölzchen

Zahnhölzchen werden schon sehr lange zur Zahnreinigung angewendet (*Artelt* 1968). Von den meisten Autoren werden spitz zulaufende Hölzchen mit dreieckigem Profil aus weichem Holz empfohlen (*Riethe* 1974). Sie müssen sehr vorsichtig und mit koronalwärts gerichteter Spitze in den offenen Interdentalraum eingeführt werden. Heutzutage wird das Zahnhölzchen vorwiegend zum Entfernen eingebissener Speisereste verwendet.

7.8 Automatische Zahnbürsten

Seit Einführung der elektrisch betriebenen Zahnbürste in den 60er Jahren ist eine Vielzahl von Arbeiten über das Für und Wider dieses Hilfsmittels zur Mundhygiene publiziert worden (z. B. *Riethe* 1974). Die Geräte wurden ständig weiterentwickelt, verändert oder neu konstruiert. Heute sind im wesentlichen drei Typen automatischer Zahnbürsten erhältlich; Geräte mit elliptischen Bürstenkopfschwingungen, Geräte mit kontrarotierenden Borstenbüscheln, und Geräte mit schalenförmig angeordneten oszillierend-rotierenden Borstenbüscheln (*Van der Weijden* et al. 1993).

Die Effektivität dieser neueren Geräte wird im Schrifttum sehr unterschiedlich beurteilt. Einige Autoren berichten über eine bessere Plaqueentfernung mit automatischen Zahnbürsten (z. B. *Killoy* et al. 1989, *Preber* et al. 1991). Nach *Mayer* (1990) ist die Handzahnbürste bei der Plaqueentfernung der elektrisch betriebenen Bürste hinsichtlich des Effektes auf die Gingiva überlegen. Andere Autoren sehen in der automatischen gegenüber der Handzahnbürste keinen Vorteil (*Albers* et al. 1988, *Bratel* et al. 1988, *Niemi* et al. 1988, *Boyd* et al. 1989, *Murray* et al. 1989, *Bratel* und *Berggren* 1991). Die aufgeführten Studien sind jedoch kaum miteinander vergleichbar, da die Untersuchungsbedingungen außerordentlich unterschiedlich sind. Nach *Mayer* und *Zalitis-Cezis* (1988) ist eine verläßliche Aussage zur Wirksamkeit automatischer Zahnbürsten ohnehin erst nach einer längeren Eingewöhnungsphase (z. B. 6 Mon.) möglich. Dagegen konnten *Baab* und *Johnson* (1989) zeigen, daß bei unkontrollierter Verwendung nach 6 Monaten zur Verfügung gestellte automatische Geräte schon nicht mehr regelmäßig benutzt wurden. Und *Horowitz* (1992) wies nach, daß es in der Bevölkerung hinsichtlich Umgang und Akzeptanz keine Unterschiede zwischen der herkömmlichen Handzahnbürste und einer automatischen Zahnbürste gab.

Es bleibt daher weiter unbestritten, daß Zähne und Zahnfleisch bei Anwendung einer sinnvollen Technik auch mit konventionellen Hilfsmitteln – geeignete Kurzkopfzahnbürste, Zahnpasta und Zahnseide – optimal gesäubert werden können. Der benötigte Zeitaufwand bleibt stets der gleiche. Hinsichtlich des absoluten Reinigungseffektes ist also in der elektrischen Zahnbürste gegenüber der manuellen kein Vorteil zu sehen.

Ein Vorteil dieser Geräte mag darin liegen, daß sie in der Regel ausgesprochen kleine Köpfe tragen. Außerdem sind sie einfach zu handhaben. Man braucht sie lediglich mit geringem Andruck an den Zahnreihen entlangzuführen. Die eigentliche Bewegung der Bürste, welche für die meisten Personen sehr schwierig auszuführen ist, und bei der sie sich häufig ausgesprochen ungeschickt anstellen, wird ihnen abgenommen. Daher ist vor allem daran zu denken, automatische Zahnbürsten bei besonders ungeschickten Patienten sowie bei älteren Personen und möglicherweise bei Behinderten einzusetzen.

Insbesondere für das gesunde Gebiß und für den normal geschickten Patienten gilt aber nach wie vor, daß nicht so sehr die Art der Zahnbürste von Bedeutung ist, sofern sie überhaupt geeignet ist, wichtig ist vielmehr, daß regelmäßig eine gründliche und systematische Zahn- und Mundpflege betrieben wird.

7.9 Mundduschen

Auch die Mundduschen wurden seit ihrer Einführung in der Mitte der 60er Jahre technisch und im System weiterentwickelt. Bei modernen Geräten können der Wasserstrahldruck und die Impulsfrequenz in einem vorgegebenen Rahmen frei gewählt werden; außerdem kann zwischen einstrahligem und mehrstrahligem Betrieb gewählt werden. Nach wie vor ist in den Mundduschen aber nur ein zusätzliches Hilfsmittel zur Erzielung optimaler Mundhygiene zu sehen. Es können den Zähnen lose anhängende Speisereste und Materia alba sowie mit der Zahnbürste von den Zähnen abgelöstes Material weggespült werden. Die fest anhaftende strukturierte Bakterienplaque wird mit diesen Geräten nicht entfernt. Vor Anwendung der Munddusche muß daher stets die gründliche Zahn- und Mundpflege mit der Zahnbürste vorausgegangen sein (*Jann* 1974).

Besonders bei mehrstrahligem, pulsierendem Betrieb kann eine gewisse Massagewirkung auf den Zahnfleischsaum ausgeübt werden. Bei gleichzeitiger Zugabe von antibakteriellen Substanzen ist auch eine positive Beeinflussung bestehender Zahnfleischrandentzündungen möglich (*Lange* et al. 1976). Wichtig ist die richtige Anwendung der Geräte. Der Strahl darf nicht mit starkem Druck in die Zahnfleischtasche gerichtet sein, um keine Keime in das Gewebe einzuimpfen.

7.10 Chemische Plaquekontrolle

Prophylaktische oder therapeutische Effekte handelsüblicher Mundwässer sind bisher nicht nachgewiesen worden. Eine Entfernung der Plaque wird mit Sicherheit nicht erreicht. Die Beeinflussung des marginalen Parodonts ist bisher nicht bewiesen (*Emslie* 1964). Diese Produkte bewirken im wesentlichen einen in der Regel allerdings recht schnell wieder vergehenden frischen Geschmack im Mund.

Seit einiger Zeit sind Spüllösungen im Handel, welche vor dem Zähnebürsten anzuwenden sind. Sie sollen die Plaqueentfernung dadurch erleichtern und unterstützen, daß sie die Bakterienbeläge auflockern und von der Zahnoberfläche lösen. Langzeituntersuchungen haben jedoch ergeben, daß diese Produkte nicht wirksamer sind als Placebos (*Lobene* et al. 1990, *Pontier* et al. 1990).

Versuche, Substanzen oder Substanzkombinationen mit plaquehemmender und bakterienhemmender Wirkung zu finden, haben eine lange Geschichte. Zahlreiche, prinzipiell wirksame Stoffe sind nicht für den generellen Einsatz geeignet; denn solche Verbindungen müssen einer Reihe zusätzlicher Anforderungen genügen. Sie sollen sowohl lokal in der Mundhöhle als auch allgemein gute Verträglichkeit aufweisen. Unerwünschte Nebenwirkungen dürfen nicht auftreten. Die Mikroorganismen sollten keine Resistenz gegen diese Stoffe entwickeln. Das mikrobielle Gleichgewicht in der Mundhöhle darf nicht soweit gestört werden, daß neue, möglicherweise pathogene Keime aus der Umwelt in die Mundhöhle einwandern könnten (*Marsh* 1992). Auf der anderen Seite müssen diese Substanzen den Speichelfilm überwinden können, welcher in der Mundhöhle praktisch alles einhüllt. Außerdem sollten sie trotz des kontinuierlichen Speichelflusses ausreichend lange und in wirksamer Konzentration in der Mundhöhle verweilen (*Saxer* 1980, *Cummins* und *Creeth* 1992).

Eine Vielzahl sehr unterschiedlicher Stoffe wurde auf Eignung zur chemischen Plaquekontrolle überprüft, wie etwa Antibiotika (z. B. Vancomycin, Kanamycin), Enzyme (z. B. Mutanase/Glucanase, Amyloglucosidase/Glucoseoxydase), Detergentien (z. B. Natriumlaurylsulfat), Metallionen (z. B. Kupfer, Zink, Zinn), Phenole (z. B. Triclosan, Thymol), quaternäre Ammoniumverbindungen (z. B. Cetylpyridiniumchlorid, Hexetidine), adhäsionsvermindernde Substanzen (z. B. Octapinol, Decapinol), Pflanzenextrakte (z. B. Sanguinarin), Bisbiguanide (z. B. Chlorhexidin), Fluoride (*Loesche* 1976, *Saxer* 1980, *Newbrun* 1989, *Netuschil* 1991, *Marsh* 1992, *Platzer* und *Roth* 1992).

Neben Sanguinarin (*Rau* und *Bößmann* 1991) werden heute vor allem Chlorhexidin sowie eine Kombination von Aminfluorid und Zinnfluorid zur Plaquehemmung eingesetzt.

Chlorhexidin wurde erstmalig 1954 von *Davies* und Mitarbeitern als eine Substanz beschrieben, welche hohe bakteriostatische und bakterizide Aktivität gegen ein breites Spektrum von Mikroorganismen aufweist. Es ist bis heute als wirksamstes Antiplaquemittel anerkannt (*Lang* und *Brecx* 1986, *Altenhofen* et al. 1989, *Großman* et al. 1989, *Brecx* et al. 1990, *Willershausen* et al. 1991). Seine Wirkungsweise auf Plaque und Mikroorganismen der Mundhöhle sowie seine Interaktionen mit den Geweben und Strukturen der Mundhöhle sind klinisch gut dokumentiert (*Ochsenbein* 1973 u. 1974, *Lang* und *Brecx* 1986).

Heute kommen im wesentlichen 0,1 oder 0,2%ige Spüllösungen zum Einsatz, welche ein- oder zweimal pro Tag angewendet werden sollen. Damit können hohe Plaquereduktionen erzielt werden (*Ochsenbein* 1974, *Reich* 1983). Als Alternative zu Spüllösungen haben sich chlorhexidinhaltige Lutschtabletten klinisch bewährt (*Kaufman* et al. 1989). Auch 1% Chlorhexidin-haltige Gele wurden erfolgreich zur Plaquereduktion eingesetzt (*Joyston-Bechal* et al. 1979, *Luoma* 1992). Schließlich wurden auch Versuche unternommen, den plaquehemmenden Effekt des Chlorhexidins durch Kombination mit anderen Wirkstoffen wie etwa Zinkionen, Fluorid oder Xylit zu steigern (*Giertsen* et al. 1988, *Meurman* und *Suhonen* 1991, *Ullsfoss* et al. 1994).

Die befristete Anwendung von Chlorhexidin in den angegebenen Konzentrationen darf nach heutigem Kenntnisstand allgemeinmedizinisch als unbedenklich gelten (*Reich* 1983, *Lang* und *Brecx* 1986). Auch auf die Plaquemikroflora bleibt der Einfluß zeitlich begrenzter Anwendung von Chlorhexidin reversibel, so daß es nicht zu Veränderungen im mikrobiellen Profil kommt (*Briner* et al. 1986, *Schaeken* und *DeHaan* 1989). Dagegen können nach Verwendung von Chlorhexidin relativ schnell lokale Nebenwirkungen in der Mundhöhle auftreten. So kann es zur Beeinträchtigung der Geschmacksempfindung kommen. Häufigster unerwünschter Nebeneffekt sind aber bräunliche Verfärbungen an Zähnen, Füllungen sowie an den Papillae filiformes der Zunge. Möglicherweise werden diese Verfärbungen durch exogene Faktoren (Nahrungsbestandteile, Rauchen usw.) gefördert (*Ochsenbein* 1974, *Reich* 1983, *Lang* und *Brecx* 1986).

Aufgrund der Nebenwirkungen sollte Chlorhexidin lediglich zeitlich befristet angewendet werden. Zur regelmäßigen täglichen Plaquekontrolle ist es nicht geeignet. Die mechanische Plaqueentfernung ist nach wie vor wichtigste mundhygienische Maßnahme. Chlorhexidin kann jedoch überall dort mit gutem Erfolg eingesetzt werden, wo kurzzeitig eine

Keimreduktion in der Mundhöhle erzielt werden soll, oder dort, wo die mechanische Plaqueentfernung vorübergehend behindert ist. Eine intermittierende drei- bis viermalige jährliche Anwendung von Chlorhexidin kann z. B. im Rahmen parodontaler Nachsorge, bei Personen mit hoher Kariesaktivität, bei Behinderten und bei alten Menschen mit eingeschränkter Motorik in Betracht kommen.

In neuerer Zeit werden in der Kariesprophylaxe seit langem bewährte Fluoridverbindungen auch als plaquehemmende Substanzen eingesetzt. Die Kombination des Aminfluorids Olaflur mit Zinnfluorid hat sich hierbei als besonders wirksam erwiesen. Neben dem Fluorid scheint insbesondere das Kation Zinn sowie das Aminmolekül für die zu beobachtende Plaquehemmung verantwortlich zu sein (*Strübig* und *Gülzow* 1991). Ein handelsübliches Produkt mit 250 ppmF^- (Aminfluorid und Zinnfluorid im Verhältnis 1:1) bewirkt signifikante Plaquereduktion, die derjenigen nach Chlorhexidinanwendung nahekommt (*Raab* 1991, *Saxer* 1991, *Stößer* et al. 1991). Nebenwirkungen sind bisher nicht bekannt, so daß sich diese Wirkstoffkombination nach heutigem Wissen auch langzeitig einsetzen läßt (*Saxer* 1991).

Literatur siehe S. 217 ff.

8 Fluorid

Durch optimale Mundhygiene und durch zahnbewußtes und gesundheitsbewußtes Ernährungsverhalten (= kausale Prophylaxe) könnten Zahnkaries und Gingivitis weitgehend verhindert werden. Das Problem liegt in der kontinuierlichen Umsetzung dieser Maßnahmen in der breiten Bevölkerung; denn sie greifen entweder in eingewurzelte, liebgewordene Gewohnheiten (Unarten!) ein, oder sie bereiten Mühe und erfordern ständigen persönlichen Einsatz und stetige Mitarbeit. Dagegen kann mit Fluorid ohne größeres persönliches Engagement zumindest eine Kariesreduktion von wenigstens 60% erreicht werden. So wird auch der deutliche Kariesrückgang der letzten Jahre in einer ganzen Reihe westlicher Industriestaaten vor allem auf den Einsatz und die Verbreitung von Fluorid in diesen Ländern zurückgeführt (*Marthaler* 1984 u. 1990, *Renson* et al. 1985, *König* 1990, *Bowen* 1991). Fluoridierungsmaßnahmen sind also eine sehr wichtige und tragende Säule der Oralprophylaxe, insbesondere der Kariesprophylaxe. Fluoride sind bisher die einzigen bekannten und vor allem auch hinreichend wissenschaftlich untersuchten Substanzen, welche der Zahnoberfläche einen wirksamen Schutz gegenüber kariogenen Noxen verleihen bzw. bereits die Entstehung dieser Noxen weitgehend verhindern können. Dabei ist Fluorid ein lebensnotwendiges Spurenelement, ein Mineral, welches ohnehin in geringen Mengen immer in unserer Nahrung und in unserem Wasser und damit auch in unserem Körper enthalten ist.

8.1 Geschichtliches zur Kariesprophylaxe mit Fluorid

1805 weist der französische Chemiker *Gay-Lussac* erstmalig Fluorid im menschlichen Zahn nach. Bereits 1849 wird vom Pariser Hofzahnarzt *Désirabode* Fluorid zur Härtung kariös erweichten Dentins empfohlen. Der badische Bezirksarzt *Erhardt* empfiehlt 1874 die Einnahme von „Fluorpastillen" zur Kariesprophylaxe. Auch der Pariser Arzt *Magitot* vermutet 1878, daß fluoridhaltiges Zahnhartgewebe erhöhte Widerstandskraft gegen Säureeinwirkung aufweist (*Strübig* 1989).

Erste Voraussetzungen für die spätere Einführung der Trinkwasserfluoridierung waren Beobachtungen über endemisches Auftreten gefleckten Schmelzes, so z. B. in Neapel. Die Ursache wurde innerhalb der Wasserversorgung vermutet (*Eager* 1902). Ähnliche Befunde waren seit langem im Gebiet von Colorado Springs bekannt. Man bezeichnete diese Erscheinung dort als „Colorado stain". Erste intensivere Untersuchungen wurden von *McKay* angestellt. Er fand, daß 87,5% derjenigen Einwohner von Colorado Springs, welche von Geburt an dort ansässig gewesen waren, weiße, gelbliche oder bräunliche Flecken auf den Zahnoberflächen hatten und bezeichnete diese Veränderungen als Mottled enamel. Es gelang ihm, *Black*, welcher zu jener Zeit als die Autorität der amerikanischen Zahnmedizin galt, für seine Beobachtungen zu interessieren. *Black* stellte dann auch erstmalig morphologische und histologische Untersuchungen an Zähnen mit Mottled enamel an, während *McKay* seine epidemiologischen Studien auf weitere Gebiete ausdehnte (*Black* und *McKay* 1916, *McKay* und *Black* 1916). Im Verlaufe dieser Studien kam er immer mehr zu der Überzeugung, daß „irgend etwas im Trinkwasser" für den gefleckten Schmelz verantwortlich war; denn es konnten Zusammenhänge zwischen dem Auftreten von Mottled enamel und Umstellungen in der Wasserversorgung beobachtet werden (*McKay* 1918, *Kempf* und *McKay* 1930, *McKay* 1928 u. 1933). 1931 konnte dann *Churchill* nachweisen, daß Trinkwasser aus Gebieten mit Mottled enamel hohe Anteile von Fluorid aufwies; so z. B. in Bauxite 13,7 ppm, in Oakley 6,0 ppm und in Colorado Springs 2,0 ppm.

Während *McKay* 1916 noch berichtet hatte, daß Zähne mit Mottled enamel keine höhere Kariesrate aufwiesen als solche ohne diese Veränderungen (*McKay* und *Black* 1916), beobachtete *Ainsworth* (1933), daß die Kariesprävalenz in Gebieten mit hohem Fluoridgehalt des Trinkwassers erheblich niedriger war als in allen anderen Gegenden.

Entscheidend für die Einführung der Trinkwasserfluoridierung (1945) waren dann vor allem die Studien von *Dean*. Zunächst erfaßte er die geographische Verbreitung von Mottled enamel in den USA (*Dean* 1933). Hierzu erstellte er eine Einteilung nach Schweregraden (*Dean* 1934) und konnte nachweisen, daß mit zunehmendem Fluoridgehalt im Trinkwasser Häufigkeit und Ausdehnung von gefleckten Schmelz anstiegen (*Dean* und *Elvove* 1935, *Dean* 1936). Auf der anderen Seite zeigten diese Studien – insbesondere die sog. 21 Städte-Studie –, daß ein deutlicher Zusammenhang zwischen steigendem Fluoridgehalt des Trinkwassers und Abnahme der Kariesprävalenz bestand. Ein Fluoridgehalt im Trinkwasser von 1 ppm ergab nahezu maximale Kariesreduktion, während hierbei Schmelzflecken klinisch praktisch keine Rolle spielten (*Dean* 1938, *Dean* et al. 1941 und 1942).

Folge dieser Erkenntnisse waren Überlegungen, die hohe Kariesverbreitung in den USA durch Anhebung der Fluoridkonzentration in den zumeist fluoriddefizitären Trinkwasserversorgungen auf 1 ppm zu verringern. Nachdem ausgedehnte epidemiologische und experimentelle Studien erneut die kariespräventive Wirksamkeit und zugleich die Sicherheit und Unbedenklichkeit einer solchen Maßnahme bestätigt hatten, wurden 1945 die ersten Trinkwasserfluoridierungsanlagen in Betrieb genommen.

8.2 Fluorid als Spurenelement

Fluorid ist ubiquitär, d. h. es ist außerordentlich weit verbreitet. Sein Anteil an der Erdoberfläche beträgt ca. 0,03%. Es steht in der Häufigkeit seines Vorkommens an 17. Stelle aller heute bekannten Elemente (*König* 1971). Als natürlicher Bestandteil der Erdkruste ist Fluorid in unterschiedlicher Konzentration im Boden und in jedem Wasser, auch in jedem Trinkwasser, enthalten. Besonders hohe Konzentrationen finden sich im Bereich vulkanischer Böden. Die Meere als ursprünglicher Raum allen Lebens enthalten Fluoridkonzentrationen zwischen 1,0 und 2,7 ppm (= pars pro million = 1mg/l) (*Strubelt* 1989). Das Leben stand also von Anfang an in Kontakt mit solchen Fluoridkonzentrationen. Fluorid kann demnach kein Fremdstoff für den Organismus sein. So findet sich auch im menschlichen Serum und in der Gewebsflüssigkeit stets ein Fluoridspiegel von 0,01 bis 0,02 ppm (*Patz* 1975, *Ekstrand* et al. 1983).

Erstmalig 1950 wird Fluorid als essentielles Spurenelement eingestuft (*Monier-Williams* 1950). 1967 wies *Newesely* nach, daß die Bildung von Apatit nur in Gegenwart geringer Fluoridkonzentrationen erfolgt. Da Apatit die optimale Kristallisationsstufe von Zahn und Knochen ist, war damit die Essentialität von Fluorid bei der Zahn- und Knochenmineralisation bestätigt. 1968 wird Fluorid dann auch offiziell vom Food and Nutrition Board des National Research Council der USA als essentieller Nahrungsbestandteil eingestuft (*NAS Pub.* No. 1694). Seither haben eine ganze Reihe von Studien mit unterschiedlichen Ansätzen Fluorid immer wieder als essentielles Spurenelement und als notwendigen Bestandteil unserer Nahrung bestätigt (*Committee on Nutrition* 1972,

Schwarz und *Milne* 1972, *Bergmann* und *Bergmann* 1977). Erst kürzlich konnten *Bergmann* und *Bergmann* (1991) in einer epidemiologischen Studie erneut den positiven Einfluß von Fluorid auf Gewichtszunahme und Wachstum bei Kindern aufzeigen.

In den meisten Gegenden Deutschlands ist das Trinkwasser fluoriddefizitär. *Eberle* und *Wolter* gaben 1985 eine Fluoridkarte für die alten Bundesländer heraus. Danach enthielten etwa 90% aller Trinkwasserversorgungen weniger als 0,25 mg F^-/l. Knapp 9% wiesen Fluoridgehalte von 0,25 ppm bis unter 0,5 ppm auf und lediglich in weniger als 2% aller untersuchten Gemeinden enthielt das Trinkwasser natürlicherweise 0,5 ppm F^- und mehr. Nur vereinzelt kommen Fluoridkonzentrationen vor, welche über dem als optimal erachteten Wert von 1 ppm liegen. Dies ist z. B. im Erzgebirge, in der Vulkaneifel, in der Oberpfalz, im Schwarzwald und in Nordbayern der Fall (*Künzel* und *Auermann* 1967, *Hübers* und *Naujoks* 1980, *Eberle* 1981, *Wiedemann* et al. 1982).

Die üblichen pflanzlichen und tierischen Lebensmittel enthalten ebenfalls nur sehr geringe Fluoridmengen. Lediglich Produkte, welche unter Verwendung von Separatorfleisch hergestellt werden und die daher kleine Knochenpartikel enthalten können, weisen einen etwas höheren Fluoridgehalt auf. Auch aus Meeresfischen, welche mit Haut und Gräten verzehrt werden wie z. B. Sprotten, Sardinen usw., werden etwas höhere Fluoridmengen aufgenommen. Dabei ist jedoch zu berücksichtigen, daß Fluorid aus Knochen oder aus Fischgräten nur zu einem sehr geringen Teil bioverfügbar ist. Außerdem gehören derartige Nahrungsanteile auch nicht zu unseren täglichen Lebensmitteln. Insgesamt nehmen wir mit der täglichen Nahrung lediglich zwischen 0,2 und 0,3 mg Fluorid auf (*Schraitle* und *Siebert* 1987).

Etwas höhere Fluoridgehalte weisen einige Teesorten auf. Im Schrifttum werden für den Aufguß von schwarzem Tee Fluoridmengen zwischen 0,6 und 4 ppm angegeben (*Strübig* und *Gülzow* 1981, *Tong* et al. 1983, *Schraitle* und *Siebert* 1987).

Auch einige Mineralwässer enthalten mehr als 1 ppm Fluorid. Nach der Mineral- und Tafelwasserverordnung vom 1.8.1984 muß ein Mineralwasser als „fluoridhaltig" gekennzeichnet sein, wenn der Fluoridgehalt mehr als 1,5 mg/l beträgt. Mineralwässer mit mehr als 5 mg Fluorid pro Liter müssen einen Warnhinweis auf der Flasche tragen, daß sie wegen des erhöhten Fluoridgehaltes nur in begrenzter Menge getrunken werden dürfen.

8.3 Stoffwechsel, Unbedenklichkeit und Wirkungsweise des Fluorid

Fluorid kann mit der Nahrung, mit Getränken oder als Tablette aufgenommen werden. Aus wasserlöslichen, gut dissoziierenden Verbindungen wird Fluorid schnell und fast vollständig im Gastrointestinaltrakt resorbiert. Weniger gut lösliche Fluoridverbindungen, wie z. B. Kalziumfluorid, werden verzögert und in geringerem Maße resorbiert. Gleichzeitig mit Fluorid aufgenommene Nahrung kann ebenfalls die Resorption beeinflussen (*Patz* et al. 1977, *Patterson* und *Ekstrand* 1978, *Trautner* 1989). So konnte beispielsweise *Ericsson* schon 1958 zeigen, daß Fluorid aus Milch langsamer als aus Wasser resorbiert wird.

In Gebieten mit einem Fluoridgehalt des Trinkwassers unter 0,3 ppm und ohne zusätzliche Fluoridaufnahme liegen die Fluoridwerte des menschlichen Plasmas zwischen 0,01 und 0,02 ppm. Nach Einnahme von 1 mg Fluorid kommt es zu einem raschen Anstieg des Fluoridspiegels im Plasma bis auf einen Wert von etwa 0,05 ppm. Bereits nach 30 Minuten ist die Maximalkonzentration erreicht. Sie fällt schnell wieder ab. Nach 2 Stunden ist nur noch die Hälfte der Höchstmenge nachweisbar. Nach etwa 8 Stunden ist der Normbereich wieder erreicht (*Patz* 1975). Der größte Anteil des im Plasma enthaltenen Fluorids liegt in ionischer Form vor (*Ekstrand* et al. 1977).

Nach der Resorption wird das Fluorid sehr schnell mit der extrazellulären Gewebsflüssigkeit im Körper verteilt. In allen Weichgeweben finden sich aber erheblich niedrigere Fluoridkonzentrationen als im Plasma. Einzige Ausnahme sind die Nieren, durch die der größte Teil des aufgenommenen Fluorids wieder ausgeschieden wird (*Whitford* et al. 1979). Dabei können die Nieren bis zu etwa 10 mg Fluorid pro Tag vollständig bewältigen (*Ekstrand* et al. 1981).

Hinweise zur Speicherung von Fluorid in Weichgeweben gibt es bisher nicht. Anders sieht es bei den Hartgeweben, Knochen und Zähnen aus. Das Skelettsystem reichert im Laufe des Lebens Fluorid an. Abhängig vom Alter und vom äußeren Angebot können so Fluoridkonzentrationen zwischen 1000 und 4000 ppm gefunden werden (*Parkins* et al. 1974). Das Fluorid ist jedoch nicht irreversibel gebunden. An Personen aus einem Gebiet, in dem ursprünglich ein hoher Fluoridgehalt im Trinkwasser vorhanden war, konnte dies nachgewiesen werden. Nach

Entfluoridierung des Wassers blieb die renale Fluoridausscheidung noch lange Zeit relativ hoch. Ein Zeichen dafür, daß Fluorid langsam aber kontinuierlich aus dem Knochensystem freigesetzt wurde, so lange, bis sich ein neues Gleichgewicht eingestellt hatte (*Linkins* et al. 1956). Im übrigen ist seit langem bekannt, daß in optimal fluoridierten Gebieten das Krankheitsbild der Osteoporose signifikant seltener auftritt als in fluoriddefizitären Gegenden (*Bernstein* et al. 1966, *Simonen* und *Laitinen* 1985).

Auch in den Zahnhartgeweben steigt der Fluoridgehalt mit zunehmendem Alter und in Abhängigkeit vom äußeren Fluoridangebot an. Das Fluorid ist jedoch nicht gleichmäßig verteilt. Im Dentin findet sich die höchste Fluoridkonzentration neben der Odontoblastenschicht. Besonders bei Fluoridierungsmaßnahmen weist insbesondere die äußerste Schmelzschicht sehr hohe Fluoridmengen (bis 3000 ppm und mehr) auf (*Murray* 1986). Nach *Mühlemann* (1967) ist erst ab einem Fluoridgehalt von 1000 ppm an und in der Schmelzoberfläche ein Kariesschutz zu erwarten.

Nach der Aufnahme von Fluorid findet sich auch im Speichel ein erhöhter Fluoridgehalt (*Shannon* und *Edmonds* 1978). Im reinen Drüsenspeichel finden sich etwa zwei Drittel der Fluoridkonzentration des Plasmas (*Ekstrand* et al. 1977). Der Fluoridgehalt des Gesamtspeichels liegt etwas höher und entspricht dem des Plasmas (*Patz* 1975). Dies bedeutet, daß ein Teil des Fluorids aus den oralen Geweben und Strukturen stammt (*Yao* und *Grøn* 1970).

8.3.1 Unbedenklichkeit der Fluoridanwendung

Es gibt wohl keine zweite Substanz, deren Wirkungsweise auf den menschlichen Organismus so umfassend untersucht worden ist, wie das Fluorid. Dies liegt nicht zuletzt daran, daß es an vielen Stellen auf der Welt Gebiete gibt, in denen das Wasser natürlicherweise unterschiedlich hohe Fluoridmengen enthält. Die dort lebenden Menschen konsumierten dieses Wasser seit Generationen. In einer großen Zahl unterschiedlicher und voneinander unabhängiger Studien konnte immer wieder bestätigt werden, daß die für unsere geographischen Breiten und unsere Ernährungsweise empfohlene Fluoridsupplementierung (je nach Alter zwischen 0,25 und 1,0 mg pro Tag) allgemeinmedizinisch absolut unbedenklich ist.

So wurden beispielsweise an der Bevölkerung von Sembrancher (Schweiz) ausgedehnte Untersuchungen durchgeführt. Dort enthält das Trinkwasser von Natur aus zwischen 1,0 und 1,4 ppm Fluorid. Die Kontrollen erstreckten sich auf den Allgemeinzustand, auf die Häufigkeit von Kinderkrankheiten, auf Häufigkeit und Schwere rheumatischer Symptome, auf neurologische, endokrinologische und dermatologische Aspekte. Die Autoren stellten fest, daß die regelmäßige und kontinuierliche Aufnahme von Fluorid aus dem Wasser keine negativen Auswirkungen auf den allgemeinen Gesundheitszustand hatte. Auch eine Beeinflussung der Kropfprophylaxe mit Jod konnte nicht beobachtet werden. Einziger auffälliger Befund war der trotz schlechter Mundhygiene nur geringe Kariesbefall der dortigen Bevölkerung (*Demole* und *Held* 1953).

Auch bei Untersuchungen in anderen Gegenden konnten keine Unterschiede in der Häufigkeit allgemeiner Erkrankungen und im Auftreten der fünf häufigsten Todesursachen (Herzkrankheiten, Krebs, Hirnläsionen, Nierenerkrankungen und Leberzirrhose) zwischen fluoridierten und nicht fluoridierten Gebieten gefunden werden (*Hagan* et al. 1954, *Nixon* und *Carpenter* 1974, *Rogot* et al. 1978). In einem Gebiet mit 2,5 ppm Fluorid im Wasser (Colorado Springs) ergaben Sektionen an mehr als 900 Personen, welche länger als 20 Jahre dort gelebt hatten, keine atypischen Organbefunde, welche auf die Fluoridzufuhr hätten zurückgeführt werden können (*Geever* et al. 1958). Bei Einwohnern von Lake Preston, South Dakota, wo das Trinkwasser 6 ppm Fluorid enthielt, konnten noch keine Knochenveränderungen gefunden werden (*König* 1987). Dagegen konnten in Bartlett, Texas, einer Stadt mit ca. 8 ppm Fluorid im Wasser, bei einem Teil (10 bis 15%) der älteren Leute Verdichtungen der Knochenstruktur beobachtet werden. Es handelte sich aber stets um nur leichte röntgenologische Veränderungen, welche keine Beschwerden verursachten und keinen Krankheitswert hatten. Gleichzeitig zeigte sich ein günstiger Einfluß auf osteoporotische Alternsveränderungen (*Leone* et al. 1954 u. 1955). Erst bei langzeitiger, regelmäßiger Aufnahme noch höherer Fluoridmengen kommt es zu schwereren Veränderungen. So wird über das Auftreten ausgeprägter Skelettfluorose aus Indien und aus Südafrika berichtet; und zwar aus Gebieten, in denen der natürliche Fluoridgehalt des Wassers 20 ppm und mehr betrug. Jahrzehntelanger Verzehr dieses Wassers bewirkte schwere Knochenveränderungen. Allerdings scheint die Skelettfluorose zusätzlich durch Mangelernährung begünstigt zu werden (*Strubelt* und *Bargfeld* 1973, *Strubelt* 1988).

Sämtliche dem Fluorid immer wieder unterstellten schweren Schädigungsmöglichkeiten (Erhöhung der Krebsrate, vermehrtes Auftreten von Mongolismus, Entstehen von Allergien, Auftreten mutagener Effekte) konnten mit exakten wissenschaftlichen Studien stets widerlegt werden. Fluorid in den zur Kariesprophylaxe angewandten Dosen hat keine schädlichen allgemeinmedizinischen Folgen. Es bestehen keine toxikologischen Bedenken (*Henschler* 1968, *Dietze* und *Dietz* 1985, *Naujoks* 1986, *Strubelt* 1988).

8.3.2 „Gefleckter Schmelz"

„Gefleckter Schmelz" (Mottled enamel) ist die erste und häufigste Nebenwirkung erhöhter Fluoridaufnahme. Er kann jedoch nur während der Phase der Schmelzbildung entstehen, das heißt, während der ersten acht Lebensjahre. Ist die Zahnkrone fertig gebildet, können selbst hohe Fluoridkonzentrationen die Struktur des Schmelzes nicht mehr ungünstig beeinflussen.

Gefleckter Schmelz tritt bei unseren Lebens- und Ernährungsgewohnheiten erst bei täglicher Fluoridsupplementierung von mehr als 1,3 mg auf. *Richards* und Mitarbeiter (1967) konnten aufzeigen, daß in Gebieten gemäßigter geographischer Zonen bei einem Fluoridgehalt des Trinkwassers von 1,3 ppm oder weniger keine unerwünschten Schmelzflecken auftreten. Bis zu einer Fluoridsupplementierung von etwa 2,0 mg bilden sich nur Schmelzflecken geringsten Grades, welche funktionell ohnehin keinerlei Bedeutung haben, die aber auch in ästhetischer Hinsicht absolut zu vernachlässigen sind (*Strubelt* und *Bargfeld* 1973, *Clark* et al. 1993). Dabei handelt es sich um zarte, mehr oder weniger durchgehende weißliche Linien oder Streifen, welche quer über die Zahnkrone angeordnet sind. Häufig sind zudem die Perikymatien besonders ausgeprägt. Die Veränderungen finden sich an symmetrischen Zähnen. Für den Laien sind diese leichtesten Veränderungen am Zahnschmelz zumeist kaum feststellbar. Schwerwiegende Grade gefleckten Schmelzes finden sich nur bei Bewohnern endemischer Fluorosegebiete, z. B. in vulkanischen Gebieten Afrikas und Indiens (*Weisskopf* et al. 1972).

Da unter gleichen Fluoridbedingungen nicht bei jedem gefleckter Schmelz auftritt, werden zusätzliche Co-Faktoren diskutiert, wie etwa eine gewisse Disposition oder ernährungsbedingte Einflüsse (*Strubelt* und *Bargfeld* 1973). Außerdem sind natürlich nicht alle Schmelzflecken fluoridbedingt. Auch in fluoriddefizitären Gebieten finden sich Schmelzflecken. Hierfür werden im Schrifttum Häufigkeitszahlen zwischen 6 und 80% angegeben (*Fröhlich* und *Trier* 1994). Nach *Kröncke* (1979) kann davon ausgegangen werden, daß rund ein Drittel aller Menschen einen oder mehrere fluoridunabhängige Schmelzflecken aufweist.

In zahlreichen Studien konnten keine Unterschiede in der Häufigkeit von Schmelzflecken zwischen optimal fluoridierten und nicht fluoridierten Gebieten gefunden werden (*Weisskopf* et al. 1972, *Jackson* et al. 1975). Darüber hinaus finden sich eine Reihe von Angaben, nach denen in optimal fluoridierten Gebieten sogar eine deutliche Verringerung der Anzahl Schmelzflecken zu verzeichnen war (*Weisskopf* et al. 1972, *Al-Alousi* et al. 1975). Nach einer Aufstellung von *Small* und *Murray* (1978) gibt es neben Fluorid 97 weitere ätiologische Faktoren für Schmelzflecken. Die Ursachen können lokale, systemische oder genetische Gegebenheiten sein (*Goward* 1976). Schmelzflecken ohne erkennbare Ursache werden als idiopathische Schmelzflecken bezeichnet.

Die klinische Differenzierung zwischen fluoridbedingten und nicht fluoridbedingten Schmelzflecken ist anhand typischer Charakteristika möglich. Fluoridbedingte Schmelzflecken (Abb. 26) treten symmetrisch auf. Es sind stets mehrere homologe Zähne betroffen. Nicht fluoridbedingte Schmelzflecken (Abb. 27) sind selten symmetrisch. Zumeist ist nur ein

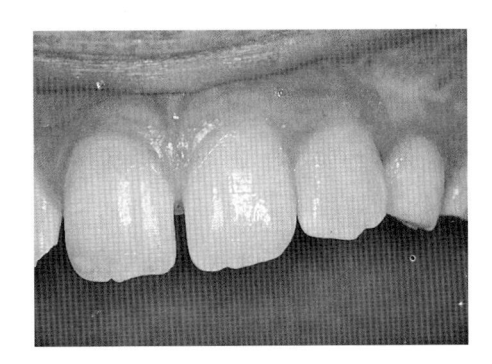

Abb. 26 Fluoridbedingte Schmelzflecken (Mottled enamel)

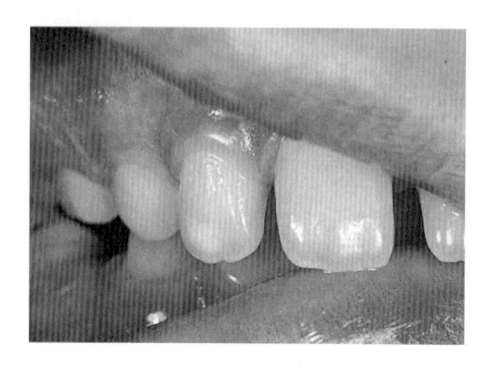

Abb. 27 Idiopathischer Schmelzfleck

Zahn oder es sind nur wenige Zähne beteiligt. Fluoridbedingte Schmelzflecken erscheinen als diffuse weißliche Streifen, die entlang der Perikymatien verlaufen. Es ist zumeist die gesamte Zahnoberfläche betroffen. Nicht fluoridbedingte Schmelzflecken sind in der Regel rund oder oval und deutlich umschrieben. Sie sind bei normalem Licht gut sichtbar, während leichte Formen fluoridbedingten gefleckten Schmelzes häufig erst nach sorgfältigem Trocknen der Zahnoberfläche bei tangential einfallendem Licht deutlich werden (*Zimmermann* 1954, *Møller* 1982).

Seit einigen Jahren gibt es Berichte über die Zunahme gefleckten Schmelzes. Dies wird auf die verbreitete Anwendung von Fluorid in den verschiedensten Formen und Kombinationen zurückgeführt (*Pendrys* und *Stamm* 1990, *Ripa* 1991). Daraus ist abzuleiten, daß insbesondere in den ersten 8 Lebensjahren Fluorid kontrolliert und genau dosiert angewendet werden muß (*Newbrun* 1992). Dies gelingt am besten durch Gabe in Tablettenform. Lokale Fluoridierungsmaßnahmen und auch fluoridhaltige Zahnpasten sollten erst dann eingesetzt werden, wenn Kinder mit Sicherheit ausspülen und nichts mehr verschlucken. Im übrigen gibt es durchaus auch Studien, mit denen keine Hinweise auf zunehmende Häufigkeit fluoridbedingter Schmelzflecken gefunden werden konnten (*Schmalz* et al. 1993).

8.3.3 Akute Toxizität von Fluorid

Lebensgefährliche Vergiftungen durch zur Kariesprophylaxe angewendetes Fluorid sind äußerst selten. Die akute Toxizität von Fluoridverbindungen ist von deren Löslichkeit abhängig. Sie ist beispielsweise beim gut löslichen Natriumfluorid höher als beim nur wenig löslichen Kalziumfluorid (*Strubelt* 1988). Die untere toxische Grenze liegt zwischen 4 und 5 mg Fluorid pro kg Körpergewicht (*Whitford* 1992). Erste klinische Erscheinungen sind gastrointestinale Symptome wie etwa Übelkeit und Erbrechen. Gegen diese Beschwerden sollte oral Kalzium gegeben werden. Nach Einnahme von mehr als 5 mg Fluorid pro kg Körpergewicht muß allerdings der Magen zunächst entleert und dann erst Kalzium verabreicht werden. In derartigen Fällen sollten die betroffenen Kinder hinterher mehrere Stunden beobachtet werden (*Eichler* et al. 1982, *Dumbach* und *Dumbach* 1993, *Strubelt* 1985).

Über die letale Fluorid-Dosis finden sich im Schrifttum breit gestreute Angaben. Sie dürfte oberhalb von 30 mg/kg Körpergewicht liegen (*Eichler* et al. 1982, *Dumbach* und *Dumbach* 1983, *Heifetz* und *Horowitz* 1986). Damit besteht zwischen der zur Kariesprophylaxe angewandten Fluoridmenge und der unteren toxischen Grenze sowie zur letalen Dosis ein ausreichender Abstand. Als Vergleich sei angeführt, daß beim Kochsalz bereits das Dreizehnfache der täglich aufgenommenen Menge tödlich ist (*Strubelt* 1988).

8.3.4 Wirkungsweise des Fluorid

In fluoriddefizitären Gebieten ist die Fluoridsupplementierung während aller Entwicklungsphasen der Zähne sinnvoll (Tab. 7). Allerdings kommt den verschiedenen Phasen dabei unterschiedliches Gewicht zu.

Durch Fluoridgaben während der Schwangerschaft können nur die Milchzähne beeinflußt werden. In der 14. Schwangerschaftswoche beginnt als erstes die Mineralisation der mittleren Milchschneidezähne. Die Mineralisation der ersten bleibenden Zähne beginnt erst etwa zum Zeitpunkt der Geburt.

Tabelle 7 Entwicklungsphasen der Zähne

1. Pränatale Phase
2. Postnatale Phase
   a) Mineralisationsphase
   b) Präeruptive Reifungsphase
   c) Posteruptive Reifungsphase

Es steht heute fest, daß es keine Plazentaschranke für Fluorid gibt. Im fetalen Plasma finden sich ähnliche oder nur geringfügig niedrigere Fluoridkonzentrationen als im Plasma der Mutter (*Armstrong* et al. 1970, *Shen* und *Taves* 1974). Klinische Studien von z. B. *Dale* (1964) und von *Katz* und *Muhler* (1968) haben aber gezeigt, daß der Kariesbefall im Milchgebiß von Kindern, deren Mütter während der Schwangerschaft regelmäßig Fluorid genommen hatten, sich nicht oder nur unwesentlich von den Befunden bei anderen Kindern unterschied, welche erst nach der Geburt Fluorid erhielten. Daraus wurde abgeleitet, daß der Einnahme von Fluorid durch die Schwangere hinsichtlich eines wirksamen Kariesschutzes für das Milchgebiß des Kindes keine übermäßig große Bedeutung zukommt. Möglicherweise ist dies aber ein reines Zeitproblem. Für die Einwirkung des Fluorid stehen bis zur Geburt nur knapp 6 Monate zur Verfügung. Zudem laufen große Teile des Mineralisierungsprozesses auch der Milchzähne erst postnatal ab.

Die Fluorideinlagerung in den Schmelz der bleibenden Zähne während der Bildung und der primären Mineralisation der Zahnhartsubstanzen scheint ebenfalls nur von untergeordneter kariesprotektiver Bedeutung zu sein. Allerdings ist das Spurenelement Fluorid prinzipiell für den korrekten Ablauf der Mineralisation notwendig.

Bereits 1960 von *Brudevold* und Mitarbeitern durchgeführte Untersuchungen haben gezeigt, daß der Hauptanteil des präeruptiv in den Schmelz eingebauten Fluorids erst nach abgeschlossener Mineralisation eingelagert wird. Analysen klinischer Studien unterstützen diese Ansicht. So wiesen z. B. *Mühlemann* und *Marthaler* (1962) nach, daß die Kariesreduktion bei Kindern, welche von Geburt an Fluorid erhielten, nur unwesentlich höher war als bei denen, welche erst etwas später von dieser Präventivmaßnahme profitierten. Daraus ist abzuleiten, daß der präeruptiven Reifungsphase besondere Bedeutung hinsichtlich der kariesprotektiv wirksamen Einlagerung von Fluorid in die Schmelzoberfläche zukommt (*Weatherell* et al. 1977). Allerdings hat sich gezeigt, daß die präeruptive Fluorideinwirkung auf den Schmelz allein für einen dauerhaften Kariesschutz nicht ausreichend ist. Es muß vielmehr auch nach dem Zahndurchbruch weiterhin Fluorid von außen zugeführt werden, da sich sonst der primäre Kariesschutz mit ansteigendem Alter wieder verliert (*Russel* 1949).

Aber auch durch erst nach dem Zahndurchbruch einsetzende Fluoridierungsmaßnahmen kann noch eine Karieshemmwirkung erzielt werden. Die Fluoridaufnahme an und in der Schmelzoberfläche erfolgt dabei vom umgebenden Mundmilieu aus. Sie ist von der Zeitdauer der Fluorideinwirkung und von der Konzentration der zugeführten Fluoride abhängig. Dabei hat die „Göteborg-Studie" deutlich gezeigt, daß der kariespräventive Effekt häufiger (täglicher) niedriger Konzentrationen größer ist als derjenige seltener hoher Dosen (*Torell* und *Ericsson* 1965).

Bei Einwirkung niedriger Fluoridkonzentrationen (unter 75 ppm) kommt es im wesentlichen zu einem direkten Einbau von Fluorid in das Kristallgitter des Apatit. Dabei werden Hydroxylgruppen gegen Fluorid ausgetauscht. Es entsteht Hydroxyl-Fluor-Apatit oder Fluorapatit. Diese Reaktion verläuft sehr langsam.

$$Ca_{10}(PO_4)_6(OH)_2 + F^- \rightleftharpoons Ca_{10}(PO_4)_6(OH)F + (OH)^-$$

$$Ca_{10}(PO_4)_6(OH)_2 + 2F^- \rightleftharpoons Ca_{10}(PO_4)_6 F_2 + 2(OH)^-$$

Wird die Zahnoberfläche hohen Fluoridkonzentrationen (über 100 ppm) ausgesetzt, kommt es sofort zur Lösung der äußersten Schmelzschicht. Gefördert wird dieser Vorgang noch dadurch, daß konzentrierte Fluoridzubereitungen in der Regel sauer sind. Die dabei freigesetzten Kalziumionen bilden mit Fluorid einen Niederschlag aus Kalziumfluorid (Deckschicht).

$$Ca_{10}(PO_4)_6(OH)_2 + 20\, F^- \rightleftharpoons 6\,(PO_4) + 2(OH)^- + 10\, CaF_2$$

Dieser Niederschlag liegt z. T. der Schmelzoberfläche auf; er lagert sich jedoch auch in poröse Strukturen des Schmelzes ein. Dort kann er über Monate liegen bleiben und während dieser Zeit Fluoridionen an den umgebenden Schmelz abgeben. Bei kariösen Prozessen wird dieses Fluorid in besonderem Maße verfügbar und fördert dann den Remineralisationsprozeß (*Mellberg* und *Ripa* 1983, *Hattab* et al. 1988, *Rølla* 1988, *Rølla* und *Saxegaard* 1990).

Für die Erhaltung eines einmal erworbenen Kariesschutzes muß die Kontinuität der Fluoridzufuhr gewährleistet sein. Nachuntersuchungen in Gebieten, in denen eine bestehende Trinkwasserfluoridierung eingestellt wurde, ergaben stets einen erneuten Anstieg in der Karieshäufigkeit (*Way* 1964, *Lemke* et al. 1970).

Immer wieder wurde die Frage aufgeworfen, ob der durch Fluoridierungsmaßnahmen erzielte Kariesschutz eher präeruptiv oder mehr posteruptiv erworben wird. Hierzu haben Analysen klinischer Daten eindeutig ergeben, daß die maximal zu erreichende Kariesreduktion insgesamt jeweils zur Hälfte auf die präeruptive und auf die posteruptive Fluoridwirkung zurückzuführen ist. Für die Fissuren wird der größte Kariesschutz präeruptiv erworben. Bei den Glattflächen ist es umgekehrt. Für die Approximalflächen wird der Karriesschutz zur Hälfte präeruptiv, zur anderen Hälfte posteruptiv erworben. Der beste karieshemmende Effekt wird erreicht, wenn Fluorid ab der Geburt zur Verfügung steht. Beginnen Fluoridierungsmaßnahmen erst im Alter von 3 Jahren, sind nur noch 85 % der maximal mit Fluorid zu erzielenden Kariesreduktion zu erreichen. Besonders bei Risikogruppen ist daher die präeruptive Fluoridsupplementierung von großer Bedeutung (*Groeneveld* et al. 1990).

Fluorid wirkt auf mehrfache Weise kariesreduzierend. Ein Einfluß auf die Zahnmorphologie wird kontrovers diskutiert. Bisher beobachtete Auswirkungen sind auf jeden Fall zu gering, um praktische Bedeutung zu haben (*Glenn* et al. 1984, *Murray* et al. 1991).

Lange Zeit wurde der wesentliche Effekt des Fluorids in einer Herabsetzung der Säurelöslichkeit des Schmelzes gesehen. Schmelz aus fluoridierten Gebieten zeigte in der Regel eine geringere Löslichkeit als Schmelz aus nicht fluoridierten Gegenden. Die Unterschiede waren aber zumeist nicht sehr ausgeprägt (*Cutress* 1972, *Tyler* et al. 1986). Auch in Laboruntersuchungen an Schmelzproben mit unterschiedlichem Fluoridgehalt konnte nur ein geringer Einfluß von Fluorid auf die Schmelzlöslichkeit gefunden werden (*Nelson* et al. 1983, *Larsen* und *Jensen* 1989).

Ein zweiter Aspekt ist in diesem Zusammenhang aufzuführen. Fluoridreicher Schmelz weist einen geringeren Karbonatanteil auf als fluoridarmer (*Nikiforuk* et al. 1962). Karbonatapatit geht aber bei einem initialen Kariesprozeß in besonderem Maße in Lösung (*Hallsworth* et al. 1973). Der Haupteffekt des Fluorids wird heute jedoch in der Förderung von Remineralisationsvorgängen gesehen (*Arends* et al. 1984, *ten Cate* 1984).

Neben den Wirkungsmechanismen an der Schmelzoberfläche kommt dem Fluorid auch ein Effekt auf die Plaquebakterien zu (*Marsh* 1991). So berichteten z. B. *Zahradnik* und Mitarbeiter (1978), daß die Initialanheftung oraler Mikroorganismen an fluoridvorbehandeltem Schmelz verringert ist. Außerdem ist seit langem bekannt, daß Fluoridkonzentrationen ab etwa 10 ppm den Stoffwechsel oraler Bakterien hemmen können (*Bibby* und *van Kesteren* 1940). In der Plaque können je nach äußerem Angebot entsprechend hohe Fluoridmengen nachgewiesen werden (*Hardwick* und *Leach* 1963, *Flessa* und *Gülzow* 1970). Fluorid kann in die Bakterienzelle aufgenommen werden und dort Stoffwechselvorgänge hemmen (*Psarros* et al. 1990). Insbesondere wird das Enzym Enolase im Embden-Meyerhof-Abbauweg der Kohlenhydrate gehemmt (*Klement* und *Siebert* 1985). Enolase ist bei der Umwandlung von Phosphoglycerinsäure in Phosphoenolpyruvat beteiligt. Dadurch kommt es dann auch nicht zur Bildung von Laktat (*Wahab* et al. 1993). Da zahlreiche Bakterien Phosphoenolpyruvat zum Einschleusen von Glukose in die Zelle benötigen, ist dieser Prozeß ebenfalls unterbrochen (*Hamilton* 1977 u. 1990). Schließlich ist damit auch die Synthese von Polysacchariden gehemmt. Daneben wird durch Fluorid auch die Säuretoleranz von Plaquemikroorganismen verringert (*Marquis* 1990). Welcher Stellenwert der Einwirkung von Fluorid auf die Plaquemikroorganismen zukommt, ist aber bisher nicht endgültig abgeklärt (*van Loveren* 1990, *Tatevossian* 1990). Es ist jedoch offensichtlich, daß die karieshemmende Wirksamkeit von Fluorid auf der Kombination mehrerer und verschiedener Mechanismen beruht (*Margolis* und *Moreno* 1990).

8.4 Möglichkeiten der Fluoridanwendung

Kariesprophylaktisch wirksames Fluorid kann entweder systemisch (enteral) zugeführt oder lokal auf die Schmelzoberfläche appliziert werden. Solange Zahnkronen noch nicht in die Mundhöhle durchgetreten sind, werden sie nur durch systemische Fluoridgabe beeinflußt; nach dem Zahndurchbruch ist die Lokalapplikation möglich.

Zur systemischen Anwendung stehen generell folgende Möglichkeiten der Fluoridzufuhr zur Verfügung:

- fluoridiertes Trinkwasser,
- fluoridiertes Speisesalz,
- Fluoridtabletten,
- fluoridierte Milch.

Auch die Lokalapplikation von Fluorid kann mit Hilfe unterschiedlicher Trägersubstanzen erfolgen:

- Zahnpasten,
- Lösungen,
- Gelees,
- Lacke.

Die Trennung in systemische oder lokale Fluoridierungsmaßnahmen kann jedoch keine absolute sein. Mit jeder systemischen Aufnahme von Fluorid über die Mundhöhle ist auch ein gewisser lokaler Effekt verbunden. Außerdem gelangen Anteile des aufgenommenen Fluorids über den Speichel wieder in die Mundhöhle. Auf der anderen Seite wird nach Lokalapplikation von Fluorid stets eine geringe Menge Fluorid verschluckt.

Prinzipiell können alle systemischen Fluoridierungsmaßnahmen mit lokalen Verfahren kombiniert werden. Um Überdosierungen zu vermeiden, darf aber stets nur eine systemische Maßnahme angewendet werden. Darüber hinaus sollten lokale Fluoridierungsmaßnahmen erst dann durchgeführt werden, wenn gewährleistet ist, daß Kinder die verwendeten Mittel nicht mehr verschlucken, sondern sicher ausspucken und ausspülen. Dies ist etwa ab dem Schulalter der Fall.

8.4.1 Trinkwasserfluoridierung

Die optimale Versorgung mit Fluorid kann über das Trinkwasser erfolgen. Zu diesem Zweck wird für unsere klimatischen Bedingungen und unsere Ernährungsweise der in jedem Wasser bereits enthaltene, in der Regel aber nur relativ geringe Fluoridgehalt bis auf 1 mg/l Wasser angehoben. Dies kann z. B. durch entsprechende Zugabe von Natriumfluorid (NaF) oder Natriumsilikofluorid (Na_2SiF_6) erreicht werden.

Nach den grundlegenden Studien von *Dean* und Mitarbeitern (Abschnitt 8.1) wurde 1945 in Grand Rapids, Michigan, die erste Anlage zur Anreicherung von Trinkwasser mit Fluorid in Betrieb genommen. Seither erhalten die dortigen Einwohner Trinkwasser mit optimalem Fluoridgehalt von 1 ppm. Noch im selben Jahr wurde auch das Wasser von Newburgh und 1946 dasjenige von Evanston fluoridiert. Auch in der kanadischen Stadt Brantford wurde 1945 der Fluoridgehalt im Trinkwasser auf 1 ppm angehoben.

In allen vier Städten konnte die Trinkwasserfluoridierung wissenschaftlich begleitet werden. So wurden u. a. kariesepidemiologische Erhebungen in diesen Städten mit fluoridiertem Trinkwasser und in vergleichbaren Städten (= gleiche sozio-ökonomische Strukturen) mit fluoriddefizitärem Wasser durchgeführt: Grand Rapids – Muskegon, Newburgh – Kingston, Evanston – Oak Park und Brantford – Sarnia. Zusätzlich wurden noch zwei Positivkontrollen in Städten mit natürlicherweise fluoridhaltigem Wasser durchgeführt. Dies waren zu Grand

Rapids – Aurora (1,4 ppm F⁻) und zu Brantford – Stratford (1,3 ppm F⁻). In den vier mit fluoridiertem Wasser versorgten Städten stellte sich innerhalb von 10 bis 15 Jahren bei Kindern und Jugendlichen ein Kariesrückgang von 50 bis 55% ein. Die Kariesprävalenz entsprach dann derjenigen in den Vergleichsstädten mit natürlicherweise fluoridhaltigem Wasser. In den Kontrollstädten mit fluoriddefizitärem Wasser hatten sich Kariesbefall und Kariesfrequenz nicht verändert (*Ast* et al. 1956, *Hutton* et al. 1956, *Blayney* 1960, *Arnold* et al. 1962, *Brown* und *Poplove* 1965).

Seit den geschilderten Anfängen der Trinkwasserfluoridierung und gestützt auf deren gute Erfolge wurden weitere Städte in den USA, aber auch Städte in anderen Staaten mit fluoridiertem Trinkwasser versorgt. Heute erhalten weltweit etwa 320 Millionen Menschen Trinkwasser mit optimalen Fluoridgehalt (*Mellberg* und *Ripa* 1983).

In Europa konnte sich die Trinkwasserfluoridierung nur wenig durchsetzen. Der Grund hierfür waren nicht sachlich-fachliche Erwägungen, sondern politische Entscheidungen. Die Republik Irland ist der einzige Staat mit nationaler Trinkwasserfluoridierung. In Großbritannien werden einige Städte und Gemeinden (z. B. Birmingham, Newcastle upon Tyne) mit fluoridiertem Trinkwasser versorgt. In anderen europäischen Städten wurde die zunächst eingeführte Trinkwasserfluoridierung, ebenfalls aus politischen Entscheidungsgründen, später wieder eingestellt, so z. B. in Norrköping, Schweden (1952-1961), und in Tiel, Niederlande (1953-1973).

In den alten Ländern der Bundesrepublik Deutschland erhielt lediglich ein Vorort Kassels von 1952 bis 1960 mit Fluorid angereichertes Trinkwasser (*Hornung* 1957). Dieses Projekt wurde jedoch wissenschaftlich nicht besonders gut dokumentiert. Dagegen bestanden in der DDR Pläne zum Aufbau eines umfassenden Netzes von Trinkwasserfluoridierungen. 1959 war in Karl-Marx-Stadt (Chemnitz) die erste dieser Anlagen in Betrieb genommen worden. Die Auswirkungen auf die Zahngesundheit entsprachen den weltweit veröffentlichten Angaben. Der Kariesbefall ging um die Hälfte zurück. Die Anzahl Kinder und Jugendlicher mit naturgesunden Gebissen stieg deutlich an (*Künzel* 1972 u. 1979). Trotz dieser positiven Ergebnisse wurde die Trinkwasserfluoridierung überall in den neuen Bundesländern unmittelbar nach der politischen Vereinigung eingestellt. Dabei ist nach der geltenden Trinkwasserverordnung vom 22.5.1986 bei uns im Trinkwasser ein Fluoridgehalt bis 1,5 ppm zulässig.

Eine seit langem laufende Versorgung mit fluoridiertem Trinkwasser besteht in Basel, Schweiz. Seit dem 1.5.1962 wird dort das Wasser bis zu einem Gehalt von 1 ppm mit Fluorid angereichert. Von Anfang an erfolgten begleitende kariesepidemiologische Erhebungen. Nach 15 Jahren waren Kariesbefall und Kariesfrequenz bei 7- bis 15jährigen Basler Schulkindern statistisch gesichert hochsignifikant zurückgegangen (*Gülzow* et al. 1982). Während vor Einführung der Trinkwasserfluoridierung DMFT-Werte zwischen 2,4 und 14,8 sowie DMFS-Werte zwischen 4,2 und 30,4 gefunden worden waren, lagen die entsprechenden Ergebnisse 15 Jahre danach für den DMFT-Index nur noch zwischen 0,6 und 6,0 sowie für den DMFS-Index nur noch zwischen 0,8 und 10,2. Dies entspricht einer effektiven Verringerung des Kariesbefalls zwischen 60 und 80% (Abb. 28). Die Anzahl Kinder mit naturgesunden bleibenden Gebissen stieg in dieser Zeit hochsignifikant an (Abb. 29).

Zur Trinkwasserfluoridierung liegen bis heute Erfahrungen über 50 Jahre vor. Weltweit hat sich erwiesen, daß sie eine sichere, praktikable und wirksame Maßnahme zur Eindämmung und Reduktion der Karies

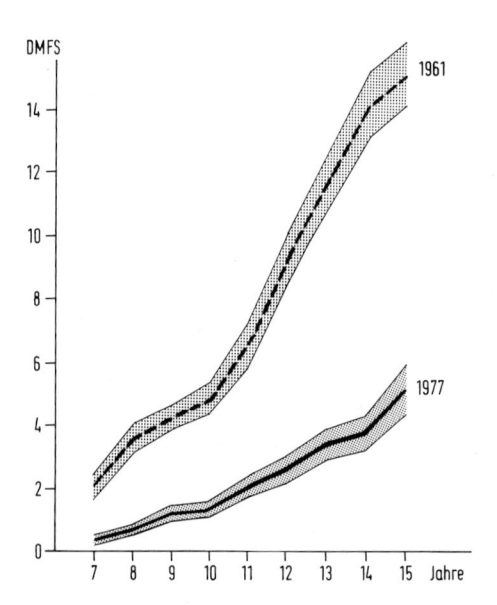

Abb. 28 Mittlerer Kariesbefall 7- bis 15jähriger Basler Schulkinder vor und 15 Jahre nach Einführung der Trinkwaserfluoridierung

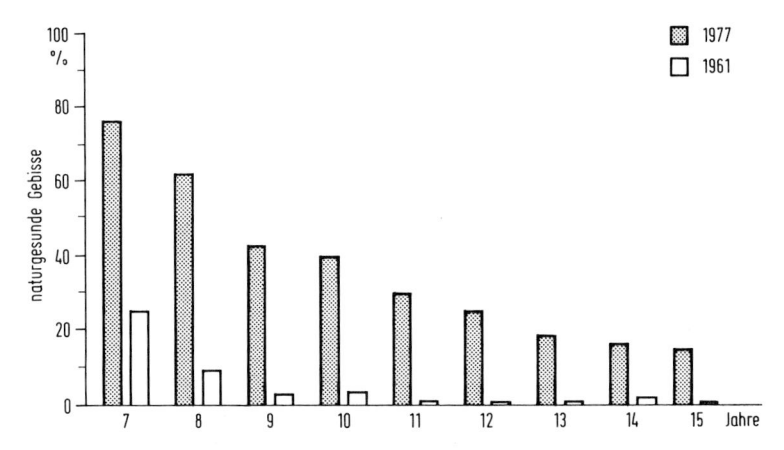

Abb. 29 Naturgesunde Gebisse 7- bis 15jähriger Basler Schulkinder vor und 15 Jahre nach Einführung der Trinkwasserfluoridierung

ist. Zahlreiche nationale und internationale wissenschaftliche Fachgesellschaften bis hin zur *World Health Organization* (WHO) befürworten sie (*Murray* 1986). Die Trinkwasserfluoridierung erfüllt optimal die Forderung, bei niedrigen Kosten (ca. 1 DM pro Kopf und Jahr) möglichst breite Bevölkerungskreise zu erfassen. Es ist die lebenslange und kontinuierliche Fluoridzufuhr gewährleistet. Persönlicher Einsatz des einzelnen ist nicht erforderlich.

8.4.2 Salzfluoridierung

Bereits im Jahr 1946 schlug der Schweizer Arzt *Wespi* Speisesalz als Träger für Fluorid vor. Er sah darin eine gute und preiswerte Alternative zur Trinkwasserfluoridierung; denn der menschliche Organismus benötigt ebenso wie ausreichende Mengen Trinkwasser regelmäßig auch kleine Mengen Natriumchlorid. *Wespi* stützte sich bei seinen Überlegungen u. a. auf die langjährigen positiven Erfolge, welche in der Schweiz bei der Prävention des endemischen Kropfes mit jodiertem Salz zu verzeichnen waren (*Wespi* 1982). Nach entsprechenden Vorbereitungen war dann 1955 fluoridangereichertes Kochsalz (90 ppm F^-) in der Schweiz im Handel erhältlich.

In einer ersten Studie berichteten *Marthaler* und *Schenardi* (1962) über kariesepidemiologische Befunde bei Kindern nach $5 \, 1/2$jährigem Verzehr fluoridierten Kochsalzes. Sie fanden eine signifikante Karieshemmung, welche um 30% lag. Die gegenüber der Trinkwasserfluoridierung geringere Karieshemmung wurde mit zu niedrigem Fluoridgehalt des Salzes und damit zu geringer Fluoridaufnahme erklärt. Folgerichtig wurde eine Erhöhung des Fluoridgehaltes im Salz vorgeschlagen, um eine der Trinkwasserfluoridierung vergleichbare Fluoridaufnahme zu gewährleisten. 1969 erhöhte zunächst der Kanton Waadt den Fluoridgehalt des Speisesalzes auf 250 ppm, und 1974 begann im Kanton Glarus eine Langzeitstudie mit ebenfalls auf 250 ppm fluoridangereichertem Salz. Aufgrund der aus beiden Kantonen berichteten positiven Auswirkungen dieser Maßnahme auf die Zahngesundheit wurde dann im Frühjahr 1983 in der gesamten Schweiz ein Speisesalz mit 250 ppm Fluorid eingeführt. Mit 4 Gramm dieses Salzes würde ein Erwachsener die für ihn optimale tägliche Fluoridmenge aufnehmen (*Marthaler* 1985). Heute verwenden ca. drei Viertel der Schweizer Bevölkerung fluoridiertes Salz (*Marthaler* 1992).

Da in der Schweiz meistens mehrere Präventionsmöglichkeiten nebeneinander angewendet werden, ist die kariesprophylaktische Wirksamkeit einer einzelnen Maßnahme nicht immer eindeutig zu erkennen. Aber auch bei Berücksichtigung dieser Bedingungen lassen die vorliegenden Studien erkennen, daß bei Verwendung von fluoridiertem Speisesalz (250 ppm F^-) der Karieszuwachs bei Schulkindern signifikant verringert ist. Die kariesstatistischen Werte können denen in Gebieten mit Trinkwasserfluoridierung gleichen (*Marthaler* et al. 1977, *Marthaler* und *Steiner* 1981, *de Crousoz* et al. 1985, *Steiner* et al. 1986 u. 1989).

Auch in einer Reihe weiterer Länder ist fluoridiertes Speisesalz zumindest teilweise eingeführt, so in Ungarn, Kolumbien, Spanien, Frankreich, Jamaica, Costa Rica und Mexico. Umfangreichere Studien zum kariespräventiven Effekt dieses Salzes liegen bisher jedoch nur aus Kolumbien und aus Ungarn vor. Da während der Laufzeit dieser Studien die Verwendung fluoridhaltigen Salzes einzige Präventionsmaßnahme war, ist aus den Ergebnissen die kariesprophylaktische Wirksamkeit der Salzfluoridierung besonders gut zu erkennen.

Von 1964 bis 1972 wurde in vier kolumbianischen Städten mit vergleichbaren demographischen Strukturen eine gut geplante Studie durchgeführt (*Mejia* et al. 1976, *Marthaler* et al. 1978). San Pedro erhielt Trinkwasserfluoridierung, in Montebello wurde dem Speisesalz Natriumfluorid (200 ppm F^-) zugegeben, in Armenia wurde dem Salz

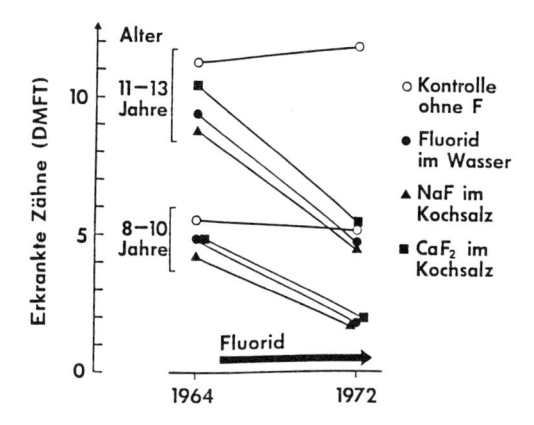

Abb. 30 Kariesbefall 8- bis 13jähriger Kinder in Kolumbien vor und 7 Jahre nach Einführung von Fluoridierungsmaßnahmen (*Marthaler* 1992) (mit freundlicher Genehmigung von Herrn Prof. Dr. T. M. Marthaler)

Kalziumfluorid (200 ppm F⁻) hinzugefügt und Don Matias diente als Kontrolle. In der Kontrollstadt zeigten die Karieswerte der untersuchten 8- bis 13jährigen Kinder zwischen den Jahren 1964 und 1972 nur unwesentliche Unterschiede. In den beiden Städten mit Salzfluoridierung ging der Kariesbefall um etwa 50% und in der Stadt mit fluoridiertem Trinkwasser um 60% zurück (Abb. 30). Die kariesprophylaktische Wirksamkeit fluoridierten Speisesalzes konnte damit bestätigt werden. Die gegenüber der Trinkwasserfluoridierung etwas geringere Kariesreduktionsrate ist möglicherweise damit zu erklären, daß die dem Salz zugesetzten Fluoridmengen noch im suboptimalen Bereich lagen (*Naylor* und *Murray* 1989).

In Ungarn laufen seit 1965 Studien zur Salzfluoridierung. Dabei wurden Fluoridkonzentrationen (NaF) von 200, 250 und 350 ppm untersucht. Schon die ersten Ergebnisse nach 4 Jahren zeigten den guten kariespräventiven Effekt der Salzfluoridierung. Die Anzahl kariesfreier Gebisse bei 2- bis 6jährigen Kindern hatte sich nahezu verdoppelt. Sie stieg von 23,1% auf 43,8%. Bei den 7- bis 11jährigen hatten 23,1% gegenüber 4,7% naturgesunde bleibende Gebisse. Insgesamt war der Kariesbefall 4 Jahre nach Einführung der Salzfluoridierung um 15 bis 20% niedriger (*Tóth* 1971). Nach 8 Jahren Salzfluoridierung (250 ppm F⁻) waren die Gebißbefunde noch günstiger. Der dmft-Index der 2- bis 6jährigen nahm um 41% ab, der DMFT-Index der 7- bis 11jährigen um 58% und derjenige der 12- bis 14jährigen um 36%. Entsprechend stieg in diesen Altersgruppen die Anzahl Kinder mit naturgesunden Gebissen an, von 23 auf 60%, von 4,8 auf 41% und von 2,7 auf 8,4% (*Tóth* 1976). Nach 10 Jahren fand sich nochmals ein weiterer Kariesrückgang (*Tóth* 1979).

In der Bundesrepublik Deutschland ist fluoridiertes Speisesalz (250 ppm F⁻ als KF) seit dem Herbst 1991 im Handel erhältlich. Es ist damit bei uns die erste und einzige kollektive Möglichkeit der Kariesprävention. Fluoridiertes Salz muß kaum teurer sein als nicht fluoridiertes. Allerdings ist das letzte Wort zur Dosierung wohl noch nicht gesprochen. In einer Zeit steigenden Gesundheitsbewußtseins wird sich möglicherweise auch der Verzehr von Salz verringern. Für eine optimale Kariesprophylaxe muß aber ab dem Alter von 6 Jahren an durchschnittlich eine tägliche Aufnahme von 1 mg Fluorid (augenblicklich = 4 g Salz) gewährleistet sein.

8.4.3 Tablettenfluoridierung

Schon 1874 hatte *Erhardt* empfohlen, Fluoridtabletten einzunehmen, um dadurch den Gesundheitszustand der Zähne zu verbessern. Aber erst in den 40er und 50er Jahren dieses Jahrhunderts findet man im Schrifttum wieder einige Veröffentlichungen, welche sich mit dem Einfluß von Fluoridtabletten auf die Karies befassen (*Strean* und *Beaudet* 1945, *Stones* et al. 1949, *Bibby* et al. 1955). Und erst 1960 berichteten *Arnold* und Mitarbeiter über Kariesbefunde an Kindern nach mehrjähriger täglicher Einnahme von Fluoridtabletten. Die dmft- und DMFT-Werte ähnelten denen in Gebieten mit Trinkwasserfluoridierung. Seither ist eine große Anzahl von Studien über die kariespräventive Wirksamkeit von Fluoridtabletten publiziert worden. Dabei hat sich Natriumfluorid als gut wirksam herausgestellt. Eine ausführliche Zusammenstellung dieser Arbeiten wurde von *Naylor* und *Murray* (1989) veröffentlicht.

Über die Bedeutung pränataler Gaben von Fluoridtabletten finden sich im Schrifttum unterschiedliche Angaben. Die einzelnen Studien sind aufgrund sehr verschiedener Versuchsbedingungen untereinander aber kaum vergleichbar (*Murray* et al. 1991). Insgesamt scheint der zu erzielende kariespräventive Effekt nicht besonders groß zu sein. Dies hängt u. a. mit dem beschränkten Zeitrahmen für die pränatale Einwirkung des Fluorids zusammen; denn die Mineralisation der Milchzähne setzt je nach Zahngruppe erst zwischen der 14. und der 18. Schwangerschaftswoche ein. Ein Effekt auf die bleibenden Zähne ist auszuschließen, da erste Mineralisationsprozesse dieser Zähne erst um den Zeitpunkt der Geburt beginnen. So berichtete beispielsweise *Schützmannsky* (1971) über den Kariesbefall im Milchgebiß sechsjähriger Kinder, welche entweder nur pränatal, oder nur postnatal, oder aber prä- und postnatal Fluorid über Tabletten erhalten hatten. Die mittleren dmft-Werte betrugen 3,54, 3,60 und 3,02. Die Anzahl naturgesunder Gebisse war mit 39,4%, 43,6% und 60,7% allerdings unterschiedlich. Die Kontrollgruppe wies einen mittleren dmft-Wert von 4,22 sowie 31,3% naturgesunde Gebisse auf. Die Autorin folgerte, daß der vorgeburtliche Einfluß von Fluoridtabletten ungefähr die gleiche Kariesprotektion ergibt wie die Verabreichung dieser Tabletten von Geburt an. Zu ähnlichen Ergebnissen kommt auch *Leverett*. Die dfs-Werte fünfjähriger Kinder, welche entweder pränatal und postnatal oder aber nur postnatal Fluorid über Tabletten erhalten hatten, lagen bei 0,30 bzw. 0,55 (*Stephen* 1993).

Faßt man die Ergebnisse aller vorliegenden Studien zusammen, so kann durchaus auf einen kariespräventiven Effekt pränataler Fluoridgaben insbesondere für das Milchgebiß geschlossen werden. Dieser Effekt ist jedoch nicht so bedeutend, daß die pränatale Fluoridgabe unverzichtbar wäre. Andererseits kann Fluorid für die werdende Mutter sehr wichtig sein. Aufgrund von Umstellungen im Ernährungs- und Hygieneverhalten (Appetit auf Süßes, durch Würgereiz eingeschränkte Zahn- und Mundpflege) kann die Schwangere in erhöhtem Maße kariesgefährdet sein. Daher ist ihr anzuraten, Fluoridtabletten in entsprechender Dosierung im Munde zergehen zu lassen. Bei mangelnder Bereitschaft sollte aber nicht zur Einnahme dieser Tabletten gedrängt werden. Wichtiger ist es, darauf zu achten, daß das Kind baldmöglichst nach der Geburt ausreichende Mengen Fluorid erhält. Die Schwangere muß dann aber zum Schutz ihrer eigenen Zähne lokale Fluoridierungsmaßnahmen durchführen.

Wird im ersten Lebensjahr mit der kontinuierlichen Einnahme von Fluoridtabletten begonnen, können sowohl im Milchgebiß als auch im bleibenden Gebiß Kariesreduktionsraten zwischen 40 und 80% erreicht werden (*Murray* et al. 1991, *Reich* et al. 1992). Generell ist der Kariesrückgang umso höher, je früher nach der Geburt die Tabletteneinnahme eingesetzt hat (*Widenheim* und *Birkhed* 1991). Außerdem ist der Erfolg der Tablettenfluoridierung in besonderem Maße von regelmäßiger Einnahme abhängig. Es ist also eine hohe Motivation und Compliance notwendig.

Da es sich herausgestellt hat, daß die häusliche Verteilung der Fluoridtabletten durch Eltern häufig nur unzuverlässig erfolgt, wird vielfach Vergabe und Einnahme dieser Tabletten im Kindergarten und in der Schule vorgezogen (*Driscoll* et al. 1978, *Stephen* und *Campbell* 1978, *Allmark* 1982, *Gülzow* und *Strübig* 1984). So konnte bei anfangs sieben und acht Jahre alten Kindern bereits nach zweijähriger schultäglicher Einnahme von Fluoridtabletten ein gegenüber Kontrollkindern um 40% verringerter Karieszuwachs festgestellt werden (*Strübig* et al. 1982). Auch in früheren Studien wurden ähnliche Reduktionen im Karieszuwachs bei Schulkindern nach Gabe von Fluoridtabletten beobachtet (*Marthaler* und *König* 1967, *Plasschaert* und *König* 1973). Mit längerer Dauer der Tabletteneinnahme steigt der kariesprotektive Effekt weiter an (*O'Rourke* et al. 1988, *Graehn* et al. 1992).

Die Tablettenfluoridierung ist nachgewiesenermaßen bei optimaler Anwendung eine hoch wirksame kariesprophylaktische Maßnahme. Ein wichtiger Vorteil ist dabei die Möglichkeit der exakten Dosierung (Tab. 8). Deshalb ist sie für die Fluoridversorgung von Kindern zumindest bis zum Schulalter anderen Fluoridsupplementen vorzuziehen. Ein weiterer Vorteil ist darin zu sehen, daß beim langsamen Zergehenlassen der Tabletten in der Mundhöhle hohe Fluoridkonzentrationen auftreten, so daß es vor dem Verschlucken zu lokalen Fluoridierungseffekten an der Schmelzoberfläche kommt.

Tabelle 8 Dosierung von Fluoridtabletten in Bezug zu Alter und Fluoridgehalt des Trinkwassers (Deutsche Gesellschaft für Zahn-, Mund- und Kieferheilkunde 1993)

Alter	Fluoridgehalt des Trinkwassers		
	bis 0,3mg/l	0,3-0,7 mg/l	über 0,7mg/l
	Tabletten	Tabletten	Tabletten
1. u. 2. Lebensjahr	0,25 mg F$^-$	–	–
3. Lebensjahr	0,50 mg F$^-$	0,25 mg F$^-$	–
4. bis 6. Lebensjahr	0,75 mg F$^-$	0,50 mg F$^-$	–
ab 7. Lebensjahr	1,0 mg F$^-$	0,50 mg F$^-$	–

Die Tablettenfluoridierung kann sowohl in der Individualprophylaxe als auch in der Gruppenprophylaxe eingesetzt werden. Voraussetzung sind Motivation und Compliance zu regelmäßiger Einnahme der Tabletten. Häufig führt der Kinderarzt im ersten und evtl. auch im zweiten Lebensjahr eine kombinierte Karies- und Rachitisprophylaxe durch (Vitamin D und Fluorid). Nach deren Auslaufen muß vom Zahnarzt die Kariesprophylaxe mit Fluoridtabletten weitergeführt werden.

8.4.4 Milchfluoridierung

1953 schlug der Schweizer Kinderarzt *Ziegler* Milch als Träger für die systemische Verabreichung von Fluorid vor. Während die Fluoridierung der Schulmilch problemlos eingeführt werden konnte, gab es gegen eine generelle Fluoridzugabe zur Haushaltsmilch zunächst Widerstände (*Ziegler* 1957). Über die Ergebnisse eines in Winterthur durchgeführten Großversuches mit fluoridierter Haushaltsmilch wurde dann 1964 berichtet. Kleinkinder erhielten mit der Milch täglich 0,5 mg Fluorid, ältere Kinder 0,7 bis 0,8 mg. Neben einem deutlichen Anstieg der Anzahl Kinder mit naturgesunden Gebissen konnte nach 6 Jahren eine mittlere Kariesreduktion von 47,2% gefunden werden (*Wirz* 1964, *Ziegler* 1964). Aus den USA war ebenfalls über einen positiven Einfluß fluoridhaltiger Milch auf die Zahngesundheit berichtet worden (*Rusoff* et al. 1962).

Auch aus weiteren Ländern wie etwa Schottland, Ungarn und Israel liegen kariesepidemiologische Studien zur Milchfluoridierung vor. So berichteten beispielsweise *Stephen* und Mitarbeiter (1981 u. 1984), daß nach 4 bis 5 Jahren schultäglichen Verzehrs fluoridierter Milch die erzielte Kariesreduktion derjenigen in Gebieten mit Trinkwasserfluoridierung glich. *Bánóczy* und Mitarbeiter (1985) legten Kariesbefunde von Heimkindern vor, welche 5 Jahre lang regelmäßig fluoridhaltige Milch getrunken hatten. Bei Kindern, die vom frühen Alter an diese Milch erhielten, konnten eine hohe Zunahme naturgesunder Gebisse sowie Kariesreduktionsraten von 60 bis 70% beobachtet werden. Wurde erst im Schulalter mit der Milchfluoridierung begonnen, war die kariesprophylaktische Wirksamkeit dieser Maßnahme wesentlich geringer. Auch *Zahlaka* und Mitarbeiter (1987) berichteten über einen deutlichen kariesprophylaktischen Effekt fluoridierter Milch. Nach 3 Jahren konnte bei arabischen Kindergarten- und Schulkindern eine 64%ige Kariesreduktion festgestellt werden.

Trotz der in den angeführten Studien aufgezeigten guten kariesprophylaktischen Wirksamkeit fluoridangereicherter Milch hat sich diese Maßnahme weltweit kaum durchgesetzt. Dabei kann Milch insbesondere für Schwangere, stillende Mütter, Kleinkinder und Kinder durchaus ein möglicher Träger für die Zufuhr von Fluorid sein. Kuhmilch enthält von Natur aus nur etwa 0,03 ppm Fluorid (*Ericsson* und *Ribelius* 1971). Sie scheint aber einen positiven Einfluß auf Remineralisationsvorgänge an der Schmelzoberfläche zu haben (*McDougall* 1977). Neuere Untersuchungen haben zudem gezeigt, daß Milch wohl, wenn auch geringe, kariostatische Wirksamkeit aufweist (*Bowen* und *Pearson* 1993).

Allerdings wird Fluorid aus Milch langsamer und in geringerem Maße resorbiert als aus Wasser (*Ericsson* 1958, *Patz* et al. 1977). Durch Bindung an Kalzium oder Protein kommt es außerdem zur Abnahme ionischen Fluorids. Dadurch wird vor allem der lokale Fluoridierungseffekt an der Schmelzoberfläche verringert (*Duff* 1981). Diese Bindungsreaktion ist zeitabhängig. Daher muß fluoridierte Milch möglichst schnell nach der Zugabe von Fluorid, möglichst innerhalb einer halben Stunde, getrunken werden (*Bánóczy* et al. 1985, *Tóth* et al. 1987). Dies erschwert die Organisation der Milchfluoridierung. Ein weiteres Problem ist, daß die Akzeptanz dieser Maßnahme über viele Jahre gewährleistet sein muß, um dauerhafte Erfolge zu erzielen. *Legett* und Mitarbeiter (1987) haben gezeigt, daß anderenfalls der kariespräventive Effekt wieder verlorengeht.

Nach den bisherigen Erfahrungen scheint die Milchfluoridierung weniger als allgemeine kollektivprophylaktische Maßnahme geeignet zu sein (*Stamm* 1972). Sie ist vor allem in geschlossenen und überschaubaren Gemeinschaften anwendbar (*Molnar* et al. 1983). Darüber hinaus bedürfen die bisher zur Milchfluoridierung vorliegenden wissenschaftlichen Daten einer Ergänzung (*F.D.I.* 1984). Weitere Erkenntnisse zum Milchverzehr, zur optimalen Dosierung des Fluorids in Abhängigkeit vom Milchkonsum, zur Produktion und Verteilung fluoridierter Milch sind erforderlich.

8.4.5 Lokale Fluoridierungsmaßnahmen

Seit mehr als 40 Jahren wird die lokale Applikation von Fluorid auf der Schmelzoberfläche als wichtige und wirksame Maßnahme zur Kariesverminderung angesehen. Hierfür kann Fluorid mit verschiedenen Trägern, wie etwa wässrigen Lösungen, Gelees, Lacken oder Zahnpasten zugeführt werden. Auch werden unterschiedliche Fluoridverbindungen angewendet, wie z. B. Natriumfluorid, Zinnfluorid, Natriummonofluorphosphat sowie Aminfluoride.

Über die zu erzielende Kariesreduktion finden sich in zahlreichen weltweit durchgeführten Studien stark divergierende Ergebnisse. Dies ist u. a. mit Unterschieden in den Versuchsbedingungen, in der Applikationsform, in den verwendeten Fluoridpräparaten und in der Höhe des Kariesniveaus der Probanden zu erklären. Insgesamt gesehen scheint es aber so zu sein, daß übliche lokale Fluoridierungsmaßnahmen die Wirksamkeit z. B. der Trinkwasserfluoridierung nicht erreichen.

Generell können lokale Fluoridierungsmaßnahmen entweder durch den Zahnarzt bzw. entsprechend geschulte Mitarbeiter oder aber vom Patienten selbst durchgeführt werden. In der zahnärztlichen Praxis werden in der Regel routinemäßig selten (zwei bis dreimal jährlich) hohe Fluoridkonzentrationen angewendet, während der Patient zu Hause häufig (bis täglich) niedrige Konzentrationen verwenden kann.

Fluoridzahnpasten

In allen Ländern, in denen die Trinkwasserfluoridierung oder andere kollektive Gesundheitsmaßnahmen bisher keine nennenswerte Akzeptanz gefunden haben, kommt der persönlichen Vorsorge des einzelnen eine ganz besondere Bedeutung zu. Da heute über 90% der im Handel erhältlichen Zahnpasten Fluorid enthalten, ist für einen großen Teil der deutschen Bevölkerung eine fluoridhaltige Zahnpasta die wichtigste regelmäßige Quelle ihrer Fluoridzufuhr.

Der in zahlreichen Ländern seit mehr als 10 Jahren zu beobachtende Kariesrückgang fällt im übrigen zeitlich mit der Einführung und allgemeinen Verbreitung fluoridhaltiger Zahnpasten zusammen. Hier wird von zahlreichen Autoren ein ursächlicher Zusammenhang gesehen (z. B. *Jenkins* 1985, *Glass* 1986, *Rølla* et al. 1991). Unterstützt wird diese Ansicht durch Beobachtungen aus Japan. Dort sind fluoridhaltige Zahnpasten kaum verbreitet und trotz intensiver Mundhygieneprogramme ist kein Kariesrückgang zu verzeichnen (*Renson* et al. 1985).

Erste Untersuchungen mit natriumfluoridhaltigen Zahnpasten ergaben keine klinisch bedeutsame karieshemmende Wirksamkeit (*Bibby* 1945, *Kyes* et al. 1961, *Brudevold* und *Chilton* 1966). Aus heutiger Sicht mag dies vor allem daran gelegen haben, daß die übrigen Inhaltsstoffe der Zahnpasten mit dem Fluorid nicht kompatibel waren, sondern es inaktivierten. Nachdem dieses Problem gelöst war, konnte in mehrjährigen Studien die kariespräventive Wirksamkeit natriumfluoridhaltiger Zahnpasten nachgewiesen werden (*Torell* und *Ericsson* 1965, *Koch* 1967).

Muhler und Mitarbeiter (1955) berichteten, daß zinnfluoridhaltige Zahnpasten im Gegensatz zu natriumfluoridhaltigen eine deutliche Karieshemmwirkung zeigten. Sie wiesen jedoch einen erheblichen Nachteil auf. Bei regelmäßiger Verwendung kam es zu bräunlichen Verfärbungen an der Zahnoberfläche. Daher konnten sie sich nicht durchsetzen. Erst 1993 kam wieder eine zinnfluoridhaltige Zahnpaste auf den Markt, bei deren Verwendung keine Verfärbungen an den Zähnen mehr auftreten sollen. Entsprechende klinische Beobachtungen und Kontrollen stehen aber noch aus.

Eine dritte Fluoridverbindung, welche erfolgreich in Zahnpasten eingesetzt wurde, ist das Natriummonofluorphosphat (*Finn* und *Jamison* 1963, *Naylor* und *Emslie* 1967, *Møller* et al. 1968, *James* et al. 1977). Vorteil dieser Verbindung ist die gute Kompatibilität mit einer ganzen Reihe gebräuchlicher Abrasivstoffe. Allerdings besteht noch keine einhellige Meinung über den Wirkungsmechanismus des Natriummonofluorphosphates an der Schmelzoberfläche. So sind z. B. *Ericsson* (1963) sowie *Grøn* und Mitarbeiter (1971) der Ansicht, daß Fluorid durch Hydrolyse aus dem Natriummonofluorphosphat freigesetzt wird und dann wirksam werden kann. Dagegen leitet *Ingram* (1972) aus entsprechenden Untersuchungen ab, daß das Monofluorphosphat gegen andere bereits im Apatitkristall enthaltene Phosphatgruppen ausgetauscht, also direkt in das Kristallgitter eingebaut wird.

Seit den ersten Studien von *Mühlemann* und Mitarbeitern haben zahlreiche Untersuchungen immer wieder die gute Wirksamkeit von Aminfluoriden an der Schmelzoberfläche nachgewiesen (*Mühlemann* et al. 1957, *Shern* et al. 1974, *Kirkegaard* 1977, *Barbakow* et al. 1983, *Gülzow* 1983, *ten Cate* et al. 1988). Auch als karieshemmender Zusatz in Zahnpasten haben sich diese Fluoridverbindungen bewährt (*Marthaler* 1965 und 1968). In einer vergleichenden Studie war der Karieszuwachs bei Kindern, die eine aminfluoridhaltige Zahnpaste benutzten, geringer als bei anderen, welche eine Zahnpaste mit Natriummonofluorphosphat verwendeten (*Cahen* et al. 1982). Aus aminfluoridhaltigen Zahnpasten wird mehr Fluorid in den Schmelz aufgenommen als aus Pasten mit anderen Fluoridverbindungen (*Hellwig* et al. 1990, *Gülzow* et al. 1993).

Insgesamt ist bei Verwendung fluoridhaltiger Zahnpasten eine etwa 20%ige bis 30%ige Hemmung des Karieszuwachses zu erwarten. Aufstellungen über das hierzu vorliegende Schrifttum finden sich bei *Murray* et al. 1991. Dabei ist der Effekt natürlich auch von der Regelmäßigkeit und Dauer der Mundhygienemaßnahmen abhängig. Außerdem scheint nach neueren Untersuchungen der kariespräventive Effekt umso größer zu sein, je weniger nach dem Putzen mit Wasser nachgespült wird. Es wird daher empfohlen mit einer 0,05%igen Natriumfluoridlösung zu spülen (*Sjögren* und *Birkhed* 1993 u. 1994).

Derzeit sind in Deutschland Zahnpasten im Handel, welche im wesentlichen Natriumfluorid, Natriumonofluorphosphat, Aminfluorid (Olaflur + Hetaflur) oder Zinnfluorid als kariespräventiv wirksame Substanz enthalten. Der Fluoridgehalt beträgt außer bei Kinderzahnpasten zwischen 1250 und 1500 ppm (= 0,125 bis 0,15%).

Es ist bekannt, daß Vorschulkinder je nach Alter mehr oder weniger große Anteile der in den Mund eingebrachten Zahnpasta verschlucken (*Baxter* 1980, *Simard* et al. 1989, *Levy* 1993). Dies gilt in besonderem Maße für Zahnpasten, welche speziell auf Kinder abgestimmte Geschmacksstoffe enthalten (*Levy* et al. 1992). Bei gleichzeitigen systemischen Fluoridierungsmaßnahmen könnte es bei Verwendung einer Zahnpaste mit 1250 oder 1500 ppm Fluorid zur Überdosierung mit der Möglichkeit des Auftretens von Schmelzflecken kommen (*Kalsbeek* et al. 1992). Daher wird seit längerem in Kinderzahnpasten eine reduzierte Fluoridkonzentration von 250 ppm eingesetzt. Untersuchungen von *Koch* und Mitarbeitern (1982) haben bei Kindern keine Unterschiede in der kariespräventiven Wirksamkeit zwischen Zahnpasten mit 1000 ppm Fluorid oder 250 ppm Fluorid ergeben. Allerdings finden sich im Schrifttum auch gegenteilige Angaben (*Mitropoulos* et al. 1984). Auf jeden Fall ist nach Verwendung einer Zahnpaste mit 1250 ppm Fluorid der Fluoridgehalt der Schmelzoberfläche signifikant höher als nach Anwendung einer Paste mit 250 ppm Fluorid. Daher werden Zahnpasten mit üblichem Fluoridgehalt zum Zeitpunkt des Durchbruchs der ersten bleibenden Molaren empfohlen (*Barbakow* et al. 1986).

Etwa ab dem Schulalter ist bei Kindern ein sicheres Aus- und Nachspülen nach dem Zähneputzen gewährleistet (*Baxter* 1980). Im übrigen können fluoridbedingte Schmelzflecken nur während der Zeit der Mineralisation der bleibenden Zähne, also etwa bis zum Alter von 8 Jahren entstehen. Neuere Untersuchungen ergaben Hinweise, daß fluoridhaltigen Zahnpasten zugesetztes Xylit einen zusätzlichen karieshemmenden Effekt bewirkt. Die Kombination von Fluorid in niedriger Konzentration und Xylit könnte daher gerade für Kinderzahnpasten von Interesse sein, um bei guter Karieshemmung Schmelzflecken möglichst zu vermeiden (*Petersson* et al. 1991).

Fluoridlösungen

Der kariespräventive Effekt direkt auf die Schmelzoberfläche aufgebrachter Fluoride wurde erstmals in den 40er Jahren beschrieben. Damals war noch nicht bekannt, daß fluoridhaltiges Trinkwasser auch lokal an der Zahnoberfläche wirksam ist. So berichteten *Bibby* (1943) sowie *Knutson* und *Armstrong* (1943) über eine deutliche Hemmung des Karieszuwachses bei Kindern nach Lokalapplikation von Natriumfluoridlösungen. In den 50er Jahren wurden dann auch zinnfluoridhaltige Lösungen erfolgreich angewendet (*Howell* et al.1955). Nachteilig war aber deren Instabilität, so daß die Touchierungslösung stets frisch hergestellt werden mußte. Später erwiesen sich auch Natriummonofluorphosphat-haltige Lösungen als kariespräventiv wirksam (*Goaz* et al. 1963).

Untersuchungen zur Karieshemmung durch regelmäßige Anwendung fluoridhaltiger Mundspüllösungen wurden vor allem in den skandinavischen Ländern durchgeführt. Insbesondere Natriumfluorid erwies sich hierfür als besonders geeignet (*Torell* und *Siberg* 1962). 14tägige Spülungen mit 0,5%iger Natriumfluoridlösung erbrachten eine 23%ige Reduktion im Karieszuwachs (*Koch* 1967). Die Ergebnisse der „Göteborg-Studie" zeigten signifikant weniger Karies nach täglicher Mundspülung mit 0,05%iger Natriumfluoridlösung, nach 14tägiger Spülung mit 0,2%iger Natriumfluoridlösung und nach jährlich viermaliger Touchierung der Schmelzoberflächen mit 2%iger Natriumfluoridlösung. Mit 49%iger Reduktion des Karieszuwachses wurden die besten Resultate bei täglicher Anwendung der 0,05%igen Natriumfluoridlösung erreicht (*Torell* und *Ericsson* 1965). Daraus ist abzuleiten, daß es günstiger ist, möglichst häufig (täglich!) geringe Fluoridkonzentrationen anzuwenden als selten hohe. Spätere Studien führten zumeist zu ähnlichen Ergebnissen (*Horowitz* et al. 1971, *Rugg-Gunn* et al. 1973, *Birkeland* und *Torell* 1978). Insgesamt werden für geeignete fluoridhaltige Spüllösungen Kariesreduktionsraten zwischen etwa 20 und 40% angegeben. Sie differieren in Abhängigkeit von der Häufigkeit der Anwendung sowie Art und Konzentration der verwendeten Fluoridverbindung. Nach Angaben von *Bawden* und Mitarbeitern (1980) ist die karieshemmende Wirksamkeit von Fluoridspüllösungen bei Kindern mit hoher Kariesaktivität besonders ausgeprägt.

Nebeneffekte wurden nach korrekter Anwendung fluoridhaltiger Mundspüllösungen bisher nicht beobachtet (*Rugg-Gunn* et al. 1973). Allenfalls wird vom Patienten der Geschmack der zu verwendenden Lösung beanstandet. Von etwa 10 ml Spülmenge werden maximal 15% verschluckt. Dies bedeutet bei täglichem Spülen mit 0,05%iger Natriumfluoridlösung höchstens 0,35 mg Fluorid pro Tag. Selbst bei versehentlichem Verschlucken der gesamten Menge Spüllösung würden nur etwa 2,3 mg Fluorid verschluckt (*Petersson* 1993). Die kritische Grenze mit ersten toxischen Erscheinungen liegt aber erst bei etwa 5 mg/kg Körpergewicht (*Whitford* 1990). Lediglich bei Vorschulkindern, welche in der Regel noch nicht sicher ausspucken und ausspülen, sollten fluoridhaltige Spüllösungen noch nicht angewendet werden (*Wei* und *Kanellis* 1983).

Zum Mundspülen sind mehrere Produkte mit unterschiedlichen Fluoridverbindungen in verschiedenen Konzentrationen erhältlich, z. B. Lösungen mit 0,023, 0,05 oder 0,09% Natriumfluorid bzw. eine Spülung mit 250 ppm Fluorid zu gleichen Teilen aus Aminfluorid (Olaflur) und Zinnfluorid.

Für reine Touchierungsmaßnahmen werden in der Regel niedrigere Karieshemmraten angegeben (*Murray* et al. 1991). In Deutschland ist als Touchierungslösung eine 1%ige Aminfluoridlösung (Olaflur + Dectaflur) im Handel (= 10 000 ppm Fluorid). Sie wird in der zahnärztlichen Praxis mit Wattepellet oder Wattestäbchen auf die gereinigten, getrockneten und mit Watterollen isolierten Zahnoberflächen aufgetragen. Es sollte nur so viel Lösung verwendet werden, daß die Zähne damit gerade feucht gehalten werden können. Nach einer Verweildauer von etwa 4 Minuten sollte kurz nachgespült werden. Vorher darf der Patient nicht schlucken. Neben diesem Fertigprodukt kann man sich aber auch 1%ige bzw. 2%ige Natriumfluoridlösungen in der Apotheke herstellen lassen. Für einen karieshemmenden Effekt ist jährlich mindestens viermalige Anwendung erforderlich.

Fluoridgelees

Aufgrund der einfacheren und übersichtlicheren Handhabbarkeit haben in der Bundesrepublik Deutschland Fluoridgelees Touchierungslösungen weitgehend verdrängt. Sie können sowohl in der zahnärztlichen Praxis als auch mit Vorbehalt zu Hause vom Patienten selber angewendet werden. Es ist dabei aber zu beachten, daß die im Handel befindlichen Präparate einen sehr hohen Fluoridgehalt von 12 500 ppm aufweisen und demzufolge nur unter Beachtung entsprechender Vorsichtsmaßregeln verwendet werden dürfen. Augenblicklich sind bei uns zwei Produkte erhältlich. Eines enthält Natriumfluorid, das zweite ist eine Kombination von Aminfluoriden (Olaflur + Dectaflur) und Natriumfluorid. In den angelsächsischen Ländern werden vor allem natriumfluoridhaltige Gelees und sog. saure Phosphat-Fluorid-Gelees verwendet. Letztere enthalten im Prinzip Natriumfluorid und sind mit Ortho-Phosphorsäure auf einen pH-Wert zwischen 3,0 und 4,0 eingestellt (*Ripa* et al. 1986). Durch niedrige pH-Werte wird die Fluoridaufnahme des Schmelzes gesteigert (*Brudevold* et al. 1963).

In der zahnärztlichen Praxis werden Fluoridgelees zumeist mit entsprechenden Löffeln oder Trägern (Trays) appliziert (Abb. 31). So kann das gesamte Gebiß in einem Arbeitsgang fluoridiert werden. Dieses Vorgehen ist weitaus rationeller als das Touchieren mit Fluoridlösungen. Um Überschüsse zu vermeiden, müssen die Trays den Zahnreihen möglichst gut anliegen. Außerdem sollte nur so viel Gelee (ca. 2,5 ml) hineingegeben werden, daß alle Zahnoberflächen gerade bedeckt sind.

Während der etwa vierminütigen Einwirkzeit ist dafür zu sorgen, daß nichts verschluckt wird. Dies bedeutet, der Patient muß zuvor entspre-

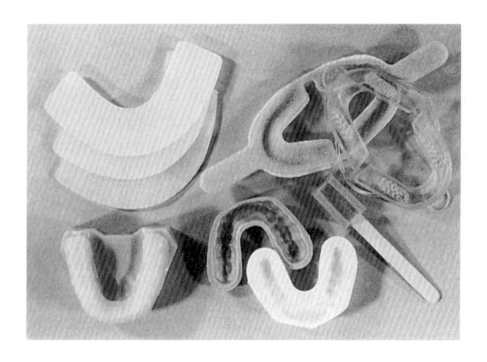

Abb. 31 Träger zur lokalen Applikation von Fluoridgelees

chend aufgeklärt werden. Er soll aufrecht oder leicht vorgebeugt sitzen und falls nötig stimulierten Speichel in eine Nierenschale laufen lassen. Gleichzeitig sollte auch ein Speichelsauger eingesetzt sein. Nach Herausnehmen des Trägers aus dem Mund ist überschüssiges Gelee zunächst mit einem Wattepellet o. ä. und dann durch kurzes Ausspülen zu entfernen.

In einer neueren Studie wiesen *Imfeld* und Mitarbeiter (1993) nach, daß die Applikation von Fluoridgelee mittels Zahnbürste bessere Ergebnisse bringt als die Applikation mit Trägern. Die Applikation mit einer Bürste bewirkte höhere Fluoridaufnahme im Schmelz und höhere Säureresistenz der Schmelzoberfläche.

Bei Kindern sollten hochfluoridhaltige Gelees erst dann angewendet werden, wenn gewährleistet ist, daß sie nichts mehr verschlucken, sondern sicher ausspucken und ausspülen. Dies ist in der Regel erst mit dem Schulalter der Fall.

Sofern kein besonderes Kariesrisiko und keine besondere Kariesaktivität vorliegt, wird sinnvollerweise die Geleeapplikation zweimal pro Jahr durchgeführt, anläßlich der üblichen Prophylaxe- oder Kontrolltermine. Außerdem sollte immer dann eine lokale Fluoridapplikation erfolgen, wenn oberflächliche fluoridreiche Schmelzschichten verletzt wurden, z. B. bei Präparationsmaßnahmen, bei der Zahnsteinentfernung, bei der Fissurenversiegelung, oder wenn mit kurativen Maßnahmen zusätzliche Prädilektionsstellen für Karies verbunden sind. Bei erhöhtem Kariesrisiko oder hoher Kariesaktivität sind häufigere Applikationen (mindestens viermal jährlich) sinnvoll und erforderlich.

Werden Fluoridgelees vom Patienten selber angewendet, so ist Voraussetzung, daß er zuvor über evtl. Risiken beim Verschlucken größerer Geleemengen aufgeklärt wurde und in der Lage ist, entsprechende Vorsichtsmaßnahmen einzuhalten. Für Kinder ist diese Maßnahme nicht geeignet. Allenfalls ab einem Alter von 8 bis 10 Jahren können sie unter Kontrolle Fluoridgelees selber auf die Zähne aufbringen.

Das Gelee wird mit Hilfe der Zahnbürste auf die Zahnoberflächen gebracht. Es sollte ein etwa 1 cm langer Strang mit der Kurzkopfbürste in die Mundhöhle eingebracht werden. Das Gelee sollte nur aufgetragen und nicht „eingebürstet" werden. Durch heftiges Bürsten wird die Reaktion des Fluorids an der Schmelzoberfläche gestört. Die Selbstapplikation sollte höchstens einmal wöchentlich erfolgen.

Bei sachgerechter Anwendung der mit 12 500 ppm hochfluoridhaltigen Gelees besteht kein Risiko unerwünschter allgemeiner Nebenwirkungen. Es treten im Serum keine Fluoridkonzentrationen auf, die als bedenklich gelten müßten (*Einwag* und *Naujoks* 1983, *Einwag* und *Trautner* 1987). Auch bei Langzeitanwendung kommt es nicht zu Veränderungen an Gingiva und Mundschleimhaut (*Käufer* et al. 1978).

Über die karieshemmende Wirksamkeit von Fluoridgelees finden sich im Schrifttum unterschiedliche Angaben. Die Differenzen beruhen auf bereits angeführten Kriterien. Im Mittel werden Kariesreduktionsraten zwischen 20 und 40% angegeben (*Brudevold* und *Naujoks* 1978, *Ripa* 1989, *Wei* und *Yiu* 1993)

Aminfluoride

Aminfluoride sind organische Verbindungen der Fluorwasserstoffsäure mit langkettigen Aminen. In wässriger Lösung dissoziieren sie, so daß dann Fluoridionen verfügbar sind. Die pH-Werte dieser Lösungen liegen im sauren Bereich. Dies begünstigt die Bildung fluoridreicher Oberflächenschichten am Zahnschmelz. Aufgrund der Molekülstruktur haben die Aminfluoride zudem Tensidcharakter. Die damit verbundene gute Adhäsion an festen Oberflächen unterstützt ebenfalls die Schmelzfluoridierung (*Schmid* 1983, *Busscher* et al. 1988).

Erste Untersuchungsergebnisse über die kariespräventive Wirksamkeit der Aminfluoride wurden 1957 von *Mühlemann* und Mitarbeitern veröffentlicht. Die Autoren konnten feststellen, daß die Löslichkeit des Zahnschmelzes nach Vorbehandlung mit diesen Substanzen deutlich herabgesetzt war. Zur gleichen Zeit berichteten *König* und Mitarbeiter (1957), daß Aminfluoride im Rattenexperiment karieshemmend wirkten. Seither konnte in zahlreichen Studien die kariespräventive Wirksamkeit von Aminfluoriden bestätigt werden. Darüber hinaus belegt eine ganze Reihe verschiedener Untersuchungen, daß Aminfluoride in vielfältiger Hinsicht anorganischen Fluoriden sogar überlegen sind. So konnte in vergleichenden Studien nachgewiesen werden, daß gegenüber anorganischen Fluoriden Aminfluoride die Säurelöslichkeit der Schmelzoberfläche in signifikant höherem Maße herabsetzen (*Gülzow* 1983). Eine Verringerung der Säurelöslichkeit des Schmelzes ist aber mit entsprechender Verminderung des Karieszuwachses korreliert (*König* et al. 1958). Aminfluoride bewirken eine signifikant höhere und stabilere Fluoridanreicherung an und in der Schmelzoberfläche (*Kirkegaard*

1977, *Barbakow* 1983, *Strübig* 1983), und dies auch aus Zahnpasten (*Gülzow* et al. 1993). Auch der remineralisationsfördernde Einfluß ist größer als nach Anwendung anorganischer Fluoride (*Klinger* und *Wiedemann* 1986, *Chan* et al. 1991).

In der Plaque bleiben Aminfluoride wesentlich länger nachweisbar und damit auch länger verfügbar als anorganische Fluoride (*Flessa* und *Gülzow* 1970), und zwar in Konzentrationen, welche groß genug sind, das Bakterienwachstum (*Benthin* et al. 1994) und bakteriell-enzymatische Stoffwechselvorgänge zu hemmen und so die Bildung intermediärer Säuren sowie die Polysaccharidsynthese weitgehend zu verhindern (*Hermann* und *Mühlemann* 1958, *Bramstedt* und *Bandilla* 1966). In einer Kombination mit Zinnfluorid (Gesamtfluoridkonzentration 250 ppm) ergibt sich eine gute Hemmung von Plaque und Gingivitis (*Flores-de-Jacoby* 1991, *Brecx* et al. 1993).

Fluoridhaltige Lacke

Erstmals 1964 wurde von *Schmidt* ein fluoridhaltiger Lack als Mittel zur lokalen Fluoridierung der Schmelzoberfläche angegeben. Der Grundgedanke dieses neuen Fluoridpräparates war, Fluorid über eine möglichst lange Zeit in engen Kontakt mit der Zahnoberfläche zu bringen, um so eine hohe Fluoridaufnahme an und in der Schmelzoberfläche zu erzielen.

Fluoridlacke gehören aufgrund ihres hohen Fluoridgehaltes und ihrer speziellen Anwendungsweise nicht in die Hand des Patienten, sondern sind vom Zahnarzt oder von entsprechend geschulten Mitarbeitern anzuwenden.

Heute sind im wesentlichen drei Produkte im Handel erhältlich. Erstens ein Material, welches 22600 ppm Fluorid als Natriumfluorid in einer alkoholischen Lösung natürlicher Harze enthält. Es kann mit Pinselchen, Wattestäbchen oder direkt aus Zylinderampullen aufgetragen werden. Zwar haftet der Lack aufgrund seiner Wassertoleranz auch auf feuchten Zähnen; Studien von *Koch* und Mitarbeitern (1988) haben jedoch gezeigt, daß die Fluoridaufnahme der Schmelzoberfläche aus diesem Lack erheblich gesteigert werden kann, wenn er auf die gesäuberte und getrocknete Oberfläche aufgetragen wird. Nach der Applikation sind die behandelten Zähne mit einer gelb-braunen, gut haftenden Lackschicht überzogen.

Trotz der sehr hohen Fluoridkonzentration des Präparates erhalten auch Kinder bei sorgfältiger und sachgerechter Anwendung keine Fluoridmengen, welche als toxikologisch bedenklich gelten müßten. Allerdings sollte man bei sehr jungen Kindern besonders vorsichtig vorgehen (*Ekstrand* et al. 1980, *Roberts* und *Longhurst* 1987). In einer kürzlich veröffentlichten Studie wurde jetzt nachgewiesen, daß ein fluoridreduzierter Lack (11 300 anstatt 22 600 ppm) kaum unterschiedliche karieshemmende Wirksamkeit aufwies (*Seppä* et al. 1994). Es ist daher zu überlegen, ob insbesondere bei Kindern aus Sicherheitsgründen (Vermeiden von geflecktem Schmelz) zukünftig nicht eher das niedriger fluoridhaltige Produkt angewendet werden sollte.

Ein zweites Produkt enthält in einer Polyurethan-Basis 1000 ppm Fluorid als Fluorsilanverbindung. Es wird in Ampullen geliefert und muß nach dem Öffnen schnell verbraucht werden. Dieser Fluoridlack wird am günstigsten mit feinen Pinselchen aufgetragen. Er bildet einen dünnen, transparenten Film auf der Zahnoberfläche. Ein drittes Produkt enthält in einer Grundlage aus synthetischen Harzen Natriumfluorid und Kalziumfluorid (insgesamt 55900 ppm Fluorid).

In einem ersten Bericht gaben *Heuser* und *Schmidt* (1968) bei Kindern bereits nach einmaliger Anwendung des hochfluoridhaltigen Präparates (22600 ppm) eine Karieshemmung von etwa 30% an. Dies konnten *Maiwald* und *Geiger* (1973) nicht bestätigen. Sie berichteten aber über 45%ige Reduktion des Karieszuwachses von Kindern, welche dreimal jährlich eine Lackbehandlung erhalten hatten. Zu dementsprechenden Ergebnissen kamen auch die Autoren der sog. „Malmö-Studie". Sie fanden bei zweimaliger Applikation des Lackes pro Jahr eine Kariesreduktion von 30% (*Frostell* et al. 1991). Ähnliche Ergebnisse wurden auch von *Seppä* (1991) sowie von *Schulte* und Mitarbeitern (1993) veröffentlicht.

Weitere Untersuchungen haben ergeben, daß der Natriumfluorid-haltige Lack bei Kindern mit hoher Kariesaktivität weniger gute Ergebnisse brachte als bei Kindern mit niedrigem Kariesbefall (*Klimek* et al. 1992). Bei stark kariogenen Bedingungen scheint das Fluorsilan-haltige Präparat effektiver zu sein (*DeBruyn* und *Buskes* 1988). Über die karieshemmende Wirksamkeit des Natriumfluorid-haltigen Lackes im Milchgebiß finden sich im Schrifttum einander widersprechende Angaben (z. B. *Murray* et al. 1977, *Holm* 1979). Hier sollten auf jeden Fall drei Applikationen pro Jahr durchgeführt werden (*Peyron* et al. 1992).

Auch der Fluorsilan-haltige Lack erbrachte in entsprechenden Studien signifikante Kariesreduktionen (*Riethe* et al. 1977, *Axelsson* et al. 1987). Bei vergleichenden Untersuchungen konnten keine Unterschiede hinsichtlich des karieshemmenden Effektes zwischen dem Natriumfluorid-Lack und dem Fluorsilan-Lack festgestellt werden (*Borutta* 1981, *Clark* et al. 1985).

Eine Reihe von Arbeiten zeigen die gute Fluoridaufnahme des Schmelzes aus fluoridhaltigen Lacken (*Arends* und *Schuthof* 1975, *Retief* et al. 1983). Es können Fluoridkonzentrationen im Schmelz zwischen 3000 und 4000 ppm erreicht werden (*Stößer* und *Künzel* 1991). Dabei scheint Fluorid aus Natriumfluorid vorwiegend in den Schmelz eingebaut zu werden, während große Teile des Fluorids aus Fluorsilan sich in die Porositäten des Schmelzes einlagern (*Arends* et al. 1980).

Geeignete fluoridhaltige Lacke sind wirksame und praktikable Mittel zur individuellen Kariesprävention. Aufgrund der langen Kontaktzeit kann es zu relativ hoher Fluoridanreicherung an und in der Schmelzoberfläche kommen. Bei mindestens zweimal – besser dreimal – jährlicher Applikation ist eine 30- bis 50%ige Hemmung des Karieszuwachses zu erzielen. Damit entspricht das Spektrum der Wirksamkeit demjenigen von Fluoridspüllösungen oder Fluoridgelees. Eine Aufstellung publizierter Studien findet sich bei *Murray* und Mitarbeitern (1991).

8.5 Die Argumente der „Fluorgegner"

Obwohl es sich beim Fluorid nicht um einen Fremdstoff für den menschlichen Organismus, sondern um ein Mineral und ein lebensnotwendiges Spurenelement handelt, wird von Zeit zu Zeit von einer kleinen Gruppe die Öffentlichkeit über die Kariesprophylaxe mit Fluorid immer wieder verunsichert. Dabei ist die Motivation dieser Personen nicht nachvollziehbar. Sie besitzen weder eine entsprechende Aus- oder Vorbildung, welche sie zu Kundigen auf dem Gebiet der Fluoridprophylaxe qualifizieren würde, noch haben sie jemals eigene wissenschaftliche Untersuchungen zu dieser Thematik vorgenommen. Auch haben sie sich in Gebieten mit z. B. Trinkwasserfluoridierung niemals die Gebißbefunde der dortigen Bevölkerung angeschaut, geschweige denn dort vergleichende Studien durchgeführt. Die aufgestellten Behauptungen basieren auf einigen wenigen, längst von vielen Seiten wissenschaftlich widerlegten Publikationen, welche häufig nicht einmal in anerkannten Fachzeitschriften erschienen waren. Auch werden irreführende Aussagen gemacht, welche mittels statistischer Manipulationen oder fehlerhafter Anwendung statistischer Methoden erstellt wurden (*Marthaler* 1971, *Busse* 1986, *Busse* et al. 1987).

Natürlich ist die Zahnkaries keine Fluoridmangelkrankheit, wie von den „Fluorgegnern" immer wieder betont wird. Dies haben ernsthaft mit der Thematik befaßte Wissenschaftler jedoch auch nie behauptet. Auf der anderen Seite hat uns aber die Natur in Gebieten, in denen natürlicherweise ein entsprechender Fluoridgehalt im Trinkwasser vorhanden ist, den positiven Einfluß optimaler Fluoridzufuhr auf die Zahngesundheit aufgezeigt.

1. Fluor sei ein Gift
Zur Kariesprävention wird genauso wenig das chemische Element Fluor angewendet wie das toxische Chlor zur Zubereitung von Speisen Verwendung findet. Dennoch ist eine gewisse Menge einer Chlorverbindung, nämlich Natriumchlorid (= Kochsalz), für das Leben unabdingbar. Und genauso wie die Verbindung aus Chlor und Natrium andere Eigenschaften als die Ausgangsstoffe aufweist, ist dies auch bei den zur Kariesprophylaxe verwendeten Fluoridverbindungen, z. B. Natriumfluorid, der Fall. Fluorid ist ein lebensnotwendiges Spurenelement und ein normaler Bestandteil im Serum sowie in Knochen und Zähnen. In jedem Trinkwasser ist von Natur aus Fluorid enthalten. Mit der üblichen Nahrung werden pro Tag 0,2 bis 0,3 mg Fluorid aufgenommen. Darüber hinaus entstand das Leben in einem Medium (Meer), welches mindestens 1,2 ppm Fluorid enthielt und enthält. Im übrigen gilt ganz generell für alle Stoffe immer noch die Aussage von *Paracelsus* (1538): „Alle ding sind gift und nichts on gift, alein die Dosis macht das ein ding kein gift ist."

2. Durch Einnahme von Fluoridtabletten im Kindesalter würde der ohnehin zu hohe Medikamentenkonsum noch weiter gefördert.
Hierzu ist zu sagen, daß es bisher keine einzige wissenschaftliche Studie gibt, welche diese Behauptung stützt. Man könnte genausogut auch anführen, das Lutschen von Pfefferminztabletten oder Vitamintabletten o. ä. fördere den Medikamentenkonsum. Außerdem ist Fluorid kein Medikament. Und Kinder sehen es schon gar nicht als Medizin an. Eine

Medizin ist für sie stets gegen bestehende Beschwerden gerichtet; und Beschwerden, gegen die Fluoridtabletten eingenommen werden müßten, bestehen ja nicht.

3. Fluorid würde allergische Reaktionen verursachen
Hierzu finden sich nur von einem einzigen Autor Veröffentlichungen, in denen er an wenigen Patienten sehr unterschiedliche Symptome beschreibt, welche er auf fluoridhaltiges Trinkwasser zurückführt (*Waldbott* 1958). Angesichts weltweiter Verbreitung von Fluoridierungsmaßnahmen ist es auffällig, daß niemals ein zweiter Autor über ähnliche Befunde berichtet hat. Darüber hinaus lautet das Fazit einer Expertenkommission der American Academy of Allergy: „There is no evidence of allergy or intolerance to fluorides as used in the fluoridation of community water supplies (*Austen* et al. 1971).

4. Fluorid würde die Geburtenrate von Kindern mit Down-Syndrom erhöhen
Auch diese Behauptung beruht auf Publikationen eines einzigen Autors, auf die immer wieder Bezug genommen wird (*Rapaport* 1956 u. 1959). Auffällig bei diesen Untersuchungen ist, daß selbst in Gebieten mit relativ hohem Fluoridgehalt des Wassers (bis zu 2,6 ppm) die Anzahl Kinder mit Down-Syndrom nur halb so hoch war wie die allgemein übliche Häufigkeitsrate. Eine Überprüfung der *Rapaport*'schen Untersuchungen ergab dann auch Erhebungsfehler. Er hatte gar nicht alle Kinder mit Down-Syndrom erfaßt. Seither von verschiedenen Autoren durchgeführte Kontrolluntersuchungen haben keinerlei Hinweise auf einen Zusammenhang zwischen Trinkwasserfluoridierung und der Häufigkeit von Geburten mit Down-Syndrom ergeben (*Berry* 1958, *Needleman* et al. 1974, *Erickson* et al. 1976, *Erickson* 1980).

5. Fluorid würde die Krebsrate erhöhen
Zur Stützung dieser Behauptung wird immer wieder eine 1975 von *Burk* und *Yiamouyannis* publizierte Arbeit herangezogen, deren Aussagen vielfach widerlegt wurden. Im Auftrag einer privaten Vereinigung, deren erklärtes Ziel u. a. die Abschaffung der Trinkwasserfluoridierung in den USA war, verglichen die beiden Autoren unter Verwendung der allgemein zugänglichen Krebssterblichkeits-Statistiken der USA die Krebsmortalität zwischen 10 fluoridierten und 10 nicht fluoridierten Städten. Die Gegenüberstellung der Rohdaten ergab eine erhöhte Sterblichkeit an

Krebs in den fluoridierten Städten. Eine Nachprüfung der in der Hauszeitschrift der auftraggebenden Privatvereinigung abgedruckten Zahlen durch das National Cancer Institute der USA ergab, daß *Burk* und *Yiamouyannis* bei ihren Berechnungen wesentliche krebsrelevante Parameter wie die Altersstrukturen, ethnische Unterschiede, die soziale Schichtung und die Industrialisierung nicht berücksichtigt hatten. Bei Beachtung dieser Faktoren konnte kein Einfluß von Fluorid im Trinkwasser auf die Krebshäufigkeit gefunden werden (*Hoover* et al. 1976, *Oldham* und *Newell* 1977, *Kinlen* und *Doll* 1981).

Seither sind in zahlreichen Ländern Studien über die Beziehung zwischen Krebshäufigkeit und Fluoridaufnahme durchgeführt worden, so z. B. in England, Österreich, Australien, Neuseeland und erneut den USA. Niemals konnte ein Einfluß zwischen dem Fluoridgehalt des Trinkwassers und der Krebsmortalitätsrate gefunden werden. Bei einigen Studien konnte in den fluoridierten Gebieten sogar eine etwas niedrigere Mortalitätsrate festgestellt werden als in den nichtfluoridierten (*Kinlen* 1975, *Doll* und *Kinlen* 1977, *Binder* 1977, *Taves* 1977, *Richards* und *Ford* 1979, *Goodall* et al. 1980, *Cook-Mozaffari* et al. 1981).

6. Die Wirksamkeit der Kariesprophylaxe mit Fluorid sei umstritten. – Die Experten seien sich selbst nicht einig. – Fluoridierungsmaßnahmen seien unwirksam
Als Beleg für diese Behauptungen wird u. a. eine Studie der Rand Corporation angeführt (*Klein* et al. 1985). In dieser Studie wurden verschiedene in der Schule durchgeführte Präventivmaßnahmen (z. B. Mundspülungen mit Fluoridlösungen, Lokalapplikation von Fluoridgel) hinsichtlich Effektivität und Kosten miteinander verglichen. Besonders in Gebieten mit Trinkwasserfluoridierung zeigten die in den Schulen durchgeführten Präventionsmaßnahmen keinen nennenswerten zusätzlichen kariespräventiven Effekt. Ein Fazit der Studie war daher die Aussage: „Communal water fluoridation was reaffirmed as the most cost-effective means of reducing tooth decay in children". – Bewußt wird nur ein Teil der Ergebnisse aus dem Zusammenhang herausgenommen und zitiert, und daraus abgeleitet, „daß Fluoride zur Verhinderung der Karies untauglich seien".

Weltweit ist in einer außerordentlich großen Zahl von Studien, welche unabhängig voneinander durchgeführt wurden, immer wieder die kariespräventive Wirksamkeit optimaler Fluoridierungsmaßnahmen nachgewiesen worden. Im übrigen sind die dementsprechenden guten Gebißbefunde überall dort auch direkt zu besichtigen, wo derartige Maßnahmen durchgeführt werden (z. B. in Basel). Man muß nur dorthin gehen und es auch sehen wollen.

Darüber hinaus gibt es auch einige Umkehrbeweise für die kariespräventive Wirksamkeit von Fluoridierungsmaßnahmen. So war beispielsweise in Antigo, Wisconsin, das Trinkwasser fluoridiert. Die Kariesraten waren deutlich abgesunken und entsprachen denen in vergleichbaren Gebieten mit Trinkwasserfluoridierung. Aus politischen Gründen wurde dann die Trinkwasserfluoridierung eingestellt. In den nachfolgenden Jahren stiegen Kariesfrequenz und Kariesbefall wieder an. Daraufhin wurde die Trinkwasserfluoridierung wieder eingeführt (*Lemke* et al. 1970).

Sachkundige Wissenschaftler und alle diejenigen, welche sich aktiv mit der praktischen Umsetzung der Oralprophylaxe befassen, sind sich in der kariesprophylaktischen Effektivität von Fluoridierungsmaßnahmen durchaus einig. Als Folge befürworten weltweit sämtliche nationalen Fachgesellschaften sowie internationale Organisationen wie die World Health Organization und die Fédération Dentaire International Fluoridierungsmaßnahmen zur Kariesprävention. Gegenstimmen kommen in der Regel nur von selbsternannten „Experten", welche nie eigene Studien durchgeführt haben.

7. Fluorid wirke nur bei Kindern
Auch diese Behauptung ist falsch. Zwar sind die meisten kariesepidemiologischen Studien im Zusammenhang mit Fluoridierungsmaßnahmen an Kindern und Jugendlichen durchgeführt worden. Dies hat jedoch rein technische Gründe. Es ist eben leichter möglich, in Kindergärten und Schulen vergleichbare Untersuchungen durchzuführen als an der im Berufsleben stehenden erwachsenen Bevölkerung. In den Studien, welche an Erwachsenen durchgeführt wurden, zeigte sich jedoch stets eine etwa gleich hohe Kariesreduktion wie bei Kindern und Jugendlichen (*Russel* und *Elvove* 1951, *Englander* et al. 1964, *Murray* 1971).

8. Die vorliegenden Statistiken seien falsch. – Die Karies werde lediglich verzögert. – Es komme zu einer Verzögerung im Zahndurchbruch
Es ist unzutreffend, daß Fluoridierungsmaßnahmen den Zahndurchbruch verzögern würden. Entsprechende Studien haben gezeigt, daß

evtl. Unterschiede im Dentitionsstand der Gebisse von Kindern aus fluoridierten oder nicht fluoridierten Gebieten so gering sind, daß damit der mindestens 50%ige Kariesrückgang in den fluoridierten Gebieten nicht erklärt werden kann. Setzt man die DMFT/S-Werte direkt in Relation zu den vorhandenen Zähnen/Zahnflächen, dann zeigt sich der gleiche hohe Kariesrückgang (*Künzel* 1972, *Gülzow* et al. 1978). Bei den geringen Unterschieden im Dentitionsstand handelt es sich eher um eine Normalisierung des Zahnwechsels, da bei optimalen Fluoridierungsmaßnahmen kaum noch Milchzähne vorzeitig verlorengehen und als Folge bleibende Zähne auch nicht frühzeitig durchbrechen.

Weitere Argumentationshilfen gegen Einwände zur Fluoridprophylaxe sind u. a. bei *Schmidt* 1978, *Meier* 1981, *Eberle* 1984 u. 1986 sowie bei *Peters* 1984 zu finden.

Literatur siehe S. 224 ff.

9 Fissurenversiegelung

Fissurenkaries ist die beim Menschen am häufigsten auftretende Form des kariösen Prozesses (*Newbrun* 1978). In Ländern mit hohem Stand der Oralprophylaxe findet sich bei 5- bis 17jährigen 84% der insgesamt vorkommenden Karies an Fissuren und Grübchen (*Bawden* et al. 1984). Das okklusale Fissurenrelief von Prämolaren und insbesondere von Molaren ist eine besondere Prädilektionsstelle der Karies. Die Morphologie der Fissuren und Grübchen begünstigt einerseits die Besiedlung mit Mikroorganismen und die Retention von Substrat, auf der anderen Seite sind diese Bereiche häufig weder der Selbstreinigung noch der Zahnreinigung optimal zugänglich. Hinzukommt, daß die Kauflächen durchbrechender Molaren einerseits günstige Bedingungen zur Plaqueakkumulation aufweisen, andererseits der Schmelz im Bereich der Fissuren noch relativ unreif und fluoridarm ist (*Schroeder* 1987, *Carvalho* et al. 1989).

Im speziellen Fall hängt die Gefährdung des jeweiligen Fissurensystems u. a. auch von seiner Form ab. *Nagano* (1961) unterteilte Fissuren und Grübchen nach vier Hauptformen, dem V-Typ, dem U-Typ, dem I-Typ sowie dem IK-Typ (Abb. 32). Die Kariesgefährdung wird umso größer, je kleiner der Winkel des Fissureneingangstrichters ist (*Riethe* 1981).

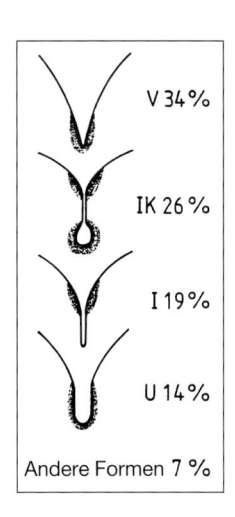

Abb. 32 Fissurenformen und Häufigkeit des Vorkommens (nach *Nagano* 1960)

V 34%
IK 26%
I 19%
U 14%
Andere Formen 7 %

Das Ziel der Fissurenversiegelung ist die Verhütung von Fissuren- und Grübchenkaries. Mit einem geeigneten Material werden enge Fissuren- und Grübcheneingänge verschlossen, so daß Mikroorganismen nicht mehr eindringen können. Gleichzeitig wird so den Keimen, welche sich bereits in der Tiefe von Fissur oder Grübchen befinden, die lebensnotwendige Substratzufuhr abgeschnitten.

9.1 Indikation und Kontraindikation

Generell sollte die Fissurenversiegelung nur in einem präventiven Gesamtkonzept durchgeführt werden, welches vor allem die drei Schwerpunkte zahnbewußte Ernährung, optimale Mundhygiene und Fluoridierungsmaßnahmen beinhalten muß. Voraussetzung für die Prophylaxemaßnahme Fissurenversiegelung ist ein klinisch kariesfreier Zahn. Sofort nach dem Durchtritt des Zahnes in die Mundhöhle wird das Fissurensystem der Zähne von Mikroorganismen besiedelt. Vergärbare Kohlenhydrate kommen gleichzeitig hinzu. Zu dieser Zeit ist der Zahnschmelz noch nicht ausgereift. Initialläsionen können bereits nach wenigen Monaten etabliert sein. Da die Schmelzdicke im Fissurengrund in der Regel außerordentlich gering ist, wird das Dentin relativ schnell mitbeteiligt. Im Schrifttum werden für die Schmelzdicke in diesem Bereich Minimalwerte von 0,1 mm angegeben (*Schröder* 1987). Auch klinisch gesund erscheinende Fissuren können in der Tiefe bereits erkrankt sein (*Weerheijm* et al. 1992). Deshalb sollte die Fissurenversiegelung möglichst bald nach dem Durchtritt des Zahnes in die Mundhöhle vorgenommen werden. Zu dieser Zeit ist am Schmelz auch die beste Ätzwirkung durch den Konditionierer und damit eine bestmögliche Retention des Versiegelungsmaterials zu erwarten; denn unreifer Schmelz zeigt noch eine hohe Löslichkeit (*Gwinnett* und *Matsui* 1967, *Gwinnett* 1971).

Als optimaler Zeitpunkt zur Versiegelung wird daher allgemein 6 Monate nach dem Zahndurchbruch angegeben, da dann noch mit hinreichender Sicherheit eine Karies in der Fissur ausgeschlossen werden kann. Sollte zu diesem Zeitpunkt die Versiegelung aus technischen und psychologischen Gründen noch nicht durchführbar sein, müssen die anstehenden Zähne zunächst wie in Abschnitt 9.3 beschrieben präventiv versorgt werden. Fissurenversiegelungen bei Erwachsenen kommen praktisch nicht vor, da die Fissuren in diesem Alter entweder bereits kariös oder mit Füllungen versorgt sind, oder aber bei intakter Fissur eine offensichtlich nur geringe Kariesaktivität die Versiegelung erübrigt.

Kariöse Fissuren stellen eine Kontraindikation zur Fissurenversiegelung dar (*Weerheijm* et al. 1992). Hier kann aber evtl. nach den Prinzipien der erweiterten Fissurenversiegelung (Abschnitt 9.5.) vorgegangen werden. Auch bei Karies an den Approximalflächen ist eine Versiegelung des okklusalen Fissurenreliefs nicht indiziert (*Riethe* 1985, *Mitchell* und *Murray* 1989). Zur Therapie derartiger Defekte muß die Fissur in der Regel ganz oder zumindest teilweise einbezogen werden. Die Fissurenversiegelung ist auch nur dann sinnvoll und zeigt nur dann einen Langzeiteffekt, wenn nicht in absehbarer Zukunft nach ihrer Durchführung am versiegelten Zahn an anderer Lokalisation Karies entsteht. Dies bedeutet, daß der Erfolg einer Versiegelung bei hoher Kariesaktivität fraglich ist. Damit der Aufwand einer Versiegelung gerechtfertigt ist, muß der Patient insgesamt gute Oralprophylaxe betreiben. Daraus folgt, daß die Fissurenversiegelung nie alleinige prophylaktische Maßnahme sein kann. Sie ist nur im Zusammenwirken mit allen anderen Präventivverfahren (ausreichende Mundhygiene, zahnbewußter Umgang mit Zucker und Zuckerhaltigem, Fluoridprophylaxe) sinnvoll. Daß heißt, es muß für den einzelnen Patienten ein prophylaktisches Gesamtkonzept bestehen und seine Mitarbeit muß gewährleistet sein. Dies bedeutet aber auch, daß die Versiegelung als kollektive Maßnahme nicht eingesetzt werden kann.

Der Patient, bzw. die Eltern, dürfen nicht glauben, man könne alle anderen kariespräventiven Verhaltensweisen vernachlässigen, da die Zähne nach der Versiegelung absolut geschützt seien.

9.2 Materialien

Zur Fissurenversiegelung verwendete Materialien sollten den Zahn nicht schädigen. Sie dürfen zudem weder lokal noch systemisch toxisch sein. Der eigentliche Versiegler muß gute Fließeigenschaften haben und eine enge Verbindung zum Schmelz eingehen. Thermische und mechanische Eigenschaften sollten denen des Schmelzes weitgehend entsprechen. Das Material muß in der Mundhöhle beständig sein. Es sollte einfach zu applizieren sein und schnell und ohne Schrumpfung aushärten. Bei einem evtl. Verlust des Versieglers darf der Schmelz keine erhöhte Kariesgefährdung aufweisen.

Eine wichtige Voraussetzung für die heutigen Verfahren zur Fissurenversiegelung war die Einführung der Säureätztechnik durch *Buonocore* (1955). Mit dieser Technik konnte die Haftung von Kunststoff an Schmelz wesentlich verbessert werden. Erste klinische Studien wurden mit Cyanoacrylaten unternommen (*Cueto* und *Buonocore* 1967, *Ripa* und *Cole* 1970). Nach 12 Monaten waren zwischen 32 und 71% dieser Versiegelungen intakt.

Sehr schnell nach Einführung des Di-Methacrylates durch *Bowen*, einem Reaktionsprodukt von Bis-Phenol A und Glycidyl-Methacrylat (*Bowen* 1982) wurden die Cyanoacrylate durch dieses Bis-GMA ersetzt. Alle heute bewährten Fissurenversiegelungsmaterialien sind Produkte auf der Basis von Bis-GMA-Di-Methacrylaten oder Urethan-Di-Methacrylaten. Versuche, Versiegler auf Glasionomer-Basis einzusetzen, haben bisher noch nicht die mit Kunststoffversieglern erreichten Erfolge erbracht (*Shimokobe* et al. 1986, *Kullmann* 1987, *Hickel* und *Voß* 1989, *Mejàre* und *Mjör* 1990). So waren beispielsweise in einer vergleichenden Studie nach zwei Jahren nur noch 26% der Versiegelungen aus Glasionomer gegenüber 82% aus Kunststoff vollständig erhalten (*Forss* et al. 1994).

Während die Versiegler-Kunststoffe der ersten Generation mit ultraviolettem Licht polymerisiert wurden und diejenigen der zweiten Generation Autopolymerisate mit einem chemischen Katalysator waren, handelt es sich bei den heute gebräuchlichen Produkten der dritten Generation um lichthärtende Kunststoffe oder Komposite. Aufgrund der gewünschten hohen Fließfähigkeit sind Versiegler entweder ungefüllte Kunststoffe oder nur gering, in der Regel mit Mikrofüllern, gefüllte Komposite. Nachteilig sind die relativ geringe Abrasionsfestigkeit sowie die relativ große Polymerisationsschrumpfung (*Kullmann* 1987). Für die Kontrolle des Versiegelungserfolges haben sich weißlich eingefärbte Materialien bewährt (*Rock* et al. 1989).

Bereits 1976 wurde von *Swartz* et al. vorgeschlagen, Versiegelungsmaterialien Fluorid zuzugeben. Neuere Studien haben ergeben, daß das Fluorid aus den zur Zeit zur Verfügung stehenden Produkten sehr schnell wieder abgegeben wird. Schon nach 2 Tagen hatte der Fluoridgehalt in der Umgebung der Versiegelung seinen Ausgangswert wieder erreicht

(*Cooley* et al. 1990, *Jensen* et al. 1990). Für eine allgemeine und andauernde Fluoridanreicherung in der Mundhöhle gibt es bisher noch kein geeignetes Versiegelungsmaterial. Inwieweit durch fluoridhaltige Versiegler ein andauernder kariespräventiver Effekt auf den der Versieglung angrenzenden Schmelz ausgeübt wird, ist bisher klinisch ebenfalls noch nicht abgeklärt (*Ripa* 1993).

9.3 Technik

Voraussetzung für den langfristigen Erfolg einer Versiegelung ist die sorgfältige Durchführung des Verfahrens (Tab. 9). Zunächst wird der zu versiegelnde Zahn maschinell mit Bürstchen und Bimssteinbrei oder öl- und fluoridfreier Reinigungspaste gesäubert. Die verwendete Paste muß unbedingt fluoridfrei sein, da Fluorid die Säurelöslichkeit des Zahnschmelzes verringert und somit die anschließende Konditionierung des Schmelzes behindert (*Lehman* und *Davidson* 1981). Auch die auf frisch fluoridiertem Schmelz gebildete Kalziumfluorid-Deckschicht hemmt die Konditionierung (*Lutz* 1977), mit der ein mikroretentives Ätzmuster an der Schmelzoberfläche erzielt werden soll.

Anschließend wird der Zahn gründlich abgesprayt. In den Fissuren impaktierte Teilchen (Nahrungsreste, Anteile der Reinigungspaste) werden soweit möglich mit einer spitzen Sonde entfernt. Erneut wird die Zahnoberfläche abgesprayt.

Tabelle 9 Durchführung der Fissurenversiegelung

1. Zahnreinigung
2. Absprayen und Trocknen
3. Kofferdam anlegen
4. Ablösen von Speichelpräzipitaten
5. Absprayen und Trocknen
6. Konditionieren
7. Absprayen und Trocknen
8. Kontrolle der konditionierten Schmelzbezirke
9. Applikation und Aushärtung des Versiegelungsmaterials
10. Okklusionskontrolle
11. lokale Fluoridierung

Zur optimalen Haftung des Versieglers am Zahnschmelz ist absolutes Trockenlegen, also die Isolierung des Zahnes mittels Kofferdam, erforderlich. Erweist sich das Anlegen des Spanngummis als technisch unmöglich, ist im Einzelfall abzuwägen, ob bei einem noch im Durchbruch befindlichen Zahn zu einem späteren Zeitpunkt (etwa nach 3 Monaten) ein erneuter Versuch unternommen wird, oder ob das Kariesrisiko eine sofortige, wenn auch technisch möglicherweise nicht optimale Versorgung rechtfertigt. In diesem Fall wird mit Watterollen, Parotis-Wattekissen und Speichelsauger relativ trocken gelegt. Nachkontrollen sollten dann zunächst alle 3 Monate erfolgen. Die gleiche Situation kann auch dadurch bedingt sein, daß das Kind das Anlegen von Kofferdam nicht toleriert. Entschließt man sich zum Aufschieben der Versiegelung, sollte die Fissur in der Zwischenzeit wiederholt mit einem fluoridhaltigen Lack behandelt werden, um so die Kariesgefährdung zu verringern (*Lutz* et al. 1990).

Nach dem absoluten Trockenlegen wird Natriumhypochlorid in 1- bis 2%iger Konzentration auf das Fissurensystem aufgebracht. Damit werden Mikroorganismen und Speichelmuzine, welche sich noch im erreichbaren Teil der Fissuren befinden, angelöst. Wieder wird gründlich mit dem Wasserspray gesäubert und anschließend mit Luft getrocknet.

Das gefärbte Ätzgel wird um die zu versiegelnden Fissureneingänge herum aufgetragen. Es enthält in der Regel Ortho-Phosphorsäure in Konzentrationen zwischen 30 und 50%. Als optimale Einwirkungszeit gilt 1 Minute. Danach muß das Gel mindestens 20 Sekunden lang gründlich abgesprayt werden. Sowohl Säurereste als auch Ausfällungen auf der Zahnoberfläche behindern Adhäsion und Polymerisation des Versieglers.

Nach Trocknen mit Luft (60 Sekunden) wird der Ätzerfolg kontrolliert. Die Schmelzoberfläche muß ein mattes, weißlich-opakes Aussehen aufweisen. Sollte dies nicht der Fall sein, muß die Konditionierung wiederholt werden. Die frisch angeätzte Schmelzoberfläche darf weder mechanisch berührt noch Feuchtigkeit ausgesetzt werden (Kofferdam!), um das retentive Ätzmuster nicht wieder zu zerstören und die Benetzbarkeit durch den Versiegler voll zu erhalten.

Durch die Einwirkung der Säure gehen etwa 6-10 µm Schmelz verloren. Darunter wird eine Schmelzzone von etwa 20 µm Dicke strukturell verändert (*Silverstone* 1974). Dies ist dadurch bedingt, daß sich die Schmelzprismenzentren und die Schmelzprismenperipherien in ihrem Löslichkeitsverhalten gegenüber Säure sehr unterschiedlich verhalten

(*Gwinnett* und *Ripa* 1973, *Retief* 1973). Im Prinzip kommt es zur Oberflächenvergrößerung und zur Ausbildung von Mikroretentionen (*Gwinnett* und *Matsui* 1967, *Gwinnett* 1971). Möglicherweise werden auch Strukturen am Apatit freigelegt, welche chemische Bindungen zum Versiegler eingehen (*Silverstone* 1974).

Den Versiegler läßt man mit Hilfe eines kleinen Kugelinstrumentes oder eines Pinselchens von einer Seite her in das Fissurensystem einfließen. Es soll so verhindert werden, daß unter dem Versiegelungsmaterial Luftblasen eingeschlossen werden. Da lichthärtende Produkte vor Entnahme aus dem lichtgeschützten Fläschchen gründlich zu schütteln sind, muß auch auf dadurch bedingte Luftbläschen im Versiegelungsmaterial geachtet werden. Als ungünstig erweist sich in diesem Zusammenhang die Technik, den Versiegler über eine auf das Vorratsfläschchen aufschraubbare Kanüle direkt in die Fissur zu applizieren. Darüber hinaus wird der Versiegler bei direkter Applikation häufig im Übermaß aufgetragen. Zudem wirft ein solches Vorgehen auch Fragen der Hygiene auf.

Sofort nach der Applikation wird der lichthärtende Versiegler mit blauem Halogenlicht 30 Sekunden ausgehärtet (Abb. 33). Nach Aushärtung und Abnahme des Kofferdams wird die aufgetragene Versiegelungsschicht auf vorzeitige Kontakte überprüft. Gegebenenfalls werden diese mit Finierdiamanten entfernt. Es ist nicht berechtigt, vorzeitige Kontakte im Vertrauen darauf zu belassen, daß sie sich aufgrund

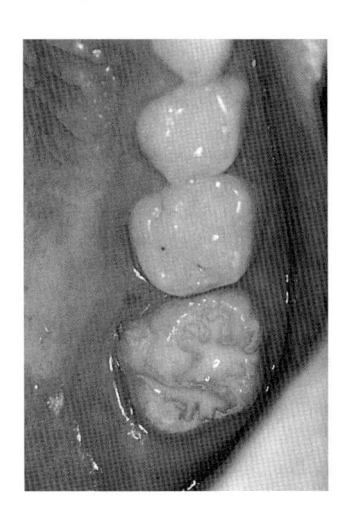

Abb. 33 Versiegelte Fissuren

der geringeren Abrasionsfestigkeit des Versieglers von selbst einschleifen. Vielmehr besteht die Gefahr, daß dann Defekte in der Versiegelungsschicht entstehen.

Zur Remineralisierung konditionierter aber nicht vom Versiegelungsmaterial abgedeckter Schmelzanteile sowie zur generellen Kariesprophylaxe werden abschließend der behandelte Zahn und das gesamte Gebiß lokal fluoridiert.

Bläschen, Spalten oder andere Defekte in der Versiegelungsschicht und im Randbereich bedeuten neue Retentionsmöglichkeiten für Mikroorganismen und Kohlenhydrate. Sie können den Erfolg der Versiegelung in Frage stellen. Besonders problematisch sind Defekte, die bis in die Fissur hineinreichen.

Intakte Versiegelungen überdecken stets in der Tiefe der Fissur verbliebene Mikroorganismen. Deren Zahl nimmt aber auf ca. 0,1 bis 4,2% der ursprünglichen Menge ab (*Netuschil* 1981), und solange bei intakter Versiegelung die Substratzufuhr unterbunden bleibt, geht von ihnen keine Gefährdung der Zahnsubstanz aus (*Lutz* und *Schneider* 1978, *Mertz-Fairhurst* 1986, *Handelmann* et al. 1987). Dies ändert sich allerdings, sobald die Versiegelung defekt ist. Teilweise Versieglerverluste bewirken ein erhöhtes Kariesrisiko (*Lutz* et al. 1985). Daher müssen Fissurenversiegelungen regelmäßig auf Unversehrtheit überprüft werden. Als Zeitabstand für ein solches Recall werden allgemein 6 Monate empfohlen (*Lutz* und *Schneider* 1978). Wird dabei ein Versieglerdefekt oder -verlust festgestellt, werden die entsprechenden Stellen analog dem vorstehend geschilderten Vorgehen nachversiegelt. Bei Einhaltung dieser Empfehlung durch Patienten und Behandler lassen sich Fissuren und Grübchen mit Sicherheit kariesfrei halten.

Teilweiser oder völliger Verlust von Versiegelungen deutet zumeist auf Fehler bei der technischen Durchführung des Verfahrens hin. In erster Linie ist hierbei an Feuchtigkeitszutritt oder vorzeitige Kontakte zu denken (*Lutz* und *Schneider* 1978). Daneben können Mißerfolge aber auch dadurch bedingt sein, daß der Zahnschmelz nicht ausreichend konditioniert war oder möglicherweise aufgrund seiner Struktur nicht ausreichend konditioniert werden konnte. Letzteres ist insbesondere beim prismenfreien Schmelz der Milchzähne oder aber bei stark fluoridhaltigem Schmelz der Fall (*Lee* et al. 1972, *Sheykholeslam* und *Buonocore* 1972, *Gwinnett* 1973).

9.4 Klinische Erfolge

Bei sorgfältiger Durchführung zeigt die Fissurenversiegelung gute Langzeiterfolge. Für die Versiegler der zweiten Generation liegen inzwischen Beobachtungszeiträume von bis zu 10 Jahren vor. Für die neueren Materialien der dritten Generation beträgt diese Zeitspanne naturgemäß erst maximal 5 Jahre. Es wird über unterschiedliche Zahlen für komplett

Tabelle 10 Erfolgshäufigkeit von Versiegelungen

Autoren	Anzahl Versiegelungen	Nachkontrollen nach	intakte Versiegelungen
McCune et al. (1979)	272	3 Jahren	87,5%
Richardson et al. (1980)	337	3 Jahren	74,8%
Houpt u. Shey (1983)	115	6 Jahren	58%
Vrbič (1986)	293	5 Jahren	52%
Simonsen (1987)	231	10 Jahren	56,7%
Wendt u. Koch (1988)	107	8 Jahren	80%
Ismail et al. (1989)	–	3 Jahren	78,5%
Mejàre u. Mjör (1990)	93	5 Jahren	90%
Rock et al. (1990)	159	3 Jahren	77,2%
Romcke et al. (1990)	798	8 Jahren	84,9%
Trummler u. Trummler (1990 u. 1992)	429	8 Jahren	96%
Städtler (1992)	64	3 Jahren	78%

erhaltene Versiegelungen berichtet. Die Mehrzahl der Autoren gibt aber Werte zwischen 70 und 90% an (Tab. 10). Bei einer statistischen Analyse von 24 vorliegenden Studien konnten *Llodra* und Mitarbeiter (1993) hohe kariespräventive Effektivität (71,36% Kariesreduktion) der Fissurenversiegelung aufzeigen.

9.5 Erweiterte Fissurenversiegelung

Initialkaries in der Tiefe der Fissur ist in der Regel klinisch nicht zu diagnostizieren. Es ist allgemeine Auffassung, daß sie sich nach Versiegelung der betreffenden Fissur nicht weiterentwickelt. Anders ist es, wenn bereits ein kleiner Defekt im Schmelz vorliegt. Derartige Läsionen sind aber nach *Lutz* et al. (1979) klinisch mit über 90%iger Sicherheit zu erkennen und sollten nach den Prinzipien der erweiterten Fissurenversiegelung versorgt werden. Nach Entfernen der kleinen okklusalen Karies wird die entstandene Kavität mit einer Adhäsivfüllung versorgt und die gesunde Restfissur versiegelt (*DeCraene* et al. 1988, *Houpt* et al. 1988). Das Verfahren sollte aber nur bei motivierten Kindern im Rahmen eines präventiven Gesamtkonzeptes durchgeführt werden (*Lutz* et al. 1979).

Literatur siehe S. 240 ff.

10 Praktische Umsetzung der Oralprophylaxe

Die praktische Umsetzung oralprophylaktischer Maßnahmen erfolgt auf mehreren Ebenen, welche z.t. nebeneinander angewendet werden können, sich stets aber ergänzen müssen. Es sind dies kollektivprophylaktische, gruppenprophylaktische und individualprophylaktische Verfahren.

10.1 Kollektivprophylaxe

Überall dort, wo Ausmaß und Verbreitung einer Erkrankung in der Bevölkerung hoch sind, können kollektivprophylaktische Maßnahmen besonders effektiv sein. Vorteilhaft ist auch, daß derartige Verfahren in der Regel nicht die intensive Mitarbeit des einzelnen erfordern.

Karies und entzündliche Zahnbetterkrankungen sind in Deutschland noch immer viel zu sehr verbreitet, auch wenn für die Karies seit einigen Jahren ein Rückgang zu verzeichnen ist. Während es gegen die Gingivitis und gegen die Parodontitiden bisher noch keine kollektivprophylaktischen Maßnahmen gibt, steht zur Eindämmung der Karies die Kollektivprophylaxe mit Fluorid zur Verfügung. Das klassische Beispiel ist die weltweit verbreitete Trinkwasserfluoridierung, mit der Kariesreduktionen von mindestens 50 bis 60% erzielt werden können. Wirksamkeit, Sicherheit und allgemeinmedizinische Unbedenklichkeit dieser Maßnahme wurden immer wieder bestätigt. Dennoch wurde die Trinkwasserfluoridierung in Deutschland aus politischen Gründen nicht eingeführt. In der DDR vorhandene Trinkwasserfluoridierungsanlagen wurden nach der politischen Vereinigung stillgelegt.

Als Alternative ist seit Herbst 1991 auch in Deutschland fluoridiertes Speisesalz im Handel erhältlich. Es enthält 250 ppm Fluorid. Dies bedeutet, daß ab dem 7. Lebensjahr täglich 4 g Salz konsumiert werden müssen, um die optimale Fluoridmenge von 1 mg/Tag aufzunehmen. Bei der allgemeinmedizinischen Forderung nach Einschränkung des Kochsalzverzehrs muß die Höhe des Fluoridgehalts im Speisesalz sicher noch überdacht werden. Ungewiß ist auch, ob das Kleinkind bis zum Schulalter mit dem Vehikel Speisesalz ausreichende Fluoridmengen erhalten kann. Dessen ungeachtet ist fluoridiertes Speisesalz in Deutschland die einzige Möglichkeit zur Kollektivprophylaxe der Zahnkaries. Bei entsprechender Fluoridaufnahme ist eine ähnlich hohe Kariesreduktion wie durch Trinkwasserfluoridierung zu erreichen (Kapitel 8.4.2).

10.2 Gruppenprophylaxe

Gruppenprophylaktische Maßnahmen erstrecken sich im wesentlichen auf Kindergärten bzw. Kindertagesheime und Schulen. In der Schule werden praktisch alle Kinder erreicht. Dagegen besuchen etwa 30% der Kinder zwischen 3 und 6 Jahren keinen Kindergarten. Für sie müssen andere Wege der Gruppenprophylaxe erschlossen werden. So könnten z. B. spezielle Veranstaltungen von der Jugendzahnpflege oder von den Landesarbeitsgemeinschaften angeboten werden. Aber auch der Zahnarzt könnte für seine Patienten (Eltern und Kinder) entsprechende Aufklärungsaktionen durchführen. Um wirklich langfristige Erfolge zu erzielen, müssen geeignete Präventionsmaßnahmen kontinuierlich und regelmäßig während der gesamten Kindergarten- und Schulzeit erfolgen. Zahlreiche Studien haben gezeigt, daß es möglich ist, mit vertretbarem Aufwand die Zahngesundheit der Kinder deutlich zu verbessern (z. B. *Klimek* et al. 1984 u. 1987, *Büttner* 1993).

Ein großer Vorteil der im Kindergarten beginnenden Gruppenprophylaxe ist, daß die Kinder so frühzeitig während einer Zeitspanne der Entwicklung erreicht werden, während der lebenslang anhaltende Verhaltensmuster geprägt werden können. Zudem ist Lernen in Gruppen in diesem Alter besonders effektiv, da die Kinder sich nicht nur am Erzieher (Zahnarzt), sondern auch an den anderen Kindern der Gruppe orientieren können (*Bauch* 1992). Der Kindergarten ist daher eine besonders wichtige Gelegenheit zur Zahngesundheitserziehung.

Zahngesundheitserziehung ist nach *Bartsch* (1992) primär eine pädagogische Aufgabe und erst sekundär zahnmedizinische Intervention. Dies bedeutet, daß effektive Gruppenprophylaxe nur in einer Kooperationsgemeinschaft von Zahnarzt (zahnärztlichem Assistenzpersonal), Erzieher oder Lehrer, Eltern und Kind durchführbar ist. In dieser Partnerschaft ist der Zahnarzt vor allem fachlicher Betreuer und Berater. Erzieher und Lehrer sind wichtige Personen zur täglichen Umsetzung der zahnmedizinischen Prophylaxe. Daher muß ihnen auch entsprechendes

Wissen vermittelt werden. Und, je positiver sie selber zu zahngesundheitserhaltenden Maßnahmen eingestellt sind, umso effektiver werden sie die von ihnen betreuten Kinder hierzu motivieren und erziehen können (*Krämer* et al. 1990, *von Nordheim* und *Raetzke* 1991).

Den Eltern kommt eine Schlüsselfunktion für den Aufbau gesundheitsbewußter Verhaltensweisen beim Kind zu. Sie müssen daher fest in das Prophylaxekonzept eingebunden werden. Hierbei ist die Fachkompetenz und Fachautorität des Zahnarztes gefragt und unverzichtbar (Elternabende) (*Bauch* 1992).

Die Inhalte zahnmedizinischer Gruppenprophylaxe sollen sich nach Vorgaben des Deutschen Ausschuß für Jugendzahnpflege (*DAJ* 1993) auf folgende Maßnahmen erstrecken:

- Inspektion der Mundhöhle mit Erhebung des Zahnstatus zur Kariesrisikozuordnung,
- Überführung in zahnärztliche Behandlung zur Beseitigung vorhandener Zahnschäden,
- Fissurenversiegelung bei gegebener Indikation,
- Verbesserung des Mundhygieneverhaltens,
- Ernährungsberatung,
- Verbesserung der Schmelzqualität durch Fluorid,
- Motivation zur regelmäßigen zahnärztlichen Untersuchung,
- Durchführung spezifischer altersgerechter Programme zur kollektiven und individuellen Betreuung von Kindern mit besonders hohem Kariesrisiko.

Beim Besuch im Kindergarten wird mit den Kindern in ihnen gemäßer Sprache über die Zähne und deren Bedeutung gesprochen. Es wird kindgemäßes Zähneputzen mit einer geeigneten Zahnbürste demonstriert. Dabei ist zu beachten, daß die Feinmotorik der Kinder noch nicht voll ausgebildet ist. Es sollte daher eine einfache und für die Kinder durchführbare Putztechnik, wie z. B. das Kreisen, gezeigt werden. Gemeinsam wird dann das Zähneputzen geübt. Die Kunst des Zahnarztes und seiner Mitarbeiter ist es, den Lerngegenstand „Zähneputzen" interessant zu gestalten und so zu vermitteln, daß es Spaß macht (*Keppler* 1990). Eine engagierte Erzieherin wird das Zähneputzen in der Folgezeit weiter aufarbeiten und täglich umsetzen.

Ernährungsberatung kann spielerisch mit Hilfe erhältlicher oder selbsterstellter Spiele (Abb. 34) oder mit Basteln und Ausschneiden durchge-

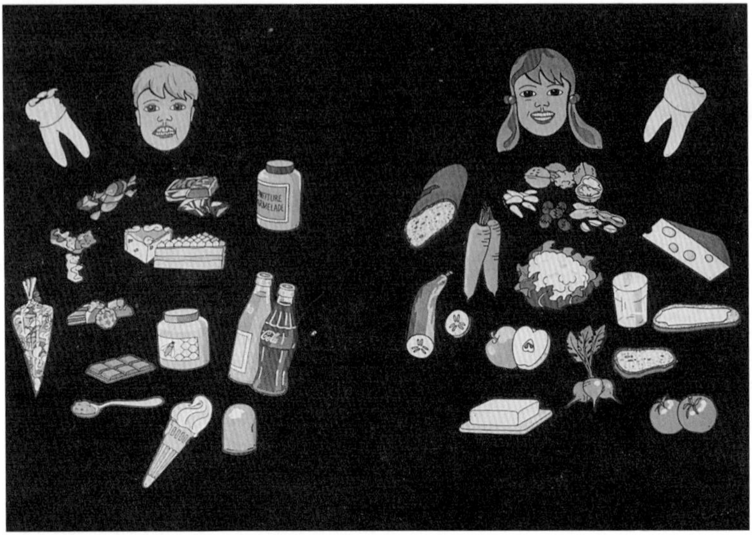

Abb. 34 Spiele zur Ernährungsberatung

führt werden. Entsprechende (selbstausgedachte) Geschichten und Bildergeschichten sind ebenfalls gut geeignet, Kindern gesunde Ernährung nahezubringen. Wichtig ist vor allem, die Bedeutung des Zuckers bei der Entstehung von Zahnkrankheiten darzustellen. Das Kind sollte frühzeitig lernen, vernünftig und kontrolliert mit Süßem umzugehen. Das gemeinsame, gelenkte Frühstück ist ein weiterer wesentlicher Aspekt der Ernährungslenkung. Hier ist insbesondere wieder das Engagement der Erzieherin gefragt.

Aufgrund emotionaler Vorbehalte ist die Verabreichung von Fluorid im Kindergarten sicher am schwierigsten zu bewirken. Durch Aufklärung und Überzeugung sollten jedoch Unbedenklichkeit und Nutzen dosierter Fluoridgaben (z. B. Tabletten) für die Entwicklung eines gesunden Gebisses deutlich gemacht werden.

Kinder mit besonders hohem Kariesrisiko müssen erkannt und intensiv individualprophylaktisch betreut werden. Ein Hilfsmittel hierzu ist die bisherige Kariserfahrung des Kindes. Nach einem Vorschlag des *DAJ*

(1993) wird ein erhöhtes Kariesrisiko in Abhängigkeit vom Alter wie folgt definiert:
- bis 3 Jahre : dmft > 0
- 4 Jahre : dmft > 2
- 5 Jahre : dmft > 4
- 6-7 Jahre : dmft/DMFT > 5

Ergänzt wird die Gruppenprophylaxe im Kindergarten durch Besuche in einer Zahnarztpraxis. Ziel ist der Angstabbau. Auch hierbei bewährt sich das Erlebnis in der Gruppe (*Bartsch* und *Feser* 1982, *Gentz* 1983, *Schneller* 1988, *Stein* und *Specke* 1990).

In der Schule sollten die im Kindergarten durchgeführten Prophylaxemaßnahmen weitergeführt und ausgebaut werden. Altersgemäß können Aufklärung, Beratung und Anleitung ausgeweitet und vertieft werden (*Pechtold* 1985).

10.3 Individualprophylaxe

Prophylaxe sollte in die tägliche Praxis des Zahnarztes integriert sein. Sie ist der erste und wichtigste Schritt einer lebenslangen zahnärztlichen Betreuung und Führung des Patienten. Oralprophylaxe ist Teil gesamtmedizinischer Vorsorge.

10.3.1 Oralprophylaxe während der Schwangerschaft

Oralprophylaxe beginnt bereits vor der Geburt. Der werdenden Mutter ist die Gesundheit ihres Kindes ein wichtiges Anliegen. Daher besteht bei ihr eine hohe Akzeptanz für Präventivmaßnahmen. Dies sollte vom Zahnarzt genutzt werden, das Zahn- und Mundgesundheitsbewußtsein zu fördern, zum Nutzen der Mutter und des Kindes (*Günay* et al. 1991). Dabei sind alle zur Verfügung stehenden präventiven Möglichkeiten zu berücksichtigen: Verbesserung der Mundhygiene, Umstellung auf zahnbewußte (gesundheitsbewußte) Ernährung sowie Fluoridierungsmaßnahmen.

Die früher offensichtlich häufiger gemachte Beobachtung, wonach jedes Kind der Mutter einen Zahn kosten solle, gilt heute allerdings nicht mehr. Einen direkten Zusammenhang zwischen Schwangerschaft und

Karies sowie Parodontitis gibt es ohnehin nicht (*Steldinger* 1987). Umstellungen im Hormonhaushalt der Schwangeren führen aber zu Permeabilitätsveränderungen der Gefäße sowie zur Auflockerung des Bindegewebes und damit zu erhöhter Entzündungsbereitschaft des Zahnfleischsaumes. Eine plaquebedingte Entzündung kann verstärkt werden (*Renggli* et al. 1984). Die Schwangere sollte daher im eigenen Interesse besonders sorgfältige Mundhygiene betreiben. Darüber hinaus wird die Mutter später nur durch eigenes Vorbildverhalten wirksamen Einfluß auf die Mundhygiene ihres Kindes nehmen können.

Aufgrund von Umstellungen im Ernährungsverhalten (Appetit auf Süßes) kann die Schwangere in erhöhtem Maße kariesgefährdet sein. Dies muß bewußt gemacht und ggf. revidiert werden. Gleichzeitige kontinuierliche Fluoridierungsmaßnahmen (Tabletten und/oder Lokalapplikationen) vermindern ein evtl. Kariesrisiko.

Schließlich ist nachgewiesen, daß kariogene Mutans-Streptokokken insbesondere von der Mutter auf das Kind übertragen werden (intrafamiliäre Speichelkontakte) (*Suhonen* 1992). Besteht bei der Schwangeren eine hohe Besiedlungsrate mit diesen Keimen, ist es daher geboten, diese durch entsprechendes Ernährungsverhalten, durch optimale Mundhygiene sowie ggf. durch gezielten Einsatz zusätzlicher bakterienreduzierender Maßnahmen (z. B. Chlorhexidin) zu verringern (Primär-Primär-Prophylaxe). *Köhler* und *Andréen* (1994) konnten zeigen, daß nach deutlicher Verringerung der Mutans-Streptokokken bei der Mutter während des Durchbruchs der Milchzähne ihres Kindes die Besiedlung der kindlichen Mundhöhle mit diesen Keimen langanhaltend verzögert war. Als Folge waren Kariesfrequenz und Kariesbefall bei diesen Kindern geringer als bei einer vergleichbaren Kontrollgruppe. Die Besiedlung der Mundhöhle mit Streptococcus mutans kann mit einem spezifischen Speicheltest bestimmt werden (*Suhonen* und *Tenovuo* 1989).

10.3.2 Oralprophylaxe beim Kind

Bis zum zweiten Lebenswinter wird in Deutschland vom Kinderarzt in der Regel eine kombinierte Rachitis- und Kariesprophylaxe durchgeführt (Vitamin-D + Fluorid-Tabletten). Daran anschließend sollte vom Zahnarzt die Kariesprophylaxe mit Fluoridtabletten weitergeführt werden. Da Tabletten die exakte altersabhängige Dosierung von Fluorid gewährleisten, ist diese Präventivmaßnahme zumindest bis zum Abschluß der Zahnkronenbildung der zweiten Dentition (ohne Weisheitszähne) sinnvoll, also bis etwa zum 8. Lebensjahr. Sobald dies möglich ist, sollten die Kinder die Fluoridtablette langsam im Munde zergehen lassen, um so eine kombinierte lokale und systemische Wirkung zu erreichen. Sobald das Kind mit Sicherheit ausspült und nicht mehr alles verschluckt, können eine fluoridhaltige Zahnpaste verwendet und, sofern angezeigt, zusätzlich lokale Fluoridierungsmaßnahmen durchgeführt werden.

Mit Durchbruch des ersten Milchzahnes sollten Mundhygienemaßnahmen erfolgen, damit das Kind so früh wie möglich an regelmäßige Zahnpflege gewöhnt wird. Zunächst kann hierfür von den Eltern ein kleines Läppchen verwendet werden. Möglichst bald sollte aber eine geeignete Zahnbürste angewendet werden. Das Kind erhält zu gegebener Zeit zusätzlich eine eigene Kinderzahnbürste, um selber die Handhabung zu erlernen und um die Eltern beim Zähneputzen nachahmen zu können. Während des gesamten Vorschulalters und in der Regel auch noch während der ersten Schuljahre müssen die Eltern die Effektivität der Zahnpflege ihrer Kinder kontrollieren und ggf. nachputzen.

Hinsichtlich der Ernährung ist darauf zu achten, daß das Kind nicht unnötigerweise frühzeitig an Süßes gewöhnt wird. Isolierter Zucker ist zur Ernährung des Menschen absolut überflüssig. Die vom Körper benötigte Glukose kann von ihm problemlos aus höhermolekularen Kohlenhydraten gewonnen werden. Fehlen von Zucker hemmt aber die Etablierung von Mutans-Streptokokken in der Mundhöhle. Von besonderer Bedeutung sind hierfür die ersten vier Lebensjahre (*Tenovuo* 1991, *Dasanayake* et al. 1993). Fehlen von Zucker bedeutet zudem verringerte Säurebildung durch Plaquemikroorganismen und daher geringeres Kariesrisiko sowie verminderte Plaquebildung und damit auch geringeres Gingivitisrisiko.

Sofern indiziert (siehe Kapitel 9.1), kommt die Fissurenversiegelung als zusätzliche Präventivmaßnahme in Betracht, möglicherweise auch schon im Milchgebiß.

10.3.3 Individualprophylaxe in der zahnärztlichen Praxis

Jedem Patienten sollte zahnmedizinische Individualprophylaxe und damit Erhalt von Zahn- und Mundgesundheit angeboten werden. Nur in seltenen Fällen wird er kein Interesse zeigen.

Welche Präventivmaßnahmen im Einzelfall notwendig sind, hängt von einer genauen Diagnose der Gebißsituation des Patienten und von der

Einschätzung evtl. Risikofaktoren ab. Hat der Patient ein naturgesundes, absolut kariesfreies Gebiß oder ist sein Kariesbefall nur sehr niedrig, sind in der Regel präventive Standardmaßnahmen ausreichend. Allerdings ist auch in diesen Fällen die regelmäßige zweimal jährliche Betreuung notwendig; denn aufgrund einer Vielzahl spezifischer Faktoren kann aus einem kariesinaktiven ein kariesaktiver Befund werden. Bei hohem Kariesbefall und hoher Kariesaktivität sowie beim Vorliegen von Risikofaktoren muß der Patient zusätzlich zur Basisprophylaxe intensivprophylaktisch betreut werden. Entsprechendes gilt natürlich auch für das klinisch parodontalgesunde bzw. das parodontalerkrankte Gebiß.

Voraussetzung und Grundlage für eine effektive, auf die speziellen Erfordernisse des einzelnen Patienten ausgerichtete Individualprophylaxe sind also eine eingehende Untersuchung auf Zahn,- Mund- und Kieferkrankheiten, ein exakter Gebißbefund, ein Übersichtsparodontalbefund, ggf. die Erhebung von Speichelparametern sowie die Beurteilung und Bewertung der erhobenen Befunde.

Hinweise auf ein erhöhtes Kariesrisiko ergeben sich erst aus der Summe aller zur Verfügung stehenden Befunde (*Crossner* und *Holm* 1977, *Krasse* 1988, *Seppä* und *Hansen* 1988, *Larmas* 1992, *Alaluusua* 1993, *Holbrook* et al. 1993). Parameter für Kariesrisikopatienten sind: hohe Kariesprävalenz, hohe Kariesinzidenz, Initialkaries (White spot), approximale Aufhellungen im Röntgenbild, hohe Streptococcus-mutans-Zahlen (> 10^5 Kolonien pro ml Mundflüssigkeit), häufiger Verzehr niedermolekularer Kohlenhydrate (erkennbar an hohen Laktobazillenzahlen), niedrige Speichelfließrate, niedrige Pufferkapazität des Speichels.

Hohe Plaquewerte bedeuten in der Regel ein Gingivitisrisiko. Die Beurteilung von Mundhygiene und Zahnfleischzustand erfolgt mittels geeigneter Indizes. Dies können z. B. der Approximalraum-Plaqueindex (API) nach *Lange* und Mitarbeitern (1977) oder der Plaque-Index nach *Quigley* und *Hein* (1962) (QHI) sowie der von *Mühlemann* (1978) angegebene Papillen-Blutungs-Index (PBI) sein. Zusätzlich zu den Indizes sollten evtl. besondere Plaque-Retentionsstellen registriert und beurteilt werden.

Speicheltests

Im Fachhandel sind einfach anzuwendende Diagnostika zur Bestimmung von Speichelfließrate und Pufferkapazität sowie bakteriologische Tests zum Nachweis von Mutans-Streptokokken und Laktobazillen erhältlich (*Schmeiser* et al. 1993). Diese Tests können helfen, den Patienten über seine aktuelle individuelle Kariesgefährdung zu informieren. Eine sichere Kariesvorhersage ist allerdings nicht möglich (*Kleinfelder* und *Kirchner* 1993, *Bose* und *Ott* 1994).

Mit Hilfe insbesondere der bakteriologischen Tests kann dem Patienten ein hoher Verzehr an niedermolekularen Kohlenhydraten deutlich gemacht werden. Insofern sind sie gut geeignet, Bemühungen zur Umstellung von Ernährungsweise und Ernährungsverhalten zu unterstützen (*Wikner* 1986, *Kristoffersen* und *Birkhed* 1987). Damit kommt ihnen ein wichtiger Motivationseffekt zu. Nach *Maiwald* (1992) fördert patientenorientiertes Vorgehen die Vertrauensbasis zwischen Patient und Behandler. Der Patient erkennt die individuellen Bemühungen des Arztes um seine Gesunderhaltung an und ist so eher bereit, seinen Empfehlungen zu folgen.

Bestimmung der Speichelfließrate

Zur Bestimmung der Speichelfließrate sollte die letzte Mahlzeit mindestens zwei Stunden zurückliegen. Der Patient kaut zunächst 30 Sekunden auf einem Paraffinstück. Der während dieser Zeit gebildete Speichel wird geschluckt. Anschließend wird mit der Zeitnahme begonnen. Der Patient kaut weiter und gibt den produzierten Speichel in ein Meßgefäß ab. Nach fünf Minuten ist die Sammelphase beendet. Ausreichende Sekretion liegt vor, wenn mindestens 5 ml Speichel gesammelt werden konnten (*Krasse* 1986).

Bestimmung der Pufferkapazität des Speichels

Der zur Beurteilung der Speichelfließrate gesammelte Speichel kann für die Bestimmung der Pufferkapazität des Speichels verwendet werden (*Frostell* 1980, *Ericson* und *Bratthall* 1989). Hierzu ist im Fachhandel ein einfacher Schnelltest erhältlich. Mit einer kleinen Einmalpipette wird ein Speicheltropfen so auf die Testfläche des Teststreifens gebracht, daß die gesamte Testfläche vollständig benetzt ist. Der nach fünfminütiger Reaktionszeit zu beobachtende Farbumschlag wird mit einer Farbkarte verglichen. Ein gelbbraunes Testfeld deutet auf niedrige Pufferkapazität hin, ein grünes auf mittlere und ein blaues auf hohe.

Bestimmung von Streptococcus mutans im Speichel

Die Konzentration von Streptococcus mutans im Speichel ist proportional zum Vorkommen in der Plaque. Mit Hilfe eines spezifischen

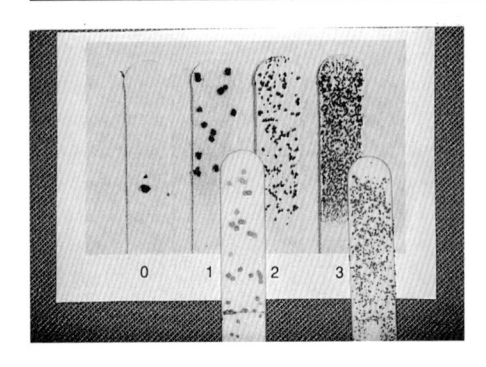

Abb. 35 Bestimmung von Streptococcus-mutans-Zahlen im Speichel (Dentocult SM®)

Tests ist es möglich, den Streptococcus-mutans-Gehalt des Speichels zu bestimmen und damit einen Hinweis auf die Streptococcus-mutans-Belastung der Mundhöhle zu erhalten (*Jensen* und *Bratthall* 1989).

Der Patient kaut eine Minute lang auf einer Paraffinkapsel. Dadurch gelangen Streptococcus-mutans-Bakterien von der Zahnoberfläche in den Speichel. Ein Testspatel wird etwa zehnmal über den Speichel an der Zungenoberfläche geführt und dann in ein Substratröhrchen gegeben, in welchem zuvor eine Bacitracinscheibe gelöst worden war. Das Röhrchen wird 48 Stunden bei 37 °C in einem kleinen Brutschrank bebrütet. Die Besiedlung des Testspatels mit Mutans-Streptokokken wird gegen ein Auswertungsmuster beurteilt und kann in vier Grade unterteilt werden: Klasse 3: mehr als 1 000 000 Keime, Klasse 2: zwischen 100 000 und 1 000 000 Keime, Klasse 0 und 1: weniger als 100 000 Keime pro ml Speichel (Abb. 35). Patienten mit mehr als 1 Million Keime gelten als besonders kariesgefährdet.

Bestimmung der Laktobazillen im Speichel

Laktobazillen sind azidophile Keime. Ihr Auftreten ist besonders eng mit kariösen Läsionen und/oder häufigem Zuckerkonsum assoziiert. Die Bestimmung der Laktobazillenzahl im Speichel ist daher eine wichtige Möglichkeit zur Beurteilung und Kontrolle von Ernährungsgewohnheiten (*Larmas* 1992).

Für die Bestimmung wird stimulierter Speichel in einem kleinen Gefäß gesammelt und auf einen Träger mit spezifischem Nährboden gegeben (*Larmas* 1975). Einen evtl. Überschuß läßt man abtropfen. Der beimpfte Träger wird in dem zugehörigen Röhrchen vier Tage bei 37 °C bebrütet.

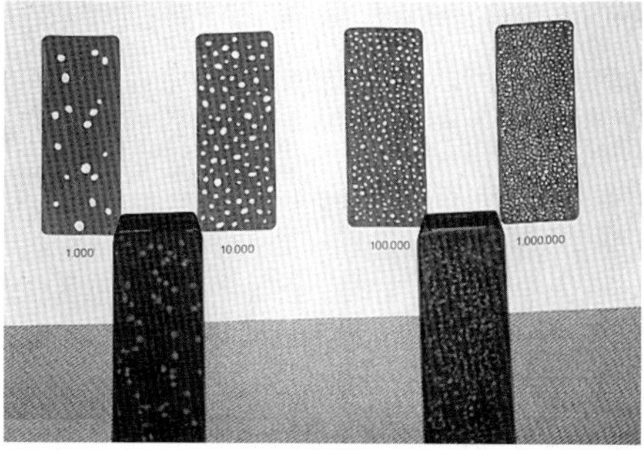

Abb. 36 Bestimmung der Laktobazillen-Zahlen im Speichel (Dentocult LB®)

Danach wird die Dichte der Kolonien durch Vergleich mit Musterbildern ermittelt: Gruppe 4: mehr als 1 000 000 Keime, Gruppe 3: ca. 100 000 Keime, Gruppe 2: ca. 10 000 Keime und Gruppe 1: ca 1 000 Keime pro ml Speichel (Abb. 36). Als hohe Werte gelten die Befunde der Gruppen 2, 3 und 4.

Aufklärung, Anleitung, Motivation

Bevor der Patient aktiv in die Prophylaxe eingebunden wird, ist eine professionelle Zahnreinigung durchzuführen. Falls erforderlich sollten zuvor auch Sanierungsmaßnahmen ausgeführt werden. Das Gebiß muß für den Patienten hygienefähig sein, d. h. er muß in der Lage sein, mit den ihm zur Verfügung stehenden Mitteln gute mundhygienische Verhältnisse zu erzielen.

Altersgemäß und entsprechend seiner Auffassungsgabe wird der Patient dann über die Ursachen und Folgen von Karies und Gingivitis aufgeklärt. Es hat sich bewährt, ihm das Gesagte „anschaulich" zu machen, d. h. Schaubilder usw. einzusetzen. Noch besser ist es, Speichel- und Plaqueproben des Patienten unter ein geeignetes Mikroskop zu bringen, um ihn so ganz individuell und persönlich einzubeziehen. Es ist wichtig, das Interesse des Patienten zu wecken, bei ihm „Zahnbewußtsein" und „Zahngesundheitsbewußtsein" zu entwickeln.

Aufbauend auf den diagnostizierten Hygienedefiziten und unter Berücksichtigung topographischer Besonderheiten des Gebisses werden geeignete Maßnahmen zur Verbesserung der Mundhygiene ausgewählt, demonstriert und mit dem Patienten praktisch geübt (*Axelsson* 1981). Dabei müssen persönliche Probleme und Schwierigkeiten des Patienten berücksichtigt werden. Der Patient darf nicht überfordert werden, sonst macht er nicht mit („Ich schaffe es ja doch nicht"). Richtiges Zähneputzen ist mühsam. Der Zahnarzt muß hierbei Partner und Helfer sein, nicht Schulmeister (*Magri* 1983). Es ist wichtig, die Bemühungen des Patienten anzuerkennen, auch wenn sie noch nicht optimal sind, ihn also stets positiv zu motivieren. Der Patient braucht Erfolgserlebnisse. Zu wiederholende Anleitungen und ggf. Korrekturen erfordern Geduld und Verständnis von Patient und Betreuer. Zur Dokumentation und als Motivationshilfe können die anfangs gewählten Indizes dienen.

Zweckmäßige Ernährung und sinnvolle Ernährungsgewohnheiten sind wichtige Präventivmaßnahmen. Niedermolekulare, bakteriell abbaubare Kohlenhydrate, Zucker, sind eine wesentliche Ursache von Plaquebildung sowie von Etablierung und Vermehrung kariogener und gingivapathogener Mikroorganismen. Dies bedeutet:

- Zuckerhaltige Speisen und Getränke, Süßwaren etc. sollten möglichst selten verzehrt werden.
- Besonders gefährlich ist Zuckerhaltiges (auch Getränke) zwischen den Mahlzeiten.
- Süßigkeiten, Süßspeisen, zuckerhaltige Backwaren usw. sollten nur dann verzehrt werden, wenn die Möglichkeit besteht, unmittelbar hinterher die Zähne zu putzen.

Bedauerlicherweise schätzen jedoch die meisten Menschen unserer Gesellschaft in ganz besonderem Maße die Geschmacksqualität „süß". Schon das kleine Kind wird frühzeitig durch „süße" Belohnungen und Geschenke in dieser Hinsicht geprägt und „verdorben". Auch glauben manche Eltern, einen Mangel an Zeit für das Kind und Defizite in ihrer Hinwendung zum Kind u. a. durch „Süßes" ausgleichen zu können. Hinzukommt auch noch eine gewisse Bequemlichkeit. So ist es beispielsweise einfacher, dem Kind Geld in die Schule mitzugeben als regelmäßig für ein abwechslungsreiches und sinnvolles Schulbrot zu sorgen. Zudem fördern die aggressive und zum Teil irreführende Werbung von Zucker- und Süßwarenindustrie sowie die Art der Präsentation von Süßigkeiten in den Geschäften und insbesondere Supermärkten auch nicht gerade ein gesundheitsbewußtes und zahnbewußtes Ernährungsverhalten der Bevölkerung. Dementsprechend ist der Zuckerkonsum in Deutschland sehr hoch. Nach Angaben von *Imfeld* (1983) ist in Westeuropa von einem durchschnittlichen Zuckerverzehr von ca. 50 kg pro Kopf und Jahr auszugehen. Daran dürfte sich bis heute kaum etwas geändert haben.

Mit Maßnahmen der Ernährungsaufklärung und Ernährungslenkung und mit Bemühungen, eine Änderung im Konsumverhalten zu bewirken, greift der Zahnarzt daher zwangsläufig in eingefahrene, liebgewordene „süße" Gewohnheiten – oder anders ausgedrückt „Unarten" – ein. Die Ernährungsberatung erfordert daher viel Einfühlungsvermögen und Überzeugungsarbeit. Wichtig ist, dem Patienten seine Ernährungsfehler erst einmal bewußt zu machen. Er muß sich über seine Ernährungsgewohnheiten in allen Einzelheiten im klaren werden. Um dies zu erreichen, kann der von *König* (1978) angegebene Ernährungsfragebogen hilfreich sein. Außerdem hat es sich nach *König* (1978) sowie *König* und *Lamers* (1982) bewährt, den Patienten für einige Tage oder eine Woche ein Ernährungstagebuch führen zu lassen, in dem alles aufgeführt werden soll, was er ißt und trinkt. Anhand dieser Unterlagen kann dann individuell auf die Gegebenheiten des Patienten eingegangen werden. Das ist effektiver, als lediglich Pauschalaussagen zu treffen. Außerdem kann der Patient anhand der Aufzeichnungen auf den „versteckten" Zucker hingewiesen werden, welcher in einer Vielzahl von Lebensmitteln enthalten ist.

Anzustreben ist eine abwechslungsreiche, soweit als möglich naturbelassene, zuckerarme Ernährung. Es wäre unrealistisch, Zucker absolut verbieten zu wollen. Dem Patienten muß jedoch die Schädlichkeit insbesondere häufiger zusätzlicher Zuckeraufnahme bewußt werden. Wenn es schon sein muß, lieber eine große Menge Süßes auf einmal verzehren, als die gleiche Menge in kleinen Portionen über eine längere Zeit verteilt zu konsumieren. Und anschließend die Zähne putzen!

Bei Empfehlungen zum Ersatz zuckerhaltiger Zwischenmahlzeiten sind allgemeine ernährungsphysiologische Richtlinien zu beachten. So ist es sicher nicht sinnvoll, anstelle von Süßigkeiten generell Chips, Nüsse oder Salzgebäck zu empfehlen. Vollkornbrot mit (angemachtem) Quark, rohes Gemüse und eine Reihe von Obstsorten (keine Bananen, kein Trockenobst!) sind für Zwischenmahlzeiten geeignet.

Zur zusätzlichen Motivation und als Begleitung einer Ernährungsumstellung durch den Patienten können Speichelteste eingesetzt werden, insbesondere Tests zur Bestimmung von Streptococcus-mutans- und Laktobazillen-Zahlen.

Zuckerfreie Süßwaren sind bedingt eine Alternative zu herkömmlichen Süßigkeiten. Beim Verzehr von mehr als ca. 30g/Tag verursachen sie

Diarrhöe. Wissenschaftlich geprüfte Produkte, welche in der Plaque während 30 Minuten nach dem Konsum keinen pH-Abfall unter 5,7 verursachen, erhalten das Prädikat „zahnfreundlich" und ein Signet (Zahnmännchen mit Schirm, Abb. 20). Neuere Untersuchungen haben zudem gezeigt, daß xylithaltige Produkte als karieshemmend angesehen werden können, da sie Streptococcus-mutans-Keime unterdrücken und die Plaquebildung hemmen (*Birkhed* 1994).

Fluorid ist bisher die einzige bekannte und auch hinreichend wissenschaftlich untersuchte Substanz, welche der Zahnoberfläche einen wirksamen Schutz gegenüber kariogenen Noxen verleihen bzw. bereits die Entstehung dieser Noxen weitgehend verhindern kann. Dabei ist Fluorid ein lebensnotwendiges Spurenelement, ein Mineralstoff, welcher ohnehin in geringen Mengen immer in unserer Nahrung und in unserem Wasser und damit auch in unserem Körper enthalten ist.

Für einen optimalen Karriesschutz sind zwei Bedingungen zu beachten. Fluorid sollte möglichst frühzeitig bereits beim Kleinkind verabreicht werden; und es muß lebenslang ein kontinuierliches Fluoridangebot gewährleistet sein. Bis zum Abschluß der Schmelzmineralisation der bleibenden Zähne (ohne Weisheitszähne), also bis etwa zum 8.Lebensjahr, sind Fluoridtabletten indiziert. Dieser Träger gewährleistet die optimale und altersgemäß exakte Fluoridzufuhr. Es spricht nichts dagegen, auch nach diesem Alter noch regelmäßig Fluoridtabletten zu nehmen. Allerdings kann dann auch auf andere Träger, wie etwa Speisesalz umgestellt werden.

Von dem Zeitpunkt an, an welchem das Kind nach dem Zähneputzen sicher ausspült, sollte lebenslang eine fluoridhaltige Zahnpasta verwendet werden.

In der Praxis stehen dem Zahnarzt eine Reihe lokaler Fluoridierungsmöglichkeiten zur Verfügung (Lack, Gel, Lösung). Lokale Fluoridierungsmaßnahmen sollten der Abschluß jeglicher Kontroll- und Beratungsmaßnahmen sein. Die Anwendung höher dosierter Fluoridpräparate ist vor allem bei Risikopatienten, bei Patienten mit hoher Kariesaktivität und immer dann erforderlich, wenn durch zahnärztliche Behandlungsmaßnahmen, wie z. B. kieferorthopädische Geräte oder prothetischen Ersatz, zusätzliche Retentionsbereiche am Gebiß entstehen oder aber wenn z. B. nach professioneller Zahnreinigung äußere fluoridreiche Schmelzschichten verloren gingen. Für die regelmäßige Fluoridanwendung durch den Patienten gilt jedoch nach wie vor, daß die tägliche Anwendung niedriger Konzentrationen einen besseren kariespräventiven Effekt aufweist als seltene Anwendungen hoher Konzentrationen (*Torell* und *Ericsson* 1965).

Fissuren von Molaren und Prämolaren sind häufig aufgrund ihrer Morphologie in besonderem Maße kariesgefährdet. Gleichzeitig werden sie durch die üblichen kariespräventiven Maßnahmen wie Mundhygiene, Lokalapplikation von Fluorid, nur ungenügend erreicht. Hier sollte bei entsprechender Indikation die Fissurenversiegelung durchgeführt werden.

Zahnärztliche Prophylaxe muß als Einheit gesehen werden. Erst das Zusammenwirken aller zur Verfügung stehenden Maßnahmen und Möglichkeiten wird bestmögliche Ergebnisse bringen. Nur durch lebenslange kontinuierliche, stetig wiederholte Aufklärung, Anleitung, Motivation und Remotivation ist beim Patienten das erforderliche Zahnbewußtsein und Gesundheitsbewußtsein aufzubauen und zu erhalten. Dies erfordert vom Zahnarzt und seinem Team neben entsprechendem Engagement auch einen hohen Zeitaufwand. Dies kann nur geleistet werden, wenn es vom Patienten, aber auch vom Gesundheitssystem anerkannt wird. Dabei ist Prävention humaner und sinnvoller als die Therapie unnötig aufgetretener Schäden. Daß Prophylaxemaßnahmen in der täglichen Praxis machbar, bzw. unter welchen Voraussetzungen sie machbar sind, wurde in einer Reihe von Publikationen aufgezeigt (z. B. *König* und *Lamers* 1982, *Hellwege* 1991, *Laurisch* 1986, 1988 u. 1990, *König* 1987, *Peters* 1987, *Hein* 1993, *Heintze* 1993, *Michel* 1993 u. 1994, *Rukat* 1993, *Laurisch* 1994).

10.4 Prophylaxe beim älteren Patienten

Wie überall in der westlichen Welt steigt auch in Deutschland die Lebenserwartung der Bevölkerung an (*Landt* 1985). Als Ergebnis effektiver Präventivmaßnahmen nimmt gleichzeitig die Anzahl älterer Menschen mit eigenen Zähnen zu. Daher weisen auch im höheren Alter immer mehr Patienten ein Karies- und/oder Gingivitis- bzw. Parodontitisrisiko auf. Zusätzlich liegen in diesem Alter aufgrund abgelaufener oder bestehender Parodontalerkrankungen nahezu immer Wurzeloberflächen frei, welche zusätzlich in erheblichem Maße kariesgefährdet sind.

Für den älteren Patienten gelten grundsätzlich die gleichen Prinzipien der Oralprävention wie für den jüngeren. Jedoch sind u. U. psychische und/oder physische Probleme des Alterns zu berücksichtigen. Solange der ältere Mensch relativ gesund und allgemein unbeeinträchtigt ist, sollte ihm gezielt individuell ausgerichtete Oralprophylaxe zukommen. Dabei sind topographische Veränderungen am Gebiß, wie etwa gingivale Rezessionen und freiliegende Interdentalräume, aber ggf. auch Zahnersatz, besonders zu berücksichtigen. Auch sollten evtl. körperliche Einschränkungen wie z. B. eingeschränkte Feinmotorik oder Sehschwäche usw. in Betracht gezogen werden. Dies bedeutet u. a. den bevorzugten Einsatz geeigneter automatischer Zahnbürsten, ein kürzeres Recall zwischen den Zahnarztbesuchen mit häufigerer professioneller Zahnreinigung, sowie die gezielte tägliche Anwendung von Fluorid. Auch gegenüber der Wurzelkaries übt Fluorid einen deutlichen Hemmeffekt aus (*Øgaard* 1990). Nach neueren Studien scheint ein Chlorhexidin- und Thymol-haltiger Lack ebenfalls Entstehung und Fortschreiten kariöser Wurzelläsionen zu hemmen (*Schmeiser* et al. 1994). Bei herausnehmbarem Zahnersatz ist die Prothesenreinigung in das präventive Konzept einzubeziehen. Je früher und je intensiver der Patient während des Lebens präventiv betreut wurde, und je mehr er selber engagiert war, desto besser wird auch seine Mitarbeit im Alter sein.

Ein Mundhöhlenfaktor, welcher beim älteren Menschen große Bedeutung haben kann, ist die Speichelmenge. Ältere Menschen leiden häufig unter Mundtrockenheit. Neben subjektiven Beschwernissen bedeutet dies zugleich auch die Einschränkung aller Speichelfunktionen. Häufig ist die Mundtrockenheit jedoch nicht die Folge des Alternsprozesses sondern eher ein Nebeneffekt von im Alter vermehrt eingenommenen Medikamenten. Eine Vielzahl der verschriebenen Arzneien übt hemmenden Einfluß auf die Speichelproduktion aus (*Grad* et al. 1985, *Widdop* 1989, *Haugen* 1992).

Liegt altersbedingte Mundtrockenheit vor, ist häufig nur die Menge des Ruhespeichels reduziert, während Reizspeichel in ausreichender Menge produziert wird (*Haugen* 1992). Durch Kautätigkeit oder durch entsprechende Geschmacksstoffe kann in diesen Fällen der Speichelfluß angeregt werden. Auch sind im Fachhandel Lutschtabletten erhältlich, welche den Speichelfluß stimulieren sollen. Sie können beispielsweise Maleinsäure und Kalziumlaktat enthalten.

Reicht die Stimulation nicht aus, kann der Mund nur noch mit künstlichem Speichel feucht gehalten werden. Entsprechende Lösungen sollten neutrales pH aufweisen sowie Kalzium, Phosphat und Fluorid als remineralisierendes Potential enthalten. Die Viskosität der künstlichen Speichellösung kann z. B. mit Muzinen oder Glykoproteinen eingestellt werden (*Grad* et al. 1985, *Tenovuo* und *Söderling* 1992).

Bei schweren Allgemeinerkrankungen, größeren körperlichen Gebrechen, geistigen Behinderungen oder gar Pflegebedürftigkeit ist der Patient häufig nicht mehr in der Lage, sich an seiner Oralprophylaxe selbst zu beteiligen. Die notwendigen Maßnahmen müssen vermehrt vom Zahnarzt und seinen Mitarbeitern sowie von Angehörigen oder dem Pflegepersonal durchgeführt werden. Das bedeutet Schulung, Unterweisung und Anleitung dieser Personen in den speziell durchzuführenden Maßnahmen.

10.5 Prophylaxe bei Behinderten

Zahnärztliche Prophylaxe bei Behinderten unterscheidet sich nicht grundsätzlich von derjenigen Nichtbehinderter. Unter Berücksichtigung der persönlichen Voraussetzungen des Patienten, der jeweiligen Gebißbefunde sowie der Risikofaktoren werden in individueller Gewichtung stets alle zur Verfügung stehenden präventiven Möglichkeiten eingesetzt: Maßnahmen der Ernährungslenkung sowie zur Erzielung guter Mundhygiene, Fluoridierungsverfahren und evtl. die Fissurenversiegelung. Die Durchführung erfordert jedoch vom Zahnarzt und seinem Team und nicht zuletzt auch von den betreuenden oder pflegenden Personen Geduld, gutes Einfühlungsvermögen, hohes Engagement und psychagogisches Geschick (*Müller-Fahlbusch* 1983).

Besteht infolge begrenzter Mundhygienefähigkeit des Behinderten ein erhöhtes Karies- und Gingivitisrisiko, bedeutet dies auch eine entsprechend verkürzte Zeitspanne zwischen den professionellen Betreuungsterminen, welche drei Monate nicht überschreiten sollten (*Schilke* et al. 1992). Neben professioneller Zahnreinigung kommt regelmäßiger Fluoridanwendung sowie wiederholten Ernährungs- und Mundhygieneunterweisungen für den Betreuer besonderes Gewicht zu.

Behinderte sind nicht als einheitliche Gruppe anzusehen. Daher muß sich das individuelle Prophylaxekonzept an Art und Schwere der Behinderung orientieren (*Ben-Zur* 1982). Sinnvoll erscheint die von *Petersohn* und *Dankbar* (1985) vorgeschlagene Zuordnung:

- Behinderte mit uneingeschränkter Fähigkeit zu selbstständiger Zahnpflege,
- Behinderte mit begrenzter Fähigkeit zur Zahnpflege,
- Behinderte, welche zur Zahnpflege nicht in der Lage sind.

Bei Behinderten mit eingeschränkter oder fehlender Fähigkeit zur Zahnpflege muß diese regelmäßig vom Betreuer durchgeführt werden. Für behinderte Kinder ist die von *Gentz* (1975) angegebene Haltung hilfreich. Dabei sitzt das Kind in „Kuschelkontakt" vor dem Betreuer. Beide schauen in einen Spiegel. Der Kopf des Kindes ist am Körper des Betreuers abgestützt. Die linke Hand des Betreuers umfaßt den Unterkiefer des Kindes. Mit dem Mittelfinger wird ein leichter Öffnungsdruck auf das Kinn gegeben. Der Zeigefinger wird in den Mund gelegt und hält Wangen und Lippen ab. Durch eine automatische Zahnbürste wird die Pflege erleichtert.

Regelmäßige und frühzeitig einsetzende Zahnpflege unterstützt gleichzeitig allgemeine funktionell-therapeutische Maßnahmen. Sie kann gezielt zur Stimulation der gesamten Mundregion eingesetzt werden. Die Zungenfunktion wird angeregt und trainiert, der Mundschluß kann angebahnt, der Tonus von Lippen- und Wangenmuskulatur verbessert, pathologischer Würgereiz abgebaut, die Nahrungsaufnahme erleichtert und die Kaufunktion initiiert werden. Im Rahmen des logopädischen Therapieplanes kann sogar die Lautbildung unterstützt werden (*Gentz* 1975/76, 1983 u. 1985).

Gezielter Oralprophylaxe kommt bei Behinderten, speziell bei schwerer Behinderten ganz besonderes Gewicht zu. In diesen Fällen sind Untersuchung, Diagnostik und kurative Maßnahmen häufig nur sehr mühsam oder aber gar nicht durchführbar (*Einwag* et al. 1989). Dementsprechend ergaben epidemiologische Studien an Behinderten in der Regel hohe Karies- und Gingivitisraten sowie Behandlungsdefizite (*Strübig* und *Rosendahl* 1980, *Pieper* und *Kessler* 1983, *Maiwald* und *Engelkensmeier* 1990, *Pieper* 1990). Dies sollte heute eigentlich nicht mehr der Fall sein.

Literatur siehe S. 242 ff.

11 Ausblicke in der Oralprophylaxe

Prinzipiell ist die Zahnkaries mit den zur Verfügung stehenden Präventivmaßnahmen absolut vermeidbar; die Zahnfleischentzündung ist zumindest weitestgehend kontrollierbar. Das Problem liegt nach wie vor in der Akzeptanz und in der Umsetzung dieser Maßnahmen; denn sie erfordern einen relativ großen Selbsteinsatz des einzelnen und möglicherweise auch eine Änderung von Gewohnheiten und Verhaltensweisen. Die Wissenschaft ist daher bemüht, neue Wege der Prävention zu erschließen, welche nicht so sehr von der Eigeninitiative des Patienten abhängig sind.

11.1 Immunisierung gegen Karies und Gingivitis

Bei einer ganzen Reihe von Infektionskrankheiten konnten mit Hilfe immunprophylaktischer Maßnahmen (Impfungen) außerordentliche Erfolge erzielt werden. Da Mikroorganismen ein wesentlicher ätiologischer Faktor auch der Zahnkaries sind, lag der Gedanke an eine aktive Immunisierung gegen diese Krankheit nahe. Allerdings ist die Karies keine typische Infektionskrankheit. Sie erfüllt nur teilweise die hierfür vorgegebenen Kriterien. So wird Karies nicht nur von einem bestimmten antigenetisch stabilen und nicht heterogenen Erreger, sondern von mehreren verschiedenartigen Mikroorganismen verursacht. Die kariogenen Mikroorganismen entfalten ihre pathogene Wirkung nicht im Körperinneren, sondern an der Körperoberfläche in der Zahnplaque. Anders als bei typischen Infektionserregern kommt es zu keiner natürlichen Immunantwort mit Beeinflussung des Kariesgeschehens oder gar zur Immunität (*Guggenheim* 1983).

Erste Immunisierungsversuche erfolgten an Ratten und Hamstern. Nach Injektion abgetöteter Streptococcus-mutans-Zellen entwickelten die Versuchstiere weniger Karies als unbehandelte Kontrolltiere. Im Speichel fand sich ein erhöhter Antikörpertiter (*Ketterl* et al. 1973, *Tanzer* et al. 1973, *Taubman* und *Smith* 1974). Auch bei lokal mit Streptococcus mutans immunisierten Ratten konnte eine Kariesverminderung nachgewiesen werden. Außerdem wurden im Speichel der Tiere gegen Glukosyltransferase und gegen Haftstellen an der Zelloberfläche dieser Mikroorganismen gerichtete Antikörper gefunden (*Genco* et al. 1974).

In zunehmendem Maße wurden Immunisierungsversuche auch an Rhesus-Affen durchgeführt. Sowohl nach Injektion abgetöteter Streptococcus-mutans-Zellen als auch nach Injektion von Zellbestandteilen oder gereinigten Protein-Antigenen entwickelten die Tiere weniger Karies als Kontrolltiere. Zudem wurde über eine Verringerung der Streptococcus-mutans-Kolonien in den Fissuren der Zähne berichtet. Stets war die Immunantwort spezifisch gegen den injizierten Streptokokkenstamm gerichtet. Das Ausmaß der Antikörper-Reaktion war jedoch nicht einheitlich (*Bowen* et al. 1975, *Lehner* et al. 1975, *Emmings* et al. 1976, *Lehner* et al. 1977 u. 1980).

Die aus Tierexperimenten gewonnenen und im wesentlichen positiv dargestellten Aussagen zur Immunisierung gegen kariogene Mikroorganismen wurden jedoch von Mikrobiologen auch kritisch diskutiert (*Gehring* 1977). Nach *Guggenheim* (1983) weisen die angeführten Tierversuche grundsätzliche Mängel auf. Der Autor stellt daher die Bedeutung dieser Tierstudien für die Bewertung einer evtl. Immunprophylaxe der Karies am Menschen in Frage.

Auch im Schrifttum der letzten Jahre finden sich wiederum eine Reihe von Arbeiten, in denen an verschiedenen Tiermodellen aufgezeigt wurde, daß die Immunisierung mit Streptococcus-mutans-Zellen oder Antigenen zur Karieshemmung führt. Die Hoffnung auf einen beim Menschen anwendbaren Impfstoff gegen Karies wurde aber durch Berichte über das Auftreten von Antikörpern wieder gedämpft, welche Kreuzreaktionen am Herzmuskelgewebe indizierten (*Ayakawa* et al. 1985, *Wu* und *Russell* 1990). Um derartige unerwünschte Nebenwirkungen nach akuter Immunisierung zu vermeiden, wurden als Alternative Verfahren zur lokalen passiven Immunisierung vorgeschlagen. So war beispielsweise im Tierversuch nach Lokalapplikation spezifischer monoklonaler Antikörper gegen Antigen B von Streptococcus sobrinus der Kolonisationsgrad dieser Bakterienart an den Zähnen deutlich herabgesetzt (*van Raamsdonk* et al. 1993). Auch am Menschen konnte die Wirksamkeit lokaler passiver Immunisierung nachgewiesen werden. Die lokale Applikation eines Streptococcus mutans spezifischen monoklonalen Antikörpers auf die Zahnoberflächen verhinderte die Wiederbesiedlung mit diesem Stamm nach vorangegangener antibakterieller

Behandlung mit Chlorhexidin. Dieser Effekt hielt bis zu 2 Jahren an und wird mit Veränderungen im internen Gleichgewicht der Mikroflora erklärt (*Ma* et al. 1987 u. 1990).

Bei allen vorliegenden Untersuchungen ist die Problematik der Impfung gegen Karies beim Menschen doch noch nicht gelöst. Die Wirksamkeit und vor allem auch die klinische Sicherheit sind noch nicht ausreichend nachgewiesen. Es darf nicht vergessen werden, daß eine ganze Reihe unterschiedlicher Stämme von Mikroorganismen am Kariesgeschehen beteiligt sind. Immunisierung gegen einen Stamm wäre nur ein Teilerfolg; und es ist bisher nicht abgeklärt, ob in diesem Fall nicht andere Spezies den Platz der ausgeschalteten Art einnehmen. Schließlich ist heutzutage auch die Akzeptanz in der Bevölkerung für Immunisierungsmaßnahmen gegen eine nicht lebensbedrohende Erkrankung mehr als fraglich.

Die bakteriologischen und immunologischen Abläufe bei parodontalen Erkrankungen sind weitaus komplizierter als es bei der Karies der Fall ist. Demzufolge dürfte bei diesen Krankheitsbildern eine immunologische Prophylaxe noch weitaus schwieriger zu erreichen sein. Bis heute sind die Resistenzverbesserung der parodontalen Gewebe und die Beeinflussung gegen den Marginalinfekt gerichteter immunologischer Faktoren nicht möglich.

11.2 Neue Wege in der Kariesprophylaxe

Voraussetzungen und Abläufe der mikrobiellen Besiedlung von Zahnoberflächen und Schleimhäuten sind noch nicht in allen Einzelheiten bekannt. Die Initialanheftung definierter Bakterienstämme an der Schmelzoberfläche beruht aber prinzipiell auf Wechselwirkungen zwischen bestimmten Proteinen oder Glykoproteinen im Schmelzoberhäutchen (Rezeptoren) und komplementären Proteinen (Adhäsine) auf der bakteriellen Zelloberfläche (*Gibbons* 1989). Kenntnisse über die Komponenten dieser Haftungsmechanismen und über die genauen Bindestellen innerhalb dieser Komponenten können möglicherweise die Grundlage zur Entwicklung anheftungshemmender Maßnahmen sein.

Eine Reihe von Speichelproteinen, welche an orale Streptokokken binden, konnten bereits dargestellt werden (*Bergmann* und *Gülzow* 1989, *Bergmann* et al. 1990). Der Anheftungsmechanismus für initialanheftende Bakterien ist vorwiegend hochspezifisch (*Staat* und *Peyton* 1984). Bei sekundär besiedelnden Mikroorganismen, wie z. B. Streptococcus mutans, spielen wahrscheinlich nicht nur Wechselwirkungen zwischen Proteinen, sondern auch zwischen extrazellulären Lipoteichonsäuren und Polysacchariden eine Rolle (*Stashenko* et al. 1986). Unterschiedliche Bindungsmuster sind vor allem durch individuell unterschiedliche Speichelzusammensetzung bedingt (*Bergmann* et al. 1992). Speichel zeigt sowohl interpersonell als auch tageszeitlich abhängig intrapersonell deutliche quantitative und qualitative Unterschiede in der Proteinzusammensetzung (*Bergmann* und *Gülzow* 1993).

Nach der Identifikation potentieller Speichel-Rezeptoren für orale Streptokokken und nach deren Funktionsdarstellung können spezifische Antikörper gegen diese Moleküle gewonnen werden, welche dann die Isolierung der komplementären Liganden ermöglichen. Schließlich könnte mit gentechnischer Methodik die Struktur dieser Liganden aufgeklärt werden.

Das Ziel dieser Forschungsrichtung ist, die initiale bakterielle Anheftung an der Zahnoberfläche zu verhindern. Hierzu müssen Veränderungen an der Schmelzoberfläche bzw. am Schmelzoberhäutchen vorgenommen werden. Denkbar sind die Behandlung mit spezifisch wirksamen Substanzen, die Anwendung von Bindestellen blockierenden Peptiden oder der Einsatz von Designer-Proteinen, welche nahezu irreversibel am Schmelz haften, aber keine Bindungsstellen für Mikroorganismen bieten.

Ein anderer Weg der Kariesprophylaxe könnte die kompetitive Verdrängung kariogener Plaquemikroorganismen sein. Es ist nur schwer möglich, in eine etablierte Bakterienflora, welche sich im ökologischen Gleichgewicht befindet, dauerhaft weitere Keime hineinzubringen (*Jordan* 1972, *Perrons* und *Donoghue* 1990). Ebenfalls gelingt es kaum, bereits etablierte Stämme langfristig oder vollständig aus der Mundhöhle zu eliminieren (*Alaluusua* 1991). Daher wurde im Tierexperiment versucht, die Kariogenität einer bestehenden Plaque durch Überimpfen von weniger oder nicht kariogenen Streptokokken-Mutanten zu reduzieren. Diese Mutanten sollten einen Teil der ansonsten von kariogenen Stämmen besetzten Bindungsstellen einnehmen. Mit dem Austausch gegen Mutanten und nicht einer ganzen Spezies wollte man Schwierigkeiten umgehen, die Zusammensetzung einer etablierten Mikroflora zu verändern. Die Effektivität und sichere Anwendung dieses Modells am Menschen sind zur Zeit noch nicht ausreichend untersucht (*Tanzer* 1989).

11.3 Ausblicke in der Gingivitisprophylaxe

Ziel der Gingivitisprophylaxe ist, den Marginalinfekt und damit die Gingivitis zu verhindern. Nach wie vor sind die hierfür wichtigsten Maßnahmen Aufklärung, Anleitung und Motivation des Patienten, die Bakterienplaque zu erkennen und mechanisch optimal zu entfernen. Eine „chemische Zahnbürste" ist nicht in Sicht. Bisher angewendete Substanzen sind entweder nicht wirksam oder wirksame Substanzen sind aufgrund unerwünschter Nebenwirkungen nicht langfristig einsetzbar.

Literatur siehe S. 246 ff.

Literatur zu Kapitel 1, Bedeutung der Oralprophylaxe

Hippchen, P.: Geschichte und Stand der Bemühungen um präventive Mundhygiene. In: Peters, S.: Prophylaxe. Quintessenz, Berlin 1978
Kohlmeier, J., Kroke, A., Pötzsch, J., Kohlmeier, M., Martin, K.: Ernährungsabhängige Krankheiten und ihre Kosten. Nomos, Baden-Baden 1993
Strübig, W.: Geschichte der Zahnheilkunde. Deutscher Ärzte-Verlag, Köln 1989

Literatur zu Kapitel 2, Epidemiologie von Karies und Gingivitis

Ahrens, G., Bauch, J., Bublitz, K.-A., Neuhaus, I.: Parodontalgesundheit der Hamburger Bevölkerung. Epidemiologische Ergebnisse einer CPITN-Untersuchung. Deutscher Ärzte-Verlag, Köln 1988
Ainamo, J., Barmes, D., Beagrie, G., Cutress, T., Martin, J.: Development of the World Health Organisation (WHO) Community Periodontal Index of Treatment Needs (CPITN). Int Dent J 32, 281 (1982)
Baume, L.J.: Allgemeine Grundsätze für eine internationale Normung der Kariesstatistiken. Int Dent J 12, 279 (1962)
Beck, J.D., Hunt, R.J., Hand, J.S., Field, H.M.: Prevalence of root and coronal caries in a noninstitutionalized older population. J Am Dent Ass 111, 964 (1985)
Cutress, T.W.: Periodontal health and periodontal disease in young people: global epidemiology. Int Dent J 36, 146 (1986)
Downer, M.C.: Time trends in caries experience of children in England and Wales. Caries Res 26, 466 (1992)
Dünninger, T., Pieper, K.: Ergebnisse zur Prävalenz von Karies und Dentalfluorose. In: Micheelis, W., Bauch, J.: Mundgesundheitszustand und -verhalten in der Bundesrepublik Deutschland. Deutscher Ärzte-Verlag, Köln 1991
Fejerskov, O., Luan, W.M., Nyvad, B., Budtz-Jørgensen, E., Holm-Pedersen, P.: Active and inactive root surface caries lesions in a selected group of 60- to 80-year-old Danes. Caries Res 25, 385 (1991)
Franke, G., Baume, L.J.: Klassifizierung epidemiologischer Studien über Zahnkaries und Definitionen verwandter Begriffe. Int Dent J 26, 73 (1976)
Frencken, J.E., Kalsbeek, H., Verrips, G.H.: Has the decline in dental caries been halted? Changes in caries prevalence amongst 6- and 12-year-old children in Friesland, 1973 – 1988. Int Dent J 40, 225 (1990)
Fure, S., Zickert, I.: The prevalence of root surface caries in 55-, 65- and 75-year-old Swedish individuals. Community Dent Oral Epidemiol 18, 100 (1990)
Glass, R.L. (ed.): The first international conference on the declining prevalence of dental caries. J Dent Res 61, Spec Iss 1301 (1982)
Gülzow, H.-J., Maeglin, B.: Über die symmetrische Verteilung der Zahnkaries und deren Bedeutung für kariesstatistische Untersuchungen. Schweiz Mschr Zahnheilk 74, 315 (1964)
Gülzow, H.-J., Maeglin, B.: Kariesstatistische Ergebnisse nach 15jähriger Trinkwasserfluoridierung in Basel. Dtsch Zahnärztl Z 34, 118 (1979)
Gülzow, H.-J., Einfeldt, T.: Epidemiologische Erhebungen zur Zahngesundheit Hamburger Arbeitnehmer im Alter zwischen 31 und 60 Jahren. Dtsch Zahnärztl Z 43, 1006 (1988)
Gülzow, H.-J., Bamfaste, R., Hoffmann, S.: Kariesbefunde an bleibenden Zäh-

nen von 7- bis 15jährigen Hamburger Schülern. Dtsch Zahnärztl Z 46, 488 (1991)
Günay, H., Fricke, R., Triadan, H.: Approximale Wurzeldentinkaries – eine zweite Karieswelle? Dtsch Zahnärztl Z 42, 904 (1987)
Heinrich, R., Künzel, W., Heinrich, J.: Wurzelkariesverbreitung in einer gesunden Erwachsenenpopulation. Dtsch Zahnärztl Z 45, 363 (1990)
Holt, R.D., Joels, D., Bulman, J., Maddick, I.H.: A third study of caries in pre-school aged children in Camden. Br Dent J 165, 87 (1988)
Horowitz, H.S. et al.: Classification of epidemiologic studies of dental caries and definitions of related terms. Int Dent J 25, 79 (1975)
Klein, H., Palmer, C.E., Knutson, J.W.: Studies on dental caries. Publ Hlth Rep 53, 751 (1938)
Lange, D.E.: Parodontologie in der täglichen Praxis. Quintessenz, Berlin 1981
Locker, D., Slade, G.D., Leake, J.L.: Prevalence of and factors associated with root decay in older adults in Canada. J Dent Res 68, 768 (1989)
Löe, H., Silness, J.: Periodontal disease in pregnancy. I. Prevalence and severity. Acta Odont Scand 21, 533 (1963)
Marthaler, T.M.: Experimental design in epidemiologic research. J Dent Res 42, 192 (1963)
Marthaler, T.M.: A standardized system of recording dental conditions. Helv Odont Acta 10, 1 (1966)
Marthaler, T.M., Wiesner, V., Menghini, G., Steiner, M.: Zur Epidemiologie der Zahnkaries: Resultate von Einzelerhebungen in verschiedenen Gebieten der Schweiz 1972 – 1985. Schweiz Mschr Zahnmed 96, 1441 (1986)
Møller, I.J.: Impact of oral diseases across cultures. Int Dent J 28, 376 (1978)
Mühlemann, H.R., Son, S.: Gingival sulcus bleeding – a leading symptom in initial gingivitis. Helv Odont Acta 15, 107 (1971)
Mühlemann, H.R.: Patientenmotivation mit individuellem Intensivprogramm für orale Gesundheit. In: Peters, S. (Hrsg.): Prophylaxe. Ein Leitfaden für die tägliche Praxis. Quintessenz, Berlin 1978
Naujoks, R., Hüllebrand, G.: Mundgesundheit in der Bundesrepublik. Zahnärztl Mitt 75, 417 (1985)
Naujoks, R., Dünninger, P., Einwag, J., Pieper, K., Reich, E.: Zahnmedizinische Ergebnisse der bevölkerungsrepräsentativen Mundgesundheitsstudie. In: Mundgesundheit in der Bundesrepublik Deutschland. Deutscher Ärzte-Verlag, Köln 1990
Page, R.C., Schroeder, H.E.: Periodontitis in man and other animals. Karger, Basel 1982
Papas, A., Joshi, A., Giunta, J.: Prevalence and intraoral distribution of coronal and root caries in middle-aged and older adults. Caries Res 26, 459 (1992)
Patz, J., Naujoks, R.: Beitrag zur röntgenologischen Kariesdiagnostik. Dtsch Zahnärztl Z 22, 289 (1967)
Patz, J., Naujoks, R.: Morbidität und Versorgung der Zähne in der Bevölkerung der Bundesrepublik Deutschland. Dtsch Zahnärztl Z 35, 259 (1980)
Pieper, K., Schurade, B.: Die Untersuchung mit der Kaltlicht-Diagnosesonde. Eine Alternative zum Flügelbißstatus? Dtsch Zahnärztl Z 42, 900 (1987)
Pilot, T., Barmes, D.E., Leclercq, M.H., McCombie, B.J., Sardo Infirri, J.: Periodontal conditions in adults, 35-44 years of age: an overview of CPITN data

in the WHO global oral data bank. Community Dent Oral Epidemiol 14, 310 (1986)
Pilot, T., Barmes, D.E., Leclercq, M.H., McCombie, B.J., Sardo Infirri, J.: Periodontal conditions in adolescents, 15–19 years of age: an overview of CPITN data in the WHO global oral data bank. Community Dent Oral Epidemiol 15, 336 (1987)
Raetzke, P., Schilbach, M., Carstensen, U., Fiedler, A.: Das Auftreten von Karies an freiliegenden Wurzeloberflächen. Gibt es Zusammenhänge mit der koronalen Karieshäufigkeit? Dtsch Zahnärztl Z 38, 944 (1983)
Raetzke, P.: Wurzeloberflächenkaries bei Patienten mit Parodontalerkrankungen. Dtsch Zahnärztl Z 40, 775 (1985)
Ramfjord, S.P.: Indices for prevalence and incidence of periodontal disease. J Periodont 30, 51 (1959)
Reich, E.: Ergebnisse zur Prävalenz von Parodontopathien. In: Micheelis, W., Bauch, J.: Mundgesundheitszustand und -verhalten in der Bundesrepublik Deutschland. Deutscher Ärzte-Verlag, Köln 1991
Russel, A.L.: A system of classification and scoring for prevalence surveys of periodontal disease. J Dent Res 35, 350 (1956)
Salonen, L., Allander, L., Bratthall, D., Togelius, J., Helldén, L.: Oral health status in an adult Swedish population. Prevalence of caries. Swed Dent J 13, 111 (1989)
Schiffner, U., Gülzow, H.-J.: Kariesfrequenz und Kariesbefall Hamburger Kindergarten- und Tagesheimkinder im Jahre 1987. Dtsch Zahnärztl Z 43, 1166 (1988)
Stamm, J.W.: Achievements in prevention. Int Dent J 34, 66 (1984)
Stamm, J.W.: Epidemiology of gingivitis. J Clin Periodontol 13, 360 (1986)
Stecksén-Blicks, C., Holm, A.-K., Mayanagi, H.: Dental caries in Swedish 4-year-old children. Swed Dent J 13, 39 (1989)
Truin, G.J., König, K.G., de Vries, H.C.B., Mulder, J., Plasschaert, A.J.M.: Trends in cariesprevalence in 5-, 7- and 11-year-old schoolchildren in The Hague between 1969 and 1989. Caries Res 25, 462 (1991)
Truin, G.J., van't Hof, M.A., Kalsbeek, H., Frencken, J.E., König, K.G.: Secular trends of caries prevalence in 6- and 12-year-old Dutch children. Community Dent Oral Epidemiol 21, 249 (1993)
Vehkalahti, M., Rajala, M., Tuominen, R., Paunio, I.: Prevalence of root caries in the adult Finnish population. Community Dent Oral Epidemiol 11, 188 (1983)
Vehkalahti, M., Paunio, I.: Association between root caries occurrence and periodontal state. Caries Res 28, 301 (1994)
Welander, E.: Partial recording of dental caries. Acta Odont Scand 18, 377 (1960)
Winter, G.B.: Epidemiology of dental caries. Arch Oral Biol 35, 1 S (1990)

Literatur zu Kapitel 3, Morphologie von Karies und Gingivitis

Arends, J., ten Cate, J.M.: Tooth enamel remineralization. J Crystal Growth 53, 135 (1981)
Arends, J., Gelhard, T.B.F.M.: In-vivo-Remineralisation menschlichen Schmelzes. Oralprophylaxe 5, 21 (1983)

Arends, J., Jongebloed, W., Ögaard, B., Rölla, G.: SEM and microradiographic investigation of initial enamel caries. Scand J Dent Res 95, 193 (1987)
Attström, R., Lindhe, J.: Die Pathogenese plaquebedingter Parodontalerkrankungen. In: Lindhe, J.: Klinische Parodontologie. Thieme, Stuttgart 1986
Backer Dirks, O.: Post-eruptive changes in dental enamel. J Dent Res 45, 503 (1966)
Bowden, G.H., Speirs, R.L., Nash, R.: Modification of the release of calcium and phosphate from enamel by deposits of dextran-producing streptococci. Caries Res 6, 81 (1972)
Bowden, G.H.W.: Microbiology of root surface caries in humans. J Dent Res 69, 1205 (1990)
Cain, B.E., Corpron, R.E., Fee, C.L., Strachan, D.S., Kowalski, C.J.: Dose related remineralization using intraoral fluoride-releasing devices in situ. Caries Res 28, 284 (1994)
von der Fehr, F.R., Löe, H., Theilade, E.: Experimental caries in man. Caries Res 4, 131 (1970)
Frank, R.M., Steuer, P., Hemmerle, J.: Ultrastructural study on human root caries. Caries Res 23, 209 (1989)
König, K.G.: Karies und Parodontopathien. Thieme, Stuttgart 1987
Lange, D.E.: Parodontologie in der täglichen Praxis. Quintessenz, Berlin 1981
Larsen, M.J., Fejerskov, O.: Chemical and structural challenges in remineralization of dental enamel lesions. Scand J Dent Res 97, 285 (1989)
Lindhe, J., Karring, Th.: Anatomie des Parodontiums. In: Lindhe, J.: Klinische Parodontologie. Thieme, Stuttgart 1986
Lynch, E., Beighton, D.: A comparison of primary root caries lesions classified according to colour. Caries Res 28, 233 (1994)
Mørch, T., Punwani, I., Greve, E.: The possible role of complex forming substances in the decalcification phase of the caries process. Caries Res 5, 135 (1971)
Nyvad, B., Fejerskov, O.: Active root surface caries converted into inactive caries as a response to oral hygiene. Scand J Dent Res 94, 281 (1986)
Page, R.C.: Gingivitis. J Clin Periodont 13, 345 (1986)
Pitts, N.B.: Monitoring of caries progression in permanent and primary posterior approximal enamel by bitewing radiography. Community Dent Oral Epidemiol 11, 228 (1983)
Pitts, N.B.: Regression of approximal carious lesions diagnosed from serial standardized bitewing radiographs. Caries Res 20, 85 (1986)
Pitts, N.B., Renson, C.E.: Monitoring the behavior of posterior approximal carious lesions by image analysis of serial standardised bitewing radiographs. Br Dent J 162, 15 (1987)
Rateitschak, K.H., Rateitschak, E.M., Wolf, H.F.: Farbatlanten der Zahnmedizin. Parodontologie. Thieme, Stuttgart 1989
Schroeder, H.E.: Orale Strukturbiologie. Thieme, Stutttgart 1987
Schroeder, H.E.: Pathobiologie oraler Strukturen. Karger, Basel 1991
Silverstone, L.M.: Remineralization phenomena. Caries Res 11 (Suppl 1), 59 (1977)

Literatur zu Kapitel 4, Ätiologie von Karies und Gingivitis

Aaltonen, A.S., Tenovuo, J., Lehtonen, O.-P., Saksala, R., Meurman, O.: Serum antibodies against oral streptococcus mutans in young children in relation to dental caries and maternal close-contacts. Arch Oral Biol 30, 331 (1985)

Abelson, D.C., Mandel, I.D.: The effect of saliva on plaque pH in vivo. J Dent Res 60, 1634 (1981)

Ahrens, G.: Zahnkaries und Speichel. Hanser, München 1969

Ainamo, A., Österberg, T.: Changing demographic and oral disease patterns and treatment needs in the Scandinavian populations of old people. Int Dent J 42, 311 (1992)

Alaluusua, S.: Longitudinal study of salivary IgA in children from 1 to 4 years old with reference to dental caries. Scand J Dent Res 91, 163 (1983)

Alaluusua, S., Kleemola-Kujala, E., Grönroos, L., Evälahti, M.: Salivary caries-related tests as predictors of future caries increment in teenagers. A three-year longitudinal study. Oral Microbiol Immunol 5, 77 (1990)

Alaluusua, S.: Transmission of mutans streptococci. Proc Finn Dent Soc 87, 443 (1991)

Al-Hashimi, I., Levine, M.J.: Characterization of in vivo salivary – derived enamel pellicle. Arch Oral Biol 34, 289 (1989)

Arends, J., Dijkman, T.: Die Remineralisation initialer Kariesläsionen durch den Speichel. Oralprophylaxe 8, 122 (1986)

Arnold, R.R., Brewer, M., Gauthier, J.J.: Bactericidal activity of human lactoferrin. Sensitivity of a variety of microorganisms. Infect Immun 28, 893 (1980)

Attström, R., Lindhe, J.: Die Pathogenese plaquebedingter Parodontalerkrankungen. In: Lindhe, J.: Klinische Parodontologie. Thieme, Stuttgart 1986

Bergmann, J.E., Gülzow, H.-J., Köpsell, R.: Elektrophoretische Analyse von potentiellen Rezeptoren für orale Streptokokken im menschlichen Speichel. Dtsch Zahnärztl Z 45, 733 (1990)

Berkowitz, R.J., Jordan, H.V.: Similarity of bacteriocins of streptococcus mutans from mother and infant. Arch Oral Biol 20, 725 (1975)

Berkowitz, R.J., Jones, P.: Mouth-to-mouth transmission of the bacterium streptococcus mutans between mother and child. Arch Oral Biol 30, 377 (1985)

Bödecker, C.F.: A new theory of the cause of dental caries. Dent Cosmos 71, 586 (1929)

Bolton, R.W.: Adherence of oral streptococci to hydroxyapatite in vitro via glycerol-teichoic acid. Arch Oral Biol 25, 111 (1980)

Boraas, L.B., Messer, L.B., Tiel, M.J.: A genetic contribution to dental caries, occlusion and morphology as demonstrated by twins reared apart. J Dent Res 67, 1150 (1988)

Boyar, R.M., Thylstrup, A., Holmen, L., Bowden, G.H.: The microflora associated with development of initial enamel decalcification below orthodontic bands in vivo in children living in a fluoridated water area. J Dent Res 68, 1734 (1989)

Bradshaw, D.J., McKee, A.S., Marsh, P.D.: Effects of carbohydrate pulses and pH on population shifts within oral microbial communities in vitro. J Dent Res 68, 1298 (1989)

Brecx, M., Theilade, J., Attström, R.: An ultrastructural quantitative study of the significance of microbial multiplication during early dental plaque growth. J Periodont Res 18, 177 (1983)

Busscher, H.J., Uyen, H.M.W., Stokroos, I., Jongebloed, W.L.: A transmission electron microscopic study of early developing artificial pellicles on human enamel. Arch Oral Biol 34, 803 (1989)

Carlsson, J., Grahnén, H., Jonsson, G.: Lactobacilli and streptococci in the mouth of children. Caries Res 9, 333 (1975)

Challacombe, S.J.: Immunoglobulins in parotid saliva and serum in relation to dental caries in man. Caries Res 10, 165 (1976)

Clarke, J.K.: On the bacterial factor in the aetiology of dental caries. Br J Exp Pathol 5, 141 (1924)

Conry, J.P., Messer, L.B., Boraas, J.C., Aeppli, D.P., Bonchard, T.J.: Dental caries and treatment characteristics in human twins reared apart. Arch Oral Biol 38, 937 (1993)

Crossner, C.-G.: Salivary lactobacillus counts in the prediction of caries activity. Community Dent Oral Epidemiol 9, 182 (1981)

Csernyei, J.: Ist die Karies exogen oder endogen bedingt? Dtsch Zahn Mund Kieferheilk 28, 463 (1958)

Dawes, C.: A mathematical model of salivary clearance of sugar from the oral cavity. Caries Res 17, 321 (1983)

DiPaola, C., Herrera, M.S., Mandel, I.D.: Host proteins in dental plaques of caries-resistant versus caries-susceptible human groups. Arch Oral Biol 29, 353 (1984)

Distler, W., Kröncke, A.: Acid formation by mixed cultures of cariogenic strains of streptococcus mutans and veillonella alcalescens. Arch Oral Biol 25, 655 (1980)

Dodds, M.W.J., Hsieh, S.C., Johnson, D.A.: The effect of increased mastication by daily gum-chewing on salivary gland output and dental plaque acidogenicity. J Dent Res 70, 1474 (1991)

Dreizen, S., Brown, L.R., Daly, T.E., Drane, J.B.: Prevention of xerostomia-related dental caries in irradiated cancer patients. J Dent Res 56, 99 (1977)

Drucker, D.B., Green, R.M.: The relative cariogenicity of different streptococci in the gnotobiotic wag/rij rat. Arch Oral Biol 26, 599 (1981)

Drucker, D.B., Shakespeare, A.P., Green, R.M.: The production of dental plaque and caries by the bacterium streptococcus salivarius in gnotobiotic wag/rij rats. Arch Oral Biol 29, 437 (1984)

Duchin, S., van Houte, J.: Relationship of streptococcus mutans and lactobacilli to incipient smooth surface dental caries in man. Arch Oral Biol 23, 779 (1978)

Eggers Lura, H.: Die Enzyme des Speichels und der Zähne. Hanser, München 1949

Egyedi, H.: Über die Unterschiede in der Pathogenese von Schmelzkaries und Zementkaries. Dtsch Zahnärztl Z 11, 1191 (1956)

Ericsson, Y.: Die Beziehung zwischen Speichel und Karies. Dtsch Zahnärztl Z 16, 164 (1961)

FDI Working Group 10, Core: Saliva: its role in health and disease. Int Dent J 42, 291 (1992)

Fitzgerald, R.J., Adams, B.O., Fitzgerald, D.B., Know, W.: Cariogenicity of human plaque lactobacilli in gnotobiotic rats. J Dent Res 60, 919 (1981)

Gaugler, R.W., Shklair, I.L., Leonard, E.P., Bruton, W.F.: S. mutans glucan production and proximal caries activity in rats. J Dent Res 58, 377 (1979)
Gibbons, R.J., Cohen, L., Hay, D.I.: Strains of streptococcus mutans and streptococcus sobrinus attach to different pellicle receptors. Infect Immun 52, 555 (1986)
Gibbons, R.J., Hay, D.I.: Human salivary acidic proline-rich proteins and statherin promote the attachment of actinomyces viscosus LY 7 to apatitic surfaces. Infect Immun 56, 439 (1988)
Gibbons, R.J., Hay, D.I.: Adsorbed salivary acidic proline-rich proteins contribute to the adhesin of streptococcus mutans JBP to apatitic surfaces. J Dent Res 68, 1303 (1989)
Gottlieb, B.: Ätiologie und Prophylaxe der Zahnkaries. Z Stomatol 19, 129 (1921)
Gottlieb, B.: Dental caries. J Dent Res 23, 141 (1944)
Gråhn, E., Tenovuo, J., Lehtonen, O.-P., Eerola, E., Vilja, P.: Antimicrobial systems of human whole saliva in relation to dental caries, cariogenic bacteria, and gingival inflammation in young adults. Acta Odont Scand 46, 67 (1988)
Gregory, R.-L., Kindle, J.C., Hobbs, L.C.: Function of anti-streptococcus mutans antibodies: inhibition of virulence factors and enzyme neutralization. Oral Microbiol Immunol 5, 181 (1990)
Gülzow, H.-J.: Die Karies im Milchgebiß. Dtsch Zahnärztl Z 23, 1203 (1968)
Guggenheim, B.: Gedanken zur Pathogenese der Parodontopathien. Schweiz Monatsschr Zahnheilk 91, 529 (1981)
Guggenheim, B., Lutz, F.: A simple model for root caries and alveolar bone recession in rats. Caries Res 19, 516 (1985)
Hamada, S., Slade, H.D.: Biology, immunology and cariogenicity of streptococcus mutans. Microbiol Rev 44, 331 (1980)
Hamada, S., Torii, M., Kotani, S., Tsuchitani, Y.: Adherence of streptococcus sanguis clinical isolates to smooth surfaces and interaction of the isolates with streptococcus mutans glycosyltransferase. Infect Immun 32, 364 (1981)
Hardie, J.M., Thomson, P.T., South, R.J., Marsh, P.D., Bowden, G.H., McKee, A.S., Fillery, E.D., Slack, G.L.: A longitudinal epidemiological study on dental plaque and the development of dental caries. – Interim results after two years. J Dent Res 56, C 90 (1977)
Harper, D.S., Loesche, W.J.: Growth and acid tolerance of human dental plaque bacteria. Arch Oral Biol 29, 843 (1984)
Hay, D.I., Gibbons, R.J., Spinell, D.M.: Characteristics of some high molecular weight constituents with bacterial aggregating activity from whole saliva and dental plaque. Caries Res 5, 111 (1971)
Hayes, M.L., Carter, E.C., Griffiths, S.J.: The acidogenic microbial composition of dental plaque from caries-free and caries-prone people. Arch Oral Biol 28, 381 (1983)
Ikeda, T., Sandham, H.J., Bradley, E.L.: Changes in streptococcus mutans and lactobacilli in plaque in relation to the initiation of dental caries in negro children. Arch Oral Biol 18, 555 (1973)
Jenkins, G.N.: The physiology and biochemistry of the mouth. Blackwell Scientific Publications, Oxford 1978
Juriaanse, A.C., Booij, M., Arends, J., ten Bosch, J.J.: The adsorption in vitro of

purified salivary proteins on bovine dental enamel. Arch Oral Biol 26, 91 (1981)
Karlson, P., Doenecke, P., Koolman, J.: Kurzes Lehrbuch der Biochemie. Thieme, Stuttgart 1994
Karmiol, M., Walsh, R.F.: Dental caries after radiotherapy of the oral regions. J Am Dent Ass 91, 838 (1975)
Keyes, P.H.: Recent advances in dental caries research. Bacteriology. Int Dent J 12, 443 (1962)
Klock, B., Krasse, B.: Microbial and salivary conditions in 9- to 12-year-old children. Scand J Dent Res 85, 56 (1977)
Knappwost, A.: Zur Kinetik der Bildung von Hydroxylapatitdeckschichten auf Zahnschmelzoberflächen. Z Elektrochem Anorg Physikal Chem 55, 586 (1951)
Knappwost, A.: Grundlage der Resistenztheorie der Karies mit einem Beitrag über die karieshemmende Wirkung peroraler Fluorgaben. Dtsch Zahnärztl Z 7, 670 (1952)
Knappwost, A.: Grundlagen der kariesprophylaktischen Wirkung von lokal angewandten und innerlich verabreichten Fluorsalzen. Dtsch Zahnärztl Z 23, 115 (1968)
Koch, O., Uhlenbruck, G.: Die Bedeutung der Lektine bei Bakterien mit kariogenen Eigenschaften. Oralprophylaxe 5, 126 (1983)
Köhler, B., Bratthal, D.: Intrafamilial levels of streptococcus mutans and some aspects of the bacterial transmission. Scand J Dent Res 86, 35 (1978)
König, K.G.: Karies and Kariesprophylaxe. Goldmann, München 1971
König, K.G.: Karies und Parodontopathien. Ätiologie und Prophylaxe. Thieme, Stuttgart 1987
Krasse, B.: Die Quintessenz des Kariesrisikos. Quintessenz, Berlin 1986
Lang, N.P., Kiel, R.A., Anderhalden, K.: Clinical and microbiological effects of subgingival restorations with overhanging or clinically perfect margins. J Clin Periodont 10, 563 (1983)
Lange, D.E.: Parodontologie in der täglichen Praxis. Quintessenz, Berlin 1981
Lehtonen, O.-P.J., Gråhn, E.M., Ståhlberg, T.H., Laitinen, L.A.: Amount and avidity of salivary and serum antibodies against streptococcus mutans in two groups of human subjects with different dental caries susceptibility. Infect Immun 43, 308 (1984)
Lenz, H., Schroeder, H.E., Mühlemann, H.R.: Beitrag zur Mikromorphologie und Genese des Zahnsteins. Schweiz Monatsschr Zahnheilk 74, 132 (1964)
Levine, M.J., Reddy, M.S., Tabak, L.A., Loomis, R.E., Bergey, E.J., Jones, P.C., Cohen, R.E., Stinson, M.W., Al-Hashimi, I.: Structural aspects of salivary glycoproteins. J Dent Res 66, 436 (1987)
Listgarten, M.A.: Structure of the microbial flora associated with periodontal health and disease in man. A light and electron microscopic study. J Periodont 47, 1 (1976)
Listgarten, M.A.: Nature of periodontal diseases: pathogenic mechanisms. J Periodont Res 22, 172 (1987)
Löe, H., Theilade, E., Jensen, S.B.: Experimental gingivitis in man. J Periodont 36, 177 (1965)
Loesche, W.J.: Role of streptococcus mutans in human dental decay. Microbiol Rev 50, 353 (1986)

Mandel, I.D.: The functions of saliva. J Dent Res 66 (Spec Iss), 623 (1987)
Manning, R.H., Edgar, W.M., Agalamanyi, E.A.: Effects of chewing gums sweetened with sorbitol or a sorbitol/xylitol mixture on the remineralisation of human enamel lesions in situ. Caries Res 26, 104 (1992)
Månsson-Rahemtulla, B., Baldone, D.C., Pruitt, K.M., Rahemtulla, F.: Effects of variations in pH and hypothiocyanite concentrations on S. mutans glucose metabolism. J Dent Res 66, 486 (1987)
Marsh, P.D., Featherstone, A., McKee, A.S., Hallsworth, A.S., Robinson, C., Weatherell, J.A., Newman, H.N., Pitter, A.F.V.: A microbiological study of early caries of approximal surfaces in schoolchildren. J Dent Res 68, 1151 (1989)
Marsh, P.D.: Host defenses and microbial homeostasis: role of microbial interactions. J Dent Res 68 (Spec Iss), 1567 (1989)
Marsh, Ph., Martin, M.: Oral microbiology. Chapman and Hall, London 1992
Miller, W.D.: Die Mikroorganismen der Mundhöhle. Thieme, Leipzig 1889
Minah, G.E., Solomon, E.S., Chu, K.: The association between dietary sucrose consumption and microbial population shifts at six oral sites in man. Arch Oral Biol 30, 397 (1985)
Mikx, F.H.M., van der Hoeven, J.S.: Symbiosis of streptococcus mutans and veillonella alcalescens in mixed continous cultures. Arch Oral Biol 20, 407 (1975)
Moro, I., Russell, M.W.: Ultrastructural localization of protein antigens I/II and III in streptococcus mutans. Infect Immun 41, 410 (1983)
Mosebach, K.-O.: Biochemie für Zahnmediziner. Thieme, Stuttgart 1986
Nesbitt, W.E., Staat, R.H., Rosan, B., Taylor, K.G., Doyle, R.J.: Association of protein with the cell wall of streptococcus mutans. Infect Immun 28, 118 (1980)
Newbrun, E.: Cariology. Quintessence Publishing Co. Inc., Chicago 1989
Nieuw Amerongen, A.V., Oderkerk, C.H., Driessen, A.A.: Role of mucins from human whole saliva in the protection of tooth enamel against demineralization in vitro. Caries Res 21, 297 (1987)
Nikiforuk, G., McLeod, I.M., Burgess, R.C., Grainger, R.M., Brown, H.K.: Fluoride-carbonate relationship in dental enamel. J Dent Res 41, 1477 (1962)
Nyvad, B., Kilian, M.: Microbiology of the early colonization of human enamel and root surfaces in vivo. Scand J Dent Res 95, 369 (1987)
Nyvad, B., Kilian, M.: Comparison of the initial streptococcal microflora on dental enamel in caries-active and in caries-inactive individuals. Caries Res 24, 267 (1990)
Orland, F.J., Blayney, J.R., Harrison, R.W., Reyniers, J.A., Trexler, P.C., Wagner, M., Gordon, H.A., Luckey, T.D.: Use of the germfree animal technic in the study of experimental dental caries. I. Basic observations on rats reared free of all microorganisms. J Dent Res 33, 147 (1954)
Orland, F.J., Blayney, J.R., Harrison, R.W., Reyniers, J.A., Trexler, P.C., Ervin, R.F., Gordon, H.A., Wagner, M.: Experimental caries in germfree rats inoculated with enterococci. J Am Dent Ass 50, 259 (1955)
Pfaff, Ph.: Abhandlung von den Zähnen des menschlichen Körpers und deren Krankheiten. Hande und Spener, Berlin 1756
Pilz, W.: Die Adhäsiv-Versiegelung der Fissuren und Grübchen zur Kariesprävention. Übersichtsreferat. Stomat DDR 25, 239 (1975)

Pincus, P.: The pathogenesis of dental caries. Br Dent J 76, 231 (1944)
Plagman, H.-Chr.: Plaque-Gingivitis-Parodontitis (I). Mikrobiologie und Pathogenese der Parodontitis. Oralprophylaxe 10, 168 (1988)
Ranke, E., Ranke, B.: Zur Bedeutung verschiedener Plaque-Streptokokken für die Karies. Dtsch Zahnärztl Z 25, 270 (1970)
Rheinwald, U.: Zur Ursachenerkenntnis der Zahnkaries. Dtsch Zahn Mund Kieferheilk 11, 197 (1948)
Rölla, G.: Effects of fluoride on initiation of plaque formation. Caries Res 11, Suppl 1, 243 (1977)
Rölla, G., Scheie, A.A., Ciardi, J.E.: Role of sucrose in plaque formation. Scand J Dent Res 93, 105 (1985)
Rotgans, J.: Die Bedeutung des Speichels bei der Entstehung der Karies. Kariesprophylaxe 1, 57 (1979)
Russell, J.I.: Caries prevalence and microbiological and salivary caries activity tests in Scottish adolescents. Community Dent Oral Epidemiol 18, 120 (1990)
Rykke, M., Sönju, T., Rölla, G.: Interindividual and longitudinal studies of amino acid composition of pellicle collected in vivo. Scand J Dent Res 98, 129 (1990)
Schatz, A., Karlson, K.E., Martin, J.J.: Destruction of tooth organic matter by oral keratinolytic microorganisms. NY State Dent J 21, 438 (1955)
Schatz, A., Martin, J.J.: The proteolysis-chelation theory of dental caries. J Am Dent Ass 65, 368 (1962)
Schiffner, U.: Der Einfluß von Speichelproteinen auf die Demineralisation von Zahnschmelz. Med Habilschr, Hamburg 1993
Schilling, K.M., Bowen, W.H.: The activity of glucosyltransferase adsorbed onto saliva-coated hydroxyapatite. J Dent Res 67, 2 (1988)
Schneyer, L.H., Pigman, W., Hanahan, L.B., Gilmore, R.W.: Rate of flow of human parotid, sublingual and submaxillary secretions during sleep. J Dent Res 35, 109 (1956)
Sergl, H.G., Ziegelmayer, G.: Vergleich der Kariesanfälligkeit der einzelnen Zahntypen innerhalb verschiedener Altersgruppen. Dtsch Zahnärztl Z 22, 597 (1967)
Sirisinha, S.: Reactions of human salivary immunoglobulins with indegenous bacteria. Arch Oral Biol 15, 551 (1970)
Slots, J.: Microflora in the healthy gingival sulcus in man. Scand J Dent Res 85, 247 (1977)
Slots, J., Möenbo, D., Langebaek, J., Frandsen, A.: Microbiota of gingivitis in man. Scand J Dent Res 86, 174 (1978)
Sönju, T., Christensen, T.B., Kornstad, L., Rölla, G.: Electron microscopy, carbohydrate analyses and biological activities of the proteins adsorbed in two hours to toothsurfaces in vivo. Caries Res 8, 113 (1974)
Soukka, T., Lumikari, M., Tenovuo, J.: Combined inhibitory effect of lactoferrin and lactoperoxidase system on the viability of streptococcus mutans, serotype C. Scand J Dent Res 99, 390 (1991)
Staat, R.H., Langley, S.D., Doyle, R.J.: Streptococcus mutans adherence: Presumptive evidence for protein-mediated attachment followed by glucan-dependent cellular accumulation. Infect Immun 27, 675 (1980)
Staat, R.H., Peyton, J.C.: Adherence of oral streptococci: evidence for nonspeci-

fic adsorption to saliva-coated hydroxylapatite surfaces. Infect Immun 44, 653 (1984)
Stelzner, A., Klein, Y.-M., Kittlick, A., Klein, U.: Lysozym. 2.Mitteilung: Biologische Funktion. Dtsch Gesundh Wesen 37, 2033 (1982)
Stephan, R.M.: Changes in hydrogen-ion concentration on tooth surfaces and in carious lesions. J Am Dent Ass 27, 718 (1940)
Stralfors, A.: Investigations into the bacterial chemistry of dental plaques. Thule, Stockholm 1950.
Strübig, W.: Über den Abbau von Zucker und Zuckeraustauschstoffen durch die Mischflora der menschlichen Mundhöhle. Quintessenz, Berlin 1986
Strübig, W.: Geschichte der Zahnheilkunde. Deutscher Ärzte-Verlag, Köln 1989
Tabak, L.A., Levine, M.J., Mandel, I.D., Ellison, S.A.: Role of salivary mucins in the protection of the oral cavity. J Oral Pathol 11, 1 (1982)
Tabak, L.A., Levine, M.J., Jain, N.K., Bryan, A.R., Cohen, R.E., Monte, L.D., Zawacki, S., Naucollas, G.H., Slomiany, A., Slomiany, B.L.: Adsorption of human salivary mucins to hydroxyapatite. Arch Oral Biol 30, 423 (1985)
Tabak, L.A., Bowen, W.H.: Roles of saliva (pellicle), diet, and nutrition on plaque formation. J Dent Res 68 (Spec Iss), 1560 (1989)
Tanzer, J.M.: On changing the cariogenic chemistry of coronal plaque. J Dent Res 68 (Spec Iss), 1576 (1989)
Taubman, M.A., Smith, D.J.: Effects of local immunization with glucosyltransferase fractions from streptococcus mutans on dental caries in rats and hamsters. J Immunol 118, 710 (1977)
Tenovuo, J., Aaltonen, A.S.: Antibody responses to mutans streptococci in children. Proc Finn Dent Soc 87, 449 (1991)
Tenovuo, J., Lumikari, M., Soukka, T.: Salivary lysozyme, lactoferrin and peroxidases: antibacterial effects on cariogenic bacteria and clinical applications in preventive dentistry. Proc Finn Dent Soc 87, 197 (1991)
Theilade, E., Theilade, J., Mikkelsen, L.: Microbial studies on early dento-gingival plaque on teeth and Mylar strips in humans. J Periodont Res 17, 12 (1982)
Theilade, J.: Dentale Plaque und Zahnstein. In: Lindhe, J.: Klinische Parodontologie. Thieme, Stuttgart 1986
Theilade, E.: The non-specific theory in microbial etiology of inflammatory periodontal disease. J Clin Periodont 13, 905 (1986)
Twetman, S., Lindner, A., Modéer, Th.: Lysozyme and salivary immunoglobulin A in caries-free and caries-susceptible pre-school children. Swed Dent J 5, 9 (1981)
Valentine, A.D., Anderson, R.J., Bradnock, G.: Salivary pH and dental caries. Br Dent J 144, 105 (1978)
Van Dyke, T.E., Zinney, W.B.: Biochemical basis for control of plaque-related oral diseases in the normal and compromised host: periodontal diseases. J Dent Res 68 (Spec Iss) 1588 (1989)
Van Dyke, T.E., Lester, M.A., Shapira, L.: The role of the host response in periodontal disease progression: implications for future treatment strategies. J Periodont 64, 792 (1993)
Van Houte, J.: Bacterial specificity in the etiology of dental caries. Int Dent J 30, 305 (1980)

Van Houte, J.: Bacterial adherence and dental plaque formation. Infection 10, 252 (1982)
Walter, R.G., Shklair, I.L.: Streptococcus mutans in caries-free and caries-active naval recruits. J Dent Res 61, 1229 (1982)
Walter, R.G.: A longitudinal study of caries development in initially caries-free naval recruits. J Dent Res 61, 1405 (1982)
Williams, R.C., Gibbons, R.J.: Inhibition of bacterial adherence by secretory immunoglobulin A: a mechanism of antigen disposal. Science 177, 697 (1972)
Zengo, A.N., Mandel, I.D., Goldman, R., Khurana, H.S.: Salivary studies in human caries resistence. Arch Oral Biol 16, 557 (1971)

Literatur zu Kapitel 5, Schmelzerosion und keilförmiger Defekt

Bergström, J., Lavstedt, S.: An epidemiologic approach to toothbrushing and dental abrasion. Community Dent Oral Epidemiol 7, 57 (1979)
Bergström, J., Eliasson, S.: Cervical abrasion in relation to toothbrushing and periodontal health. Scand J Dent Res 96, 405 (1988)
Cutress, T.W., Suckling, G.W.: The assessment of non-carious defects of enamel. Int Dent J 32, 117 (1982)
Davis, W.B., Winter, P.J.: The effect of abrasion on enamel and dentine after exposure to dietary acid. Br Dent J 148, 253 (1980)
Distler, W., Brönner, H., Hickel, R., Petschelt, A.: Die Säurefreisetzung beim Verzehr von zuckerfreien Fruchtbonbons in der Mundhöhle in vivo. Dtsch Zahnärztl Z 48, 492 (1993)
Frank, R.M., Haag, R., Hemmerle, J.: Rôle des facteurs mécaniques dans le développement des lacunes cunéiformes cervicales. Schweiz Monatsschr Zahnmed 99, 521 (1989)
Franz, G.: Abrasionswirkung von Zahnpasten nach Putzversuchen im Mund. Dtsch Zahnärztl Z 37, 890 (1982)
Graehn, G., Berndt, C., Staege, B.: Zur Epidemiologie keilförmiger Defekte. Dtsch Stomatol 41, 210 (1991)
Grenby, T.H.: In-vitro-Experimente über die Auswirkungen von Erfrischungsgetränken auf die Zahnhartsubstanz. Oralprophylaxe 12, 103 (1990)
Grobler, S.R., Senekal, P.J.C., Kotzé, T.J.v.W.: The degree of enamel erosion by five different kinds of fruit. Clin Prev Dent 11, No.5, 23 (1989)
Grobler, S.R., Senekal, P.J.C., Laubscher, J.A.: In vitro demineralization of enamel by orange juice, apple juice, Pepsi Cola and Diet Pepsi Cola. Clin Prev Dent 12, No.5, 5 (1990)
Hannig, M.: Mikromorphologische Veränderungen an der Schmelzoberfläche durch verschiedene Säuren. Zahnärztl Welt 102, 604 (1993)
Hickel,R.: Schmelzschäden durch Säureeinwirkung. Zahnärztl Mitt 79, 1298 (1989)
Hickel, R.: Das Problem der koronalen Erosion und Abrasion. In: Geurtsen, W., Heidemann, D.: Zahnerhaltung beim älteren Patienten. Hanser, München 1993
Hotz, P.R.: Erosion des Zahnschmelzes. Schweiz Mschr Zahnmed 97, 219 (1987)
Järvinen, V., Rytömaa, I., Meurman, J.H.: Location of dental erosion in a referred population. Caries Res 26, 391 (1992)

Klimm, W., Graehn, G.: Der keilförmige Defekt. Quintessenz, Berlin 1993
Linkosalo, E., Markkanen, H.: Dental erosions in relation to lactovegetarian diet. Scand J Dent Res 93, 436 (1985)
Lussi, A., Schaffner, M., Hotz, P., Suter, P.: Dental erosion in a population of Swiss adults. Community Dent Oral Epidemiol 19, 286 (1991)
Lussi, A., Schaffner, M., Hotz, P., Suter, P.: Erosion der Zahnhartsubstanz. Schweiz Monatsschr Zahnmed 102, 321 (1992)
Lussi, A.R., Schaffner, M., Hotz, P., Suter, P.: Epidemiology and risk factors of wedge-shaped defects in a Swiss population. Schweiz Monatsschr Zahnmed 103, 276 (1993)
Meyer, G., David, E., Schwartz, P.: Zur Pathomorphologie keilförmiger Defekte. Dtsch Zahnärztl Z 46, 629 (1991)
Mierau, H.-D.: Der keilförmige Defekt. In: Bayerische Landeszahnärztekammer (Hrsg.): Prophylaxe-Parodontologie-Prothetik. Quintessenz, Berlin 1987
Mierau, H.-D.: Der freiliegende Zahnhals. Dtsch Zahnärztl Z 47, 643 (1992)
Mistry, M., Grenby, T.H.: Erosion by soft drinks of rat molar teeth assessed by digital image analysis. Caries Res 27, 21 (1993)
Ott, R.W., Pröschel, P.: Zur Ätiologie des keilförmigen Defektes. Ein funktionsorientierter epidemiologischer und experimenteller Beitrag. Dtsch Zahnärztl Z 40, 1223 (1985)
Sagnes, G., Gjermo, P.: Prevalence of oral soft and hard tissue lesions related to mechanical toothcleansing procedures. Community Dent Oral Epidemiol 4, 77 (1976)
Scheutzel, P.: Anorexia nervosa und Bulimia nervosa – auch ein zahnärztliches Problem? Dtsch Zahnärztekalender 53, 189 (1994)
Schweitzer-Hirt, C.M., Schait, A., Schmid, R., Imfeld, T., Lutz, F., Mühlemann, H.R.: Erosion und Abrasion des Schmelzes. Eine experimentelle Studie. Schweiz Monatsschr Zahnheilk 88, 497 (1978)
Small, B.W., Murray, J.J.: Enamel opacities: prevalence, classifications and aetiological considerations. J Dent 6, 33 (1978)
Sognnaes, R.F., Wolcott, R.B., Xhonga, F.A.: Dental erosion. J Am Dent Ass 84, 571 (1972)
Sorvari, R.: Effects of various sport drink modifications on dental caries and erosion in rats with controlled eating and drinking pattern. Proc Finn Dent Soc 85, 13 (1989)
Sorvari, R., Meurman, J.H., Alakuijala, P., Frank, R.M.: Effect of fluoride varnish and solution on enamel erosion in vitro. Caries Res 28, 227 (1994)
Tuominen, M., Tuominen, R.: Dental erosion and associated factors among factory workers exposed to inorganic acid fumes. Proc Finn Dent Soc 87, 359 (1991)
Völk, W., Mierau, H.-D., Biehl, P., Dornheim, G., Reithmayer, C.: Beitrag zur Ätiologie der keilförmigen Defekte. Dtsch Zahnärztl Z 42, 499 (1987)
Wöltgens, J.H.M., Vingerling, P., Blieck-Hogervorst, J.M.A., Bervoets, D.J.: Enamel erosion and saliva. Clin Prevent Dent 7, 8 (1985)

Literatur zu Kapitel 6, Ernährung

Adorjan, S.A., Stack, M.V.: Oral sugar clearance in children. Br Dent J 141, 221 (1976)
Afonsky, D.: Some observations on dental caries in Central China. J Dent Res 30, 53 (1951)
Ahldén, M.-L., Frostell, G.: Variation in pH of plaque after a mouth rinse with a saturated solution of mannitol. Odont Revy 26, 1 (1975)
Anaise, J.Z.: Prevalence of dental caries among workers in the sweets industry in Israel. Community Dent Oral Epidemiol 6, 286 (1978)
Anderson, B.G.: A study of the incidence of dental caries in one thousand Chinese. J Dent Res 12, 709 (1932)
Bang, G., Kristoffersen, T.: Dental caries and diet in an Alaskan Eskimo population. Scand J Dent Res 80, 440 (1972)
Bánóczy, J., Hadas, É., Esztári, I., Marosi, I., Fözy, L., Szántó, S.: Dreijährige Erfahrungen mit Sorbit im klinischen Längsschnitt-Versuch. Kariesprophylaxe 2, 39 (1980)
Barnes, H.N.V.: A dental examination of the inhabitants of the island of Tristan da Cunha. Br Dent J 63, 86 (1937)
Berkowitz, R.J., Turner, J., Hughes, C.: Microbial characteristics of the human dental caries associated with prolonged bottle-feeding. Arch Oral Biol 29, 949 (1984)
Bernick, S.M., Cohen, D.W., Baker, L., Laser, L.: Dental disease in children with diabetis mellitus. J Periodont 46, 241 (1975)
Bibby, B.G.: Diet and nutrition and dental caries. J Canad Dent Ass, 46, 47 (1980)
Birkhed, D.: Automatic titration method for determination of acid production from sugars and sugar alcohols in small samples of dental plaque material. Caries Res 12, 128 (1978)
Birkhed, D., Edwardsson, S., Ahldén, M.-L., Frostell, G.: Effect of 3 months frequent consumption of hydrogenated starch hydrolysate (Lycasin®), maltitol, sorbitol and xylitol on human dental plaque. Acta Odont Scand 37, 103 (1979)
Birkhed, D., Edwardsson, S., Wikesjö, U., Ahldén, M.-L., Ainamo, J.: Effect of 4 days consumption of chewing gum containing sorbitol or a mixture of sorbitol and xylitol on dental plaque and saliva. Caries Res 17, 76 (1983)
Birkhed, D., Edwardsson, S., Kalfas, S., Svensäter, G.: Cariogenicity of sorbitol. Swed Dent J 8, 147 (1984)
Birkhed, D., Kalfas, S., Svensäter, G., Edwardsson, S.: Microbiological aspects of some caloric sugar substitutes. Int Dent J 35, 9 (1985)
Birkhed, D.: Cariologic aspects of xylitol and its use in chewing gum: a review. Acta Odont Scand 52, 116 (1994)
Burnett, G.W., Chao, Ch.-F.: Oral health status of the armed forces of the Republic of China. Milit Med 129, 848 (1964)
Carlsson, J., Egelberg, J.: Effect of diet on early plaque formation in man. Odont Revy 16, 112 (1965)
Counsell, J.N. (Ed.): Xylitol. Applied Science Publishers LTD, London 1978
Craig, G.G.: The use of a calcium sucrose phosphates-calcium orthophosphate complex as a cariostatic agent. Br Dent J 138, 25 (1975)

Dallmeier, E., Bestmann, H.-J., Kröncke, A.: Über den Abbau von Glukose und Sorbit durch Plaque-Streptokokken. Dtsch Zahnärztl Z 25, 887 (1970)
Dawes, C., Dibdin, G.H.: Theoretical analysis of the effect of plaque thickness on acid production from sucrose. Caries Res 20, 149 (1986)
DePaola, D.P.: Executive Summary. J Dent Res 65, Spec Iss 1540 (1986)
Dreizen, S., Spies, T.D.: The incidence of dental caries in habitual sugar cane chewers. J Am Dent Ass 45, 193 (1952)
Edgar, W.M., Bibby, B.G., Mundorff, S., Rowley, J.: Acid production in plaques after eating snacks: modifying factors in foods. J Am Dent Ass 90, 418 (1975)
Edgar, W.M., Geddes, D.A.M.: Plaque acidity models for cariogenicity testing – some theoretical and practical observations. J Dent Res 65, 1498 (1986)
Edwardsson, S., Birkhed, D., Mejàre, B.: Acid production from Lycasin®, maltitol, sorbitol and xylitol by oral streptococci and lactobacilli. Acta Odont Scand 35, 257 (1977)
Emslie, R.D.: A dental health survey in the Republic of the Sudan. Br Dent J 120, 167 (1966)
Enwonwu, C.O.: Socio-economic factors in dental caries prevalence and frequency in Nigerians. Caries Res 8, 155 (1974)
Faulconbridge, A.R., Bradshaw, W.C.L., Jenkins, P.A., Baum, J.D.: The dental status of a group of diabetic children. Br Dent J 151, 253 (1981)
Firestone, A.R., Imfeld, T., Schiffer, S., Lutz, F.: Measurement of interdental plaque in humans with an indwelling glass pH electrode following a sucrose rinse: a long-term retrospective study. Caries Res 21, 555 (1987)
Fisher, F.J.: A field survey of dental caries, periodontal disease and enamel defects in Tristan da Cunha. Br Dent J 125, 447 (1968)
Fitzgerald, R.J., Jordan, H.V., Stanley, H.R., Poole, W.L., Bowler, A.: Experimental caries and gingival pathologic changes in the gnotobiotic rat. J Dent Res 39, 923 (1960)
Fitzgerald, R.J., Keyes, P.H.: Demonstration of the etiologic role of streptococci in experimental caries in the hamster. J Am Dent Ass 61, 23 (1960)
Fitzgerald, R.J., Jordan, H.V., Archard, H.O.: Dental caries in gnotobiotic rats infected with a variety of lactobacillus acidophilus. Arch Oral Biol 11, 473 (1966)
Förster, H.: Nebenwirkungen von Zuckeraustauschstoffen. Dtsch Zahnärztl Z 32, S 43 (1977)
Förster, H.: Verwendung von Zuckeraustauschstoffen in der diätetischen Therapie. Med Monatsschr Pharmazeut 1, 42 (1978)
Frencken, J.E., Truin, G.-J., van't Hof, M.A., König, K.G., Mabelya, L., Mulder, J., Ruiken, H.M.H.M.: Prevalence of dental caries in 7-13-year-old children in Morogoro District, Tanzania, in 1984, 1986, and 1988. Community Dent Oral Epidemiol 18, 2 (1990)
Frostell, G.: Substitution of fermentable sugars in sweets. In: Nutrition and caries prevention. Swedish Nutrition Foundation, Uppsala 1965
Frostell, G., Keyes, P.H., Larson, R.H.: Effect of various sugars and sugar substitutes on dental caries in hamsters and rats. J Nutr 93, 65 (1967)
Frostell, G.: Dental plaque pH in relation to intake of carbohydrate products. Acta Odont Scand 27, 3 (1969)

Frostell, G.: Effect of mouth rinses with sucrose, glucose, fructose, lactose, sorbitol and Lycasin® on the pH of dental plaque. Odont Revy 24, 217 (1973)
Frostell, G., Blomlöf, L., Blomqvist, T., Dahl, G.M., Edward, S., Fjellström, Å., Henrikson, C.O., Larje, O., Nord, C.E., Nordenvall, K.J.: Substitution of sucrose by Lycasin® in candy. „The Roslagen study." Acta Odont Scand 32, 235 (1974)
Frostell, G., Edwardsson, S., Birkhed, D.: Kariesgefahr bei Saccharose-Ersatz? Kariesprophylaxe 1, 25 (1979)
Gehring, F.: Zum Sorbitabbau durch Streptokokken unter besonderer Berücksichtigung der Mundflora. Dtsch Zahnärztl Z 23, 810 (1968)
Gehring, F.: Mikrobiologische Aspekte zur Kariogenität von Zukern und Zuckeraustauschstoffen. Dtsch Zahnärztl Z 29, 769 (1974)
Gehring, F., Patz, J.: Über sorbitabbauende Mikroorganismen aus der Mundhöhle des Menschen. Dtsch Zahnärztl Z 29, 1026 (1974)
Gehring, F., Mäkinen, K.K., Larmas, M., Scheinin, A.: Turku sugar studies X. Occurrence of polysaccharide-forming streptococci and ability of the mixed plaque microbiota to ferment various carbohydrates. Acta Odont Scand 33, Suppl 70, 223 (1975)
Gehring, F.: Mikrobiologische Untersuchungen im Rahmen der „Turku sugar studies". Dtsch Zahnärztl Z 32, S 84 (1977)
Gehring, F., Gülzow, H.-J.: Beitrag zum mikrobiellen Xylitabbau. Dtsch Zahnärztl Z 32, 580 (1977)
Gehring, F., Karle, J.E.: Cariogenicity of L-sorbose compared to xylitol and sucrose in animal studies. Caries Res 12, 118 (1978)
Gehring, F.: Cariogenic bacteria. in: Counsell, J.N. (Ed.): Xylitol, p. 111. Applied Science Publishers, London 1878
Gehring, F.: Saccharose-Austauschstoffe und ihre Bedeutung für die Kariesprophylaxe, unter besonderer Berücksichtigung mikrobiologischer Aspekte. Kariesprophylaxe 1, 77 (1979)
Gehring, F.: Cariogenic properties of sugar substitutes examined in gnotobiotic rat experiments. In: Guggenheim, B. (Ed.): Health and sugar substitutes. Karger, Basel 1979
Gehring, F.: Saccharose-Austauschstoffe in der Kariesprophylaxe. Kariesprophylaxe 3, 1 (1981)
Gehring, F., Karle, E.J.: Über die kariogenen Eigenschaften von Saccharose und Lactose mit Austauschstoffen. Dtsch Zahnärztl Z 36, 525 (1981)
Gibbons, R.J., Berman, K.S., Knoettner, P., Kapsimalis, B.: Dental caries and alveolar bone loss in gnotobiotic rats infected with capsule forming streptococci of human origin. Arch Oral Biol 11, 549 (1966)
Gillham, J., Lennon, D.: The biology of the children of Hopewood House, Bowral, N.S.W. II. Observations extending over five years (1952-1956 inclusive) 4. Diatary survey. Austr Dent J 3, 378 (1958)
Götze, W., Mengede, P., Fulde, T.: Parodontal- und Mundhygienezustand sowie Kariesbefall bei Bäckern und Konditoren. Zahnärztl Welt 95, 50 (1986)
Goll, H.-W.: Zusatzstoffe zu Lebensmitteln. In: Anemueller, H.: Lebensmittelkunde und Lebensmittelqualität. Hippokrates, Stuttgart 1993
Green, R.M., Hartles, R.L.: The effects of diets containing different mono- and disaccharides on the incidence of dental caries in the albino rat. Arch Oral Biol 14, 235 (1969)

Grenby, T.H., Hutchinson, J.B.: The effects of diets containing sucrose, glucose or fructose on experimental dental caries in two strains of rats. Arch Oral Biol 14, 373 (1969)

Grenby, T.H., Paterson, F.M., Cawson, R.A.: Dental caries and plaque formation from diets containing sucrose or glucose in gnotobiotic rats infected with streptococcus strain IB-1600. Br J Nutr 29, 221 (1973)

Gülzow, H.-J.: Vergleichende biochemische Untersuchungen über den Abbau des Sorbit durch Mikroorganismen der Mundhöhle. Hanser, München 1968

Gülzow, H.-J.: Sorbitabbau im Speichel und in den Zahnbelägen des Menschen. Dtsch Zahnärztl Z 26, 1121 (1971)

Gülzow, H.-J.: Ursachen extrem niedrigen Kariesbefalles. Epidemiologische Feststellungen. In: Forum Medici, Zyma Nyon, Schweiz 1974

Gülzow, H.-J.: Vergleichende Untersuchungen über den Abbau von Xylit im menschlichen Speichel. Dtsch Zahnärztl Z 29, 772 (1974)

Gülzow, H.-J.: Comparative biochemical investigations on the degradation of sugars and sugaralcohols by microorganisms of the oral cavity. Int J Vitam Nutr Res (Suppl 15) 348 (1976)

Gülzow, H.-J.: Über das Stoffwechselverhalten der menschlichen Plaqueflora gegenüber dem Zuckeraustauschstoff Xylit. Dtsch Zahnärztl Z 32, 744 (1977)

Gülzow, H.-J., Stegmeier, K.: Wird der Zuckeraustauschstoff Xylit von Mikroorganismen der menschlichen Mundhöhle umgesetzt? Dtsch Zahnärztl Z 33, 185 (1978)

Gülzow, H.-J.: Über den anaeroben Umsatz von Palatinit® durch Mikroorganismen der menschlichen Mundhöhle. Dtsch Zahnärztl Z 37, 669 (1982)

Gülzow, H.-J., Strübig, W.: Über den Abbau von Honig durch Mikroorganismen der menschlichen Mundhöhle. Dtsch Zahnärztl Z 42, 598 (1987)

Gülzow, H.-J., Kary, H., Schiffner, U.: Zum Adaptationsverhalten von Mikroorganismen der menschlichen Mundhöhle gegenüber Sorbit. Dtsch Zahnärztl Z 45, 90 (1990)

Gülzow, H.-J., Polihronu, E.: Über den Umsatz von Leukrose durch die Mikroflora der menschlichen Mundhöhle. Dtsch Zahnärztl Z 45, 280 (1990)

Gülzow, H.-J., Claussen, S.: Honig, ein alternatives Süßungsmittel. Oralprophylaxe 15, 56 (1993)

Guggenheim, B.: Streptococci of dental plaques. Caries Res 2, 147 (1968)

Gustafsson, B.: Germ-free rearing of rats. Acta Path Microbiol Scand Suppl 73 (1948)

Gustafsson, B.E., Quensel, C.-E., Swenander Lanke, L., Lundqvist, C., Grahnén, H., Bonow, B.E., Krasse, B.: The Vipeholm dental caries study. Acta Odont Scand 11, 232 (1954)

Haldi, J., Wynn, W., Shaw, J.H., Sognnaes, R.F.: The relative cariogenicity of sucrose when ingested in the solid form and in solution by the albino rat. J Nutr 49, 295 (1953)

Harndt, R.: Über die Lokalisation reduzierender Substanzen (speziell der Askorbinsäure) in menschlichen Zahnkeimen und Zähnen. Hanser, München 1967

Harper, D.S., Gray, R., Lenke, J.W., Hefferren, J.J.: Measurement of human plaque acidity: Comparison of interdental touch and indwelling electrodes. Caries Res 19, 536 (1985)

Harris, R.: Biology of the children of Hopewood House, Bowral, Australia. 4.

Observations on dental-caries experience extending over five years (1957-61). J Dent Res 42, 1387 (1963)
Harris, R., Schamschula, R.G., Beveridge, J., Gregory, G.: The cariostatic effect of calcium sucrose phosphate in a group of children aged 5-17 years. Austr Dent J 13, 32 (1968) u. Austr Dent J 14, 42 (1969)
Harris, S.S., Navia, J.M.: Vitamin A deficiency and caries susceptibility of rat molars. Arch Oral Biol 25, 415 (1980)
Hassel, T.M.: pH-Telemetrie der interdentalen Plaque nach Genuß von Zucker und Zuckeraustauschstoffen. Dtsch Zahnärztl Z 26, 1145 (1971)
Havenaar, R., Drost, J.S., de Stoppelaar, J.D., Huis in't Veld, J.H.J., Backer Dirks,O.: Potential cariogenicity of Lycasin® 80/55 in comparison to starch, sucrose, xylitol, sorbitol and L-sorbose in rats. Caries Res 18, 375 (1984)
Hayes, M.L., Roberts, K.R.: The breakdown of glucose, xylitol and other sugar alcohols by human dental plaque bacteria. Arch Oral Biol 23, 445 (1978)
Hefferren, J.J. (Ed.): Proceedings scientific consensus conference on methods for assessment of the cariogenic potential of foods. J Dent Res 65, Spec Iss (1986)
Hefti, A., Schmid, R.: Effect on caries incidence in rats of increasing dietary sucrose levels. Caries Res 13, 298 (1979)
Hefti, A.: Cariogenicity of topically applied sugar substitutes in rats under restricted feeding conditions. Caries Res 14, 136 (1980)
Hesse, F.: Zahncaries bei Bäckern. Dtsch Monatsschr Zahnheilk 4, 238 (1886)
Holloway, P.J., James, P.M.C., Slack, G.L.: Dental disease in Tristan da Cunha. Br Dent J 115, 19 (1963)
Hoppert, C.A., Webber, P.A., Canniff, T.L.: The production of dental caries in rats fed an adequate diet. Science 74, 77 (1931)
Hoppert, C.A., Webber, P.A., Canniff, T.L.: The production of dental caries in rats fed an adequate diet. J Dent Res 12, 161 (1932)
Hurtarte, A., Scrimshaw, N.S.: Dental findings in a nutritional study of school children in five Guatemalan highland villages. J Dent Res 34, 390 (1955)
Huxley, H.G.: The cariogenicity of various percentages of dietary sucrose and glucose in experimental animals. NZ Dent J 67, 85 (1971)
Huxley, H.G.: The cariogenicity of dietary sucrose of various levels in two strains of rat under unrestricted and controlled-frequency feeding conditions. Caries Res 11, 237 (1977)
Imfeld, Th., Mühlemann, H.R.: Evaluation of sugar substitutes in preventive cariology. J Prevent Dent 4, No 2, 8 (1977)
Imfeld, Th.: Evaluation of the cariogenicity of confectionary by intra-oral wiretelemetry. Helv Odont Acta 21, 1 (1977)
Ishii, T., König, K.G., Mühlemann, H.R.: The cariogenicity of different between-meal snacks in Osborne-Mendel rats. Helv Odont Acta 12, 41 (1968)
Jacobsen, J.: Recent reorganisation of the public dental health service in Greenland in favour of caries prevention. Community Dent Oral Epidemiol 7, 75 (1979)
Jenkins, G.N.: The physiology and biochemistry of the mouth. 4th ed. Blackwell Scientific Publications, Oxford 1978
Jenkins, G.N., Hargreaves, J.A.: Effect of eating cheese on Ca and P concentrations of whole mouth saliva and plaque. Caries Res 23, 159 (1989)
Kainz, E., Sonnabend, E.: Eine Auswertung der Kariesfrequenz bei Konditorenmeisterschülern. Zahnärztl Welt 92, 60 (1983)

Kainz, E., Sonnabend, E.: Zur sogenannten Bäcker- und Konditorenkaries – eine kritische Auswertung gutachterlicher Erfassungen. Dtsch Zahnärztl Z 38, 202 (1983)

Kamrin, B.B.: The effects of a high carbohydrate diet on the teeth of parabiosed albino rats. J Dent Res 33, 175 (1954)

Kamrin, B.B.: Local and systemic cariogenic effects of refined dextrose solution fed to one animal in parabiosis. J Dent Res 33, 824 (1954)

Kandelman, D., Bär, A., Hefti, A.: Collaborative WHO xylitol field study in French Polynesia. Caries Res 22, 55 (1988)

Kandelman, D., Gagnon, G.: A 24-month clinical study of the incidence and progression of dental caries in relation to consumption of chewing gum containing xylitol in school preventive programs. J Dent Res 69, 1771 (1990)

Karle, E., Büttner, W.: Kariesbefall im Tierversuch nach Verabreichung von Sorbit, Xylit, Lycasin® und Calciumsaccharosephosphat. Dtsch Zahnärztl Z 26, 1097 (1971)

Karle, E., Gehring, F.: Wirkung der Zuckeraustauschstoffe Fruktose, Sorbit und Xylit auf Kariesbefall und Plaqueflora der Ratte. Dtsch Zahnärztl Z 30, 356 (1975)

Karle, E.J.: Die Kariogenität von Xylit im Tierversuch. Dtsch Zahnärztl Z 32, S 89 (1977)

Karle, E.J., Gehring, F.: Palatinit® – ein neuer Zuckeraustauschstoff und seine kariesprophylaktische Beurteilung. Dtsch Zahnärztl Z 33, 189 (1978)

Karle, E.J., Gehring, F.: Palatinit und Xylit im gnotobiotischen Rattenversuch. Dtsch Zahnärztl Z 36, 673 (1981)

Kashket, S., Yaskell, T., Murphy, J.E.: Delayed effect of wheat starch in foods on the intraoral demineralization of enamel. Caries Res 28, 291 (1994)

Kerosuo, H., Honkala, E.: Caries experience in the primary dentition of Tanzanian and Finnish 3-7-year-old children. Community Dent Oral Epidemiol 19, 272 (1991)

Kite, O.W., Shaw, J.H., Sognnaes, R.F.: An influence on dental caries incidence produced in rats by tube-feeding. J Dent Res 29, 668 (1950)

Kite, O.W., Shaw, J.H., Sognnaes, R.F.: The prevention of experimental tooth decay by tube-feeding. J Nutr 42, 89 (1950)

Kleinberg, I., Jenkins, G.N., Chatterjee, R., Wijeyeweera, L.: The antimony pH electrode and its role in the assessment and interpretation of dental plaque pH. J Dent Res 61, 1139 (1982)

Knuuttila, M.L.E., Mäkinen, K.K.: Effect of xylitol on the growth and metabolism of streptococcus mutans. Caries Res 9, 177 (1975)

Knuuttila, M.L.E., Tenovuo, J., Sarimo, S.S.: The amino acid composition of streptococcus mutans and its culture medium supplemented with xylitol. Acta Odont Scand 35, 241 (1977)

König, K.G., Schmid, P., Schmid, R.: An apparatus for frequency-controlled feeding of small rodents and its use in dental caries experiments. Arch Oral Biol 13, 13 (1968)

König, K.G.: Kariogenität von zucker- und stärkehaltigen Nahrungsmitteln. Zahnärztl Prax 36, 287 (1985)

Krasse, B.: Human streptococci and experimental caries in hamsters. Arch Oral Biol 11, 429 (1966)

Künzel, W., Borroto, R.C., Lanier, S., Soto, F.: Auswirkungen habituellen Zuckerrohrkauens auf Kariesbefall und Parodontalzustand kubanischer Zuckerrohrarbeiter. Dtsch Stomat 23, 554 (1973)

Larje, O., Larson, R.H.: Reduction of dental caries in rats by intermittent feeding with sucrose substitutes. Arch Oral Biol 15, 805 (1970)

Leach, S.A., Green, R.M.: Effect of xylitol-supplemented diets on the progression and regression of fissure caries in the albino rat. Caries Res 14, 16 (1980)

Leatherwood, E.C., Burnett, G.W., Chandravejjsmarn, R., Sirikaya, P.: Dental caries and dental fluorosis in Thailand. Am J Publ Hlth 55, 1792 (1965)

Lingström, P., Holm, J., Birkhed, D., Björck, I.: Effects of variously processed starch on pH of human dental plaque. Scand J Dent Res 97, 392 (1989)

Lingström, P., Birkhed, D., Granfeldt, Y., Björck, I.: pH measurements of human dental plaque after consumption of starchy foods using the microtouch and the sampling method. Caries Res 27, 394 (1993)

Lingström, P., Birkhed, D., Ruben, J., Arends, J.: Effect of frequent consumption of starchy food items on enamel and dentin demineralization and on plaque pH in situ. J Dent Res 73, 652 (1994)

Littleton, N.W.: Dental caries and periodontal diseases among Ethiopian civilians. Publ Hlth Rep (Wash) 78, 631 (1963)

Lohmann, D., Gehring, F., Karle, E.J.: Fermentation of L-sorbose by microorganisms of the human dental plaque. Caries Res 15, 263 (1981)

Lutz, D., Gülzow, H.-J.: Biochemische Untersuchungen über das Stoffwechselverhalten der menschlichen Speichel- und Plaquemikroflora gegenüber der L-Sorbose. Dtsch Zahnärztl Z 34, 168 (1979)

MacGregor, A.B.: Increasing caries incidence and changing diet in Ghana. Int Dent J 13, 516 (1963)

Mäkinen, K.K., Scheinin, A.: The effect of various sugars and sugar mixtures on the activity and formation of enzymes of dental plaque and oral fluid. Acta Odont Scand 30, 259 (1972)

Mäkinen, K.K., Scheinin, A.: Turku sugar studies VII. Principal biochemical findings on whole saliva and plaque. Acta Odont Scand 33, Suppl 70, 129 (1975)

Mäkinen, K.K., Tenovuo, J., Scheinin, A.: Xylitol-induced increase of lactoperoxidase activity. J Dent Res 55, 652 (1976)

Mäkinen, K.K., Virtanen, K.K.: Effect of 4,5 year use of xylitol and sorbitol on plaque. J Dent Res 57, 441 (1978)

Mäkinen, K.K.: Biochemical principles of the use of xylitol in medicine and nutrition with special consideration of dental aspects. Birkhäuser, Basel 1978

Maki, Y., Ohta, K., Takazoe, I., Matsukubo, Y., Takaesu, Y., Topitsoglou, V., Frostell, G.: Acid production from isomaltulose, sucrose, sorbitol and xylitol in suspensions of human dental plaque. Caries Res 17, 335 (1983)

Marshall Day, C.D.: Oral conditions in the Jamine district of Hissar. J Am Dent Ass 31, 52 (1944)

Marshall Day, C.D.: Nutritional deficiencies and dental caries in Northern India. Br Dent J 76, 143 (1944)

Marthaler, T.M., Froesch, E.R.: Hereditary fructose intolerance. Dental status of eight patients. Br Dent J 123, 597 (1967)

Matsson, L., Koch, G.: Caries frequency in children with controlled diabetes. Scand J Dent Res 83, 327 (1975)

Mayhall, J.T.: Canadian Inuit caries experience 1969-1973. J Dent Res 54, 1245 (1975)
Mellanby, M.: The relation of caries to the structure of teeth. Br Dent J 44, 1 (1923)
Mellanby, M.: The role of nutrition as a factor in resistance to dental caries. Br Dent J 62, 241 (1937)
Möller, I.J., Poulson, S., Orholm Nielsen, V.: The prevalence of dental caries in Godhavn and Scoresbysund districts, Greenland. Scand J Dent Res 80, 169 (1972)
Möller, I.J., Poulsen, S.: The effect of sorbitol-containing chewing gum on the incidence of dental caries, plaque and gingivitis in Danish schoolchildren. Community Dent Oral Epidemiol 1, 58 (1973)
Mörmann, J.E., Mühlemann, H.R.: Oral starch degradation and its influence on acid production in human dental plaque. Caries Res 15, 166 (1981)
Moll, R., Büttner, W.: Caries incidence in the rat following partial substitution of sucrose by xylitol. Caries Res 12, 119 (1978)
Mouton, C., Scheinin, A., Mäkinen, K.K.: Effect on plaque of a xylitol-containing chewing gum. Acta Odont Scand 33, 33 (1975)
Mouton, C., Scheinin, A., Mäkinen, K.K.: Effect of xylitol chewing gum on plaque quantity and quality. Acta Odont Scand 33, 251 (1975)
Mühlemann, H.R., Schneider, P.: The effect of sorbose on pH of mixed saliva and interproximal plaque. Helv Odont Acta 19, 76 (1975)
Mühlemann, H.R., Iselin, W., Marthaler, T.M.: Antiplaque effects of sorbose. Helv Odont Acta 21, 69 (1977)
Mundorff-Shrestha, S.A., Featherstone, J.D.B., Eisenberg, A.D., Cowles, E., Curzon, M.E.J., Espeland, M.A., Shields, C.P.: Cariogenic potential of foods. Caries Res 28, 106 (1994)
Neumann, H.H.: Dental caries and malnutrition. Lancet 1980/II, 1252
Neumann, H.H., DiSalvo, N.A.: Caries in Indians of the Mexican Cordillera, the Peruvian Andes and the Amazon Headwaters. Br Dent J 104, 13 (1958)
Newbrun, E.: Sucrose, the arch criminal of dental caries. Odont Revy 18, 373 (1967)
Newbrun, E., Hoover, C., Mettraux, G., Graf, H.: Comparison of dietary habits and dental health of subjects with hereditary fructose intolerance and control subjects. J Am Dent Ass 101, 619 (1980)
Olsson, B.: Dental caries and fluorosis in Arussi province, Ethiopia. Community Dent Oral Epidemiol 6, 338 (1978)
Olsson, B.: Dental health situation in privileged children in Addis Abeba, Ethiopia. Community Dent Oral Epidemiol 7, 37 (1979)
Orland, F.J., Blayney, J.R., Harrison, R.W., Reyniers, J.A., Trexler, P.C., Wagner, M., Gordon, H.A., Luckey, T.D.: Use of the germfree animal technic in the study of experimental dental caries. I. Basic observations on rats reared free of all microorganisms. J Dent Res 33, 147 (1954)
Orland, F.J., Blayney, J.R., Harrison, R.W., Reyniers, J.A., Trexler, P.C., Ervin, R.F., Gordon, H.A., Wagner, M.: Experimental caries in germfree rats inoculated with enterococci. J Am Dent Ass 50, 259 (1955)
Orland, F.J.: A review of dental research using germfree animals. Ann NY Acad Sci 78, 285 (1959)

Orland, F.J.: The human tooth and its environment: formal discussion. J Dent Res 43, 1045, 1050 (1964)
Ott, K.H.R.: Epidemiologische Untersuchungen zur Bäckerkaries. Dtsch Zahnärztl Z 39, 267 (1984)
Pause, B., Lembke, J.: Comparative examination of anti-caries effect of cheeses. Milchwissenschaft 48, 137 (1993)
Pedersen, P.O.: Ernährung und Zahnkaries primitiver und urbanisierter Grönländer. Dtsch Zahn- Mund- Kieferheilk 6, 728 (1939)
Petersen, P.E.: Dental health among workers at a Danish chocolate factory. Community Dent Oral Epidemiol 11, 337 (1983)
Platt, D., Werrin, S.R.: Acid production from alditols by oral streptococci. J Dent Res 58, 1733 (1979)
Price, W.A.: Eskimo and Indian field studies in Alaska and Canada. J Am Dent Ass 23, 417 (1936)
Rateitschak-Plüss, E.M., Guggenheim, B.: Effects of a carbohydrate-free diet and sugar substitutes on dental plaque accumulation. J Clin Periodont 9, 239 (1982)
Rekola, M.: A comparison of the effect of xylitol and sorbitol sweetened chewing gums on dental plaque. Proc Finn Dent Soc 78, 128 (1982)
Renggli, H.H., Mühlemann, H.R., Rateitschak, K.H.: Parodontologie. Thieme, Stuttgart 1984
Ripa, L.W.: Nursing habits and dental decay in infants: „nursing bottle caries". J Dent Child 45, 274 (1978)
Rølla, G., Oppermann, R.V., Waaler, S.M., Assev, S.: Effect of aqueous solutions of sorbitol-xylitol on plaque metabolism and on growth of streptococcus mutans. Scand J Dent Res 89, 247 (1981)
Roos, A.: Die Zahnkaries der Gomser Kinder. Schweiz Monatsschr Zahnheilk 47, 329 (1937)
Roos, A.: Die Kriegsernährung in ihrer Bedeutung für die Entwicklung der Zahnkaries in der Schweiz. Selbst-Verlag, Zürich 1950
Rugg-Gunn, A.J., Edgar, W.M., Geddes, D.A.M., Jenkins, G.N.: The effect of different meal patterns upon plaque pH in human subjects. Br Dent J 139, 351 (1975)
Rugg-Gunn, A.J., Edgar, W.M., Jenkins, G.N.: The effect of eating some British snacks upon the pH of human dental plaque. Br Dent J 145, 95 (1978)
Russell, A.L.: International nutrition surveys: a summary of preliminary dental findings. J Dent Res 42, 233 (1963)
Sarnat, H., Eliaz, R., Feiman, G., Flexer, Z., Karp, M., Laron, Z.: Carbohydrate consumption and oral status of diabetic and nondiabetic young adolescents. Clin Prevent Dent 7, No.4, 20 (1985)
Savoff, K., Rateitschak, K.H.: Influence of eating frequency upon plaque formation and periodontal bone loss. J Clin Periodont 7, 374 (1980)
Scheinin, A., Mäkinen, K.K. (Ed.): Turku sugar studies. Acta Odont Scand 33, Suppl 70 (1975)
Scheinin, A., Mäkinen, K.K., Tammisalo, E., Rekola, M.: Turku sugar studies XVIII. Incidence of dental caries in relation to 1-year consumption of xylitol chewing gum. Acta Odont Scand 33, Suppl 70, 307 (1975)
Scheinin, A., Mäkinen, K.K.: Turku-Zuckerstudien. Dtsch Zahnärztl Z 32, S 76 (1977)

Scheinin, A., Bánóczy, J., Szöke, J., Esztóri, I., Pienihäkkinen, K., Scheinin, U., Tiekso, J., Zimmermann, P., Hadas, E.: Collaborative WHO xylitol field studies in Hungary. Acta Odont Scand 43, 327 (1985)

Schiweck, H.: Chemische und physikalische Eigenschaften von Zuckern, Zuckeralkoholen und Calciumsaccharosephosphat. Dtsch Zahnärztl Z 26, 1063 (1971)

Schiweck, H.: Chemie und Technologie von Disaccharidalkoholen und L-Sorbose. Dtsch Zahnärztl Z 32, S 12 (1977)

Schmalz, G., Gross, A.: Staubmessungen in Bäckereibetrieben. Dtsch Zahnärztl Z 41, 973 (1986)

Schraitle, R., Siebert, G.: Zahngesundheit und Ernährung. Hanser, München 1987

Schwartz, J.: The teeth of the Masai. J Dent Res 25, 17 (1946)

Shaw, J.H.: Inability of low levels of sorbitol and mannitol to support caries activity in rats. J Dent Res 55, 376 (1976)

Sheiham, A.: The prevalence of dental caries in Nigerian populations. Br Dent J 123, 144 (1967)

Siegel, E.H., Waugh, L.M., Karshan, M.: Dietary and metabolic studies of Eskimo children with and without dental caries. Am J Dis Child 59, 19 (1940)

Söderling, E., Mäkinen, K.K., Chen, C.-Y., Pape, H.R., Loesche, W., Mäkinen, P.-L.: Effect of sorbitol, xylitol, and xylitol/sorbitol chewing gums on dental plaque. Caries Res 23, 378 (1989)

Sognnaes, R.F.: Analysis of wartime reduction of dental caries in European children. Am J Dis Child 75, 792 (1948)

Souci, S.W., Fachmann, W. Kraut, H.: Die Zusammensetzung der Lebensmittel. Nährwert-Tabellen 1986/87. Wissenschaftliche Verlagsgesellschaft, Stuttgart 1986

Sreebny, L.M.: Cereal availability and dental caries. Community Dent Oral Epidemiol 11, 148 (1983)

Stegmeier, K., Dallmeier, E., Bestmann, H.-J., Kröncke, A.: Untersuchungen über den Sorbitabbau unter Verwendung von ^{14}C-markierten Substanzen und der Gaschromatographie. Dtsch Zahnärztl Z 26, 1129 (1971)

Stephan, R.M.: Changes in hydrogen-ion concentration on tooth surfaces and in carious lesions. J Am Dent Ass 27, 718 (1940)

Stephan, R.M.: Intra-oral hydrogen-ion concentration associated with dental caries activity. J Dent Res 23, 257 (1944)

Sterky, G., Kjellman, O., Högberg, O., Löfroth, A.-L.: Dietary composition and dental disease in adolescent diabetics. Acta Paediat Scand 60, 461 (1971)

Straube, E., Stangenberg, B., Stangenberg, A.: Zur sogenannten Zuckerbäckerkaries. Stomat DDR 33, 648 (1983)

Strübig, W.: Über den Abbau von Zucker und Zuckeraustauschstoffen durch die Mischflora der menschlichen Mundhöhle. Quintessenz, Berlin 1986

Strübig, W., Gülzow, H.-J.: Trockenfrüchte als Zuckerersatz? Oralprophylaxe 11, 90 (1989)

Sullivan, H.R., Harris, R.: The biology of the children of Hopewood House, Bowral, N.S.W. 2. Observations on oral conditions. Austr Dent J 3, 311 (1958)

Sundin, B., Granath, L.: Sweets and other sugary products tend to be the primary etiologic factors in dental caries. Scand J Dent Res 100, 137 (1992)

Swenander-Lanke, L.: Influence on salivary sugar of certain properties of foodstuffs and individual oral conditions. Acta Odont Scand 15, Suppl 23 (1957)
Takeuchi, M.: Epidemiological study on dental caries in Japanese children, before, during and after world war II. Int Dent J 11, 443 (1961)
Toverud, G.: Decrease in caries frequency in Norwegian children during world war II. J Am Dent Ass 39, 127 (1949)
Toverud, G.: The influence of war and post-war conditions on the teeth of Norwegian school children. Milbank Memorial Fund Quarterly 35, 127, 373 (1957)
Trautner, K.: Chemisch-analytische Untersuchungen von Calcium-saccharosephosphaten und Lycasin. Dtsch Zahnärztl Z 26, 1172 (1971)
Vadeboncoeur, C., Trahan, L., Mouton, C., Mayrand, D.: Effect of xylitol on the growth and glycolysis of acidogenic oral bacteria. J Dent Res 62, 882 (1983)
Van Houte, J., Gibbs, G., Butera, C.: Oral flora of children with „nursing bottle caries". J Dent Res 61, 382 (1982)
Waaler, S.M., Rölla, G., Assev, S.: Adaptation of dental plaque to sorbitol after 3 months' exposure to chewing gum. Scand J Dent Res 101, 84 (1993)
Weaver, R.: Fluorine and wartime diet. Br Dent J 88, 231 (1950)
Wegner, H.: Dental caries in young diabetics. Caries Res 5, 188 (1971)
Wegner, H.: Increment of caries in young diabetics. Caries Res 9, 91 (1975)
Wegner, H.: Orale Befunde bei zuckerfreier Ernährung – Studie an Kindern mit hereditärer Fruktose-Intoleranz. Zahn Mund Kieferheilk 68, 706 (1980)
Weinstein, P., Domoto, P., Wohlers, K., Koday, M.: Mexican-American parents with children at risk for baby bottle tooth decay: pilot study at a migrant farmworkers clinic. J Dent Child 59, 376 (1992)
Weiss, R.L., Trithart, A.H.: Between-meal eating habits and dental caries experience in preschool children. Am J Publ Hlth 50, 1097 (1960)
Wennerholm, K., Arends, J., Birkhed, D., Ruben, J., Emilson, C.G., Dijkman, A.G.: Effect of xylitol and sorbitol in chewing-gums on mutans streptococci, plaque pH and mineral loss of enamel. Caries Res 28, 48 (1994)
Westergren, G., Krasse, B., Birkhed, D., Edwardsson, S.: Genetic transfer of markers for sorbitol (D-glucitol) metabolism in oral streptococci. Arch Oral Biol 26, 403 (1981)
Wetzel, W.-E.: „Zuckertee-Karies" – eine neue Form der Milchzahnkaries bei Kleinkindern. Dtsch Zahnärztl Z 36, 330 (1981)
Wetzel, W.-E.: „Zuckertee-Karies" als Folge exzessiven Genusses von Fertigtees aus Saugerfläschchen. Monatsschr Kinderheilkd 130, 726 (1982)
Wetzel, W.-E.: „Nursing-Bottle-Syndrom" (NBS) bei Kleinkindern. Monatsschr Kinderheilkd 136, 673 (1988)
Wetzel, W.-E., Hanisch, S., Sziegoleit, A.: Keimbesiedelung der Mundhöhle bei Kleinkindern mit Nursing-Bottle-Syndrom. Schweiz Monatsschr Zahnmed 103, 1107 (1993)
WHO: ADI-Wert für Saccharin verdoppelt. Ernährungs-Umschau 40, 461 (1993)
Zimmermann, M.: Technological problems in the incorporation of hydrogenated glucose syrups and L-sorbose. In: Guggenheim, B.: Health and sugar substitutes, Karger, Basel 1979
Zinner, D.D., Aran, A.P., Jablon, J.M., Brust, B., Saslaw, M.S.: Experimental caries induced by human streptococci. J Dent Res 43, 859 (1964)

Zinner, D.D., Jablon, J.M., Aran, A.P., Saslaw, M.S.: Experimental caries induced in animals by streptococci of human origin. Proc Soc Exp Biol (NY) 118, 766 (1965)

Literatur zu Kapitel 7, Mundhygiene

Abelson, D.C., Barton, J.E., Maietti, G.M., Cowherd, M.G.: Evaluation of interproximal cleaning by two types of dental floss. Clin Prevent Dent 3, No 4, 19 (1981)
Albers, H.-K., Schüßeler, B.G., Bößmann, K.: Die Akzeptanz und Effektivität von elektrischen und von Handzahnbürsten. Zahnärztl Mitt 78, 1777 (1988)
Altenhofen, E., Lutz, F., Guggenheim, B.: Mikrobiologischer in-vitro-Vergleich plaquehemmender Mundspülmittel. Schweiz Monatsschr Zahnmed 99, 13 (1989)
Arnim, S.S.: The use of disclosing agents for measuring tooth cleanliness. J Periodont 34, 227 (1963)
Arnold, M.: Ein Beitrag und Hinweis zu Fragen der konstruktiven Zweckmäßigkeit, „Lebensdauer" und des sinnvollen Gebrauchs der Zahnbürste. Dtsch Stomat 18, 442 (1968)
Arnold, M., Trost, G.: Über die Abhängigkeit des Putzeffektes von verschiedenen Formen des Zahnbürstenkopfes. Dtsch Stomat 22, 46 (1972)
Artelt, W.: Die Geschichte der Mundhygiene. Verein für Zahnhygiene, Frankfurt 1968
Axelsson, P., Lindhe, J.: Effect of oral hygiene instruction and professional toothcleaning on caries and gingivitis in schoolchildren. Community Dent Oral Epidemiol 9, 251 (1981)
Axelsson, P., Lindhe, J.: Effect of controlled oral hygiene on caries and periodontal disease in adults. J Clin Periodont 8, 239 (1981)
Baab, D.A., Johnson, R.H.: The effect of a new electric toothbrush on supragingival plaque and gingivitis. J Periodont 60, 336 (1989)
Barbakow, F., Imfeld, Th., Lutz, F., Stookey, G., Schemehorn, B.: Dentin abrasion (RDA), enamel abrasion (REA) and polishing scores of dentifrices sold in Switzerland. Schweiz Monatsschr Zahnmed 99, 408 (1989)
Barbakow, F., Imfeld, Th.: Antizahnstein-Zahnpasten und Mundwässer. Schweiz Monatsschr Zahnmed 99, 902 (1989)
Barnarius, R., Mieler, I., Singert, M.: Untersuchungen über den Reinigungseffekt von Zahnbürsten und Zahnpasten. Dtsch Stomat 17, 598 (1967)
Bass, C.C.: An effective method of personal hygiene. J Louisana St Med Soc 106, 100 (1954)
Bergenholtz, A., Olsson, A.: Efficacy of plaque-removal using interdental brushes and waxed dental floss. Scand J Dent Res 92, 198 (1984)
Bößmann, K.: Wirkstoffe in Zahnpasten. Oralprophylaxe 7, 138 (1985)
Boyd, R.L., Murray, P., Robertson, P.B.: Effect on periodontal status of rotary electric toothbrushes vs. manual toothbrushes during periodontal maintenance. J Periodont 60, 390 (1989)
Bratel, J., Berggren, U., Hirsch, J.-M.: Electric or manual toothbrush? A comparison of the effects on the oral health of mentally handicapped adults. Clin Prevent Dent 10, No 3, 23 (1988)

Bratel, J., Berggren, U.: Long-term oral effects of manual or electric toothbrushes used by mentally handicapped adults. Clin Prevent Dent 13, No 4, 5 (1991)

Brecx, M., Netuschil, L., Reichert, B., Schreil, G.: Efficacy of Listerine®, Meridol® and chlorhexidine mouthrinses on plaque, gingivitis and plaque bacteria vitality. J Clin Periodont 17, 292 (1990)

Briner, W.W., Grossman, E., Buckner, R.Y., Rebitski, G.-F., Sox, T.E., Setser, R.E., Ebert, M.L.: Effect of chlorhexidine gluconate mouthrinse on plaque bacteria. J Periodont Res 21, Suppl, 44 (1986)

Briner, W.W., Grossman, E., Buckner, R.Y., Rebitski, G.-F., Sox, T.E., Setser, R.E., Ebert, M.L.: Assessment of susceptibility of plaque bacteria to chlorhexidine after six months' oral use. J Periodont Res 21, Suppl, 53 (1986)

Chaet, R., Wei, S.H.Y.: The effect of fluoride impregnated dental floss on enamel fluoride uptake in vitro and streptococcus mutans colonization in vivo. J Dent Child 44, 122 (1977)

Charters, W.J.: Ideal tooth brushing. J Dent Res 4, XI (1922)

Ciancio, S.G., Shibly, O., Farber, G.A.: Clinical evaluation of the effect of two types of dental floss on plaque and gingival health. Clin Prevent Dent 14, No 3, 14 (1992)

Cummins, D., Creeth, J.E.: Delivery of antiplaque agents from dentifrices, gels, and mouthwashes. J Dent Res 71, 1439 (1992)

Davies, G.E., Francis, J., Martin, A.R., Rose, F.L., Swain, G.: 1:6-Di-4'-chlorophenyldiguanidohexane („Hibitane"). Laboratory investigation of a new antibacterial agent of high potency. Brit J Pharmacol 9, 192 (1954)

Dreyfus, S.: Beitrag zur Frage der Zahnbürste. Schweiz Monatsschr Zahnheilk 65, 1030 (1955)

Emslie, R.D.: The value of oral hygiene. Br Dent J 117, 373 (1964)

Fanning, E.A., Henning, F.R.: Toothbrush design and its relation to oral health. Aust Dent J 12, 464 (1967)

Fauchard, P.: Le chirurgien dentiste ou traite des dents. Desmoulière, Paris 1961 (Reprint)

F.D.I. (Hyg.-Komm.): Volkszahnbürste. Schweiz Vierteljahresschr Zahnheilk. 1, 58 (1911)

Flores de Jacoby, L., Thor, G., Lange, D.E.: Vergleichende klinische und zytologische Untersuchungen nach Anwendung von zwei Zahnpasten. Dtsch Zahnärztl Z 30, 385 (1975)

Fones, A.C.: Mouth hygiene. Lea and Febinger, Philadelphia 1934

Fosdick, L.S.: The reduction of the incidence of dental caries. I. Immediate toothbrushing with a neutral dentifrice. J Am Dent Ass 40, 133 (1950)

Gaffar, A., Afflitto, J., Nabi, N., Herles, S., Kruger, I., Olsen, S.: Recent advances in plaque, gingivitis, tartar and caries prevention technology. Int Dent J 44, 63 (1994)

Garcia-Godoy, F., Garcia-Godoy, F., DeVizio, W., Volpe, A.R., Ferlauto, R.J., Miller, J.M.: Effect of a triclosan/copolymer/fluoride dentifrice on plaque formation and gingivitis: a 7-month clinical study. Am J Dent 3, S 15 (1990)

Giertsen, E., Scheie, A.A., Rölla, G.: Inhibition of plaque formation and plaque acidogenicity by zinc and chlorhexidine combinations. Scand J Dent Res 96, 541 (1988)

Gjermo, P., Flötra, L.: The effect of different methods of interdental cleaning. J Periodont Res 5, 230 (1970)
Graves, R.C., Disney, J.A., Stamm, J.W.: Comparative effectiveness of flossing and brushing in reducing interproximal bleeding. J Periodont 60, 243 (1989)
Grossman, E., Meckel, A.H., Isaacs, R.L., Ferretti, G.A., Sturzenberger, O.P., Bollmer, B.W., Moore, D.J., Lijana, R.C., Manhart, M.D.: A clinical comparison of antibacterial mouthrinses: effects of Chlorhexidin, phenolics, and Sanguinarin on dental plaque and gingivitis. J Periodont 60, 435 (1989)
Gülzow, H.-J.: Die Mundhygiene in ihren Beziehungen zum marginalen Parodontium und zur Kariesfrequenz. Dtsch Zahn-Mund-Kieferheilk 44, 97 (1965)
Gülzow, H.-J., Busse, G.: Klinisch-experimentelle Untersuchungen über die Wirksamkeit verschiedener Zahnputzmethoden und Zahnputzmittel. Dtsch Zahnärztl Z 25, 1126 (1970)
Gülzow, H.-J., Keilwerth, S.: Über Zahn- und Mundpflegegewohnheiten von Studierenden der Universität Erlangen-Nürnberg. Dtsch Zahnärztl Z 26, 9 (1971)
Gülzow, H.-J., Opel, H.H.: Vergleichende Untersuchungen über den Reinigungseffekt von Kurzkopfzahnbürsten mit unterschiedlichen Borstenfeldern. Dtsch Zahnärztl Z 30, 576 (1975)
Gülzow, H.-J.: Methoden und Hilfsmittel für die tägliche Mundhygiene. In: Peters, S.: Prophylaxe. Quintessenz, Berlin 1978,
Gülzow, H.-J., Labermeier, M., Pohl, U.: Mundhygiene bei Wehrpflichtigen aus Nord- und Süddeutschland. Kariesprophylaxe 3, 41 (1981)
Gülzow, H.-J.: Vergleichende klinische Untersuchungen zum Reinigungseffekt einer herkömmlichen und einer gelförmigen Zahnpasta. Dtsch Zahnärztl Z 42, 725 (1987)
Harper, D.S., Müller, L.J., Fine, J.B., Gordon, J., Laster, L.L.: Clinical efficacy of a dentifrice and oral rinse containing Sanguinaria extract and zinc chloride during 6 months of use. J Periodont 61, 352 (1990)
Harper, D.S., Müller, L.J., Fine, J.B., Gordon, J., Laster, L.L.: Effect of 6 months use of a dentifrice and oral rinse containing Sanguinaria extract and zinc chloride upon the microflora of the dental plaque and oral soft tissues. J Periodont 61, 359 (1990)
Henkel, G.: Betrachtungen über die hand- und motorbetriebene Zahnbürste. Dtsch Stomat 16, 120 (1966)
Horowitz, A.M., Suomi, J.D., Peterson, J.K., Voglesong, R.H., Mathews, B.L.: Effects of daily supervised plaque removal by children. First-year results. J Dent Res 55, Spec Iss B, Abstract No 1019 (1976)
Horowitz, L.G.: Comparing shower-based oral hygiene with traditional and electric toothbrushing. Clin Prevent Dent 14, No 6, 11 (1992)
Hotz, P.R.: Untersuchungen zur Abrasivität von Zahnpasten. Schweiz Monatsschr Zahnheilk 93, 93 (1983)
Hyatt, T.P.: Resolved: „That a clean tooth does not decay and that mouth cleanliness affords the best known protection against dental caries." Dent Cosmos 76, 860 (1934)
Jann, R.: Wasserstrahlapparate in der Zahnheilkunde. Eine Literaturübersicht. Schweiz Monatsschr. Zahnheilk 84, 110 (1974)

Joyston-Bechal, S., Smalfs, F.C., Duckworth, R.: The use of a chlorhexidin-containing gel in a plaque control programme. Br Dent J 146, 105 (1979)

Kaufman, A.Y., Tal, H., Perlmutter, S., Shwartz, M.M.: Reduction of dental plaque formation by chlorhexidine dihydrochloride lozenges. J Periodont Res 24, 59 (1989)

Ketterl, W., Wipfel, W.D.: Die Probleme des Plaque-Nachweises durch Fuchsineinfärbung. Dtsch Zahnärztebl 24, 538 (1970)

Killoy, W.J., Love, J.W., Love, J., Fedi, P.F., Tira, D.E.: The effectiveness of a counter-rotary action powered toothbrush and conventional toothbrush on plaque removal and gingival bleeding. J Periodont 60, 473 (1989)

Kocher, Th, Bößmann, K., Rees, H.: Sanguinarinhaltige Präparate zur Unterstützung der mechanischen Zahnpflege. Dtsch Zahnärztl Z 45, 779 (1990)

König, K.: Zähneputzen – einmal oder dreimal täglich? Zahnärztl Mitt 69, 219 (1979)

Kopczyk, R.A., Abrams, H., Brown, A.T., Matheny, J.L., Kaplan, A.L.: Clinical and microbiological effects of a Sanguinaria-containing mouthrinse and dentifrice with and without fluoride during 6 months of use. J Periodont 62, 617 (1991)

Kropfeld, U.: Mundhygiene im Wandel der Jahrhunderte. Med Diss, Erlangen 1986

Kuroiwa, M., Kodaka, T., Kuroiwa, M., Abe, M.: Dentin hypersensitivity. Occlusion of dentinal tubules by brushing with and without an abrasive dentifrice. J Periodont 65, 291 (1994)

Lang, N.P., Brecx, M.C.: Chlorhexidine digluconate – an agent for chemical plaque control and prevention of gingival inflammation. J Periodont Res 21, Suppl, 74 (1986)

Lange, D.E., Rager, H., Plagmann, H.-Chr. Baumann, M.: Untersuchungen über die Wirksamkeit von Wasserstrahlgeräten im Bereich der Gingiva. Dtsch Zahnärztl Z 31, 399 (1976)

Lange, D.E., Plagmann, H.-Chr., Eenboom, A., Promesberger, A.: Klinische Bewertungsverfahren zur Objektivierung der Mundhygiene. Dtsch Zahnärztl Z 32, 44 (1977)

Lange, D.E.: Über die gingivatherapeutische Wirksamkeit von „medikamentösen" Zusätzen in Zahnpasten. Zahnärztl Mitt 67, 741 (1977)

Leimgruber, C.: Etwas über Zahnbürsten. Schweiz Monatsschr Zahnheilk 61, 590 (1951)

Lenander-Lumikari, M., Tenovuo, J., Mikola, H.: Effects of a lactoperoxydase system-containing toothpaste on levels of hypothiocyanite and bacteria in saliva. Caries Res 27, 285 (1993)

Leonhard, N.S.: In our opinion – home technics for the care of the teeth. J Periodont 20, 37 (1949)

Lindhe, J., Rosling, B., Socransky, S.S., Volpe, A.R.: The effect of a triclosan-containing dentifrice on established plaque and gingivitis. J Clin Periodont 20, 327 (1993)

Lobene, R.R., Soparkar, P.M., Newman, M.B.: Long-term evaluation of a prebrushing dental rinse for the control of dental plaque and gingivitis. Clin Prevent Dent 12, No 2, 26 (1990)

Lobene, R.R., Battista, G.W., Petrone, D.M., Volpe, A.R., Petrone, M.E.: Anti-

calculus effect of a fluoride dentifrice containing triclosan and a copolymer. Am J Dent 3, S 47 (1990)
Löe, H., Theilade, E., Jensen, S.B.: Experimental gingivitis in man. J Periodont 36, 177 (1965)
Loesche, W.J.: Chemotherapy of dental plaque infections. Oral Sci Rev 9, 65 (1976)
Luoma, H.: Chlorhexidine solutions, gels and varnishes in caries prevention. Proc Finn Dent Soc 88, 147 (1992)
Mankodi, S., Walker, C., Conforti, N., DeVizio, W., McCool, J.J., Volpe, A.R.: Clinical effect of a triclosan-containing dentifrice on plaque and gingivitis: a six-month study. Clin Prevent Dent 14, No 5, 4 (1992)
Marsh, P.D.: Microbiological aspects of the chemical control of plaque and gingivitis. J Dent Res 71, 1431 (1992)
Marthaler, T.M.: Einmal oder dreimal pro Tag Zähnebürsten? Schweiz Monatsschr Zahnheilk 87, 515 (1977)
Marthaler, T.M.: Einmal oder dreimal im Tag Zähnebürsten? Theoretische Grundlagen und Realität in der Praxis. Schweiz Monatsschr Zahnheilk 88, 113 (1978)
Mayer, R., Zalitus-Cezis, I.E.: Zähneputzen – manuell oder elektrisch-mechanisch? Zahnärztl Welt 97, 50 (1988)
Mayer, R.: Elektrische Zahnbürste – Handzahnbürste, ein Vergleichstest. Zahnärztl Welt 99, 188 (1990)
Meurman, J.H., Suhonen, J.: Combination chemotherapy of dental plaque infections. Proc Finn Dent Soc 87, 549 (1991)
Mierau, H.-D.: Der freiliegende Zahnhals. Dtsch Zahnärztl Z 47, 643 (1992)
Mühlemann, H.R.: Zit. bei Sauerwein, E.: Traktat über die Zahnbürste. Dtsch Zahnärztl Z 17, 121 (1962)
Mühlemann, H.R., Marthaler, T.M., Rateitschak, K.H., König, K.G.: Eine Zahnbürste für Kinder und Jugendliche. Schweiz Monatsschr Zahnheilk 73, 642 (1963)
Murray, P.A., Boyd, R.L., Robertson, P.B.: Effect on periodontal status of rotary electric toothbrushes vs. manual toothbrushes during periodontal maintenance. J Periodont 60, 396 (1989)
Netuschil, L.: Zukünftige Plaque- und Chemotherapie-Konzepte. Oralprophylaxe 13, 47 (1991)
Newbrun, E.: Anticaries and antiplaque/antigingivitis agents. In: Neidle, E.A., Yagiela, J.A.: Pharmacology and therapeutics for dentistry. Mosby, St. Louis 1989
Niemi, M.-L., Ainamo, J., Etemadzadeh, H.: Gingivale Abrasion und Plaqueentfernung mit manuellen gegenüber elektrischen Zahnbürsten. Oralprophylaxe 10, 11 (1988)
Ochsenbein, H.: Chlorhexidin in der Zahnheilkunde. Schweiz Monatsschr Zahnheilk 83, 113 u. 819 (1973) und 84, 459 (1974)
Palomo, F., Wantland, L., Sanchez, A., Volpe, A.R., McCool, J., DeVizio, W.: The effect of three commercially available dentifrices containing triclosan on supragingival plaque formation and gingivitis: a six month clinical study. Int Dent J 44, 75 (1994)
Peters, E.: Stetige Verbrauchssteigerung bei Mundhygienemitteln. Oralprophylaxe 7, 189 (1985)

Pfaff, P.: Abhandlung von den Zähnen. Hüthig Verlag, Heidelberg 1982 (Reprint)

Platzer, U., Roth, S.: Der Einfluß von Cetylpyridiniumchlorid als Additivum zu konventionellen Mundhygienemaßnahmen auf die Plaqueneubildung in der menschlichen Mundhöhle. Oralprophylaxe 14, 91 (1992)

Pontier, J.-P., Pine, C., Jackson, D.L., DiDonato, A.-K., Close, J., Moore, P.A.: Efficacy of a prebrushing rinse for orthodontic patients. Clin Prevent Dent 12, No 3, 12 (1990)

Preber, H., Ylipää, V., Bergström, J., Rydén, H.: A comparative study of plaque removing effiency using rotary electric and manual toothbrushes. Swed Dent J 15, 229 (1991)

Quigley, G.A., Hein, J.W.: Comparative cleansing efficiency of manual and power brushing. J Am Dent Ass 65, 26 (1962)

Raab, W.H.-M.: Die Auswirkungen einer Aminfluorid/Zinnfluorid-Kombination in Gelform auf die Plaque- und Gingivitisentwicklung. In: Flores-de-Jacoby, L. (Hrsg.): Möglichkeiten der Plaque- und Gingivitisprävention. Quintessenz, Berlin 1991

Rau, I., Bößmann, K.: Die Wirkung von Dequaliniumchlorid und Sanguinarin auf die Ultrastruktur der frühen supragingivalen Plaque. Oralprophylaxe 13, 133 (1991)

Reich, E.: Chlorhexidin in der Zahn-, Mund- und Kieferheilkunde. Oralprophylaxe 5, 63 (1983)

Renggli, H.H., Mühlemann, H.R., Rateitschak, K.H.: Parodontologie. Thieme, Stuttgart 1984

Riethe, P.: Methoden der mechanischen Zahnreinigung und Zahnfleischmassage. Zahnärztl Welt 63, 530 (1962)

Riethe, P.: Die Mundhygiene. In: Haunfelder, D., Hupfauf, L., Ketterl, W., Schmuth, G. (Hrsg.): Praxis der Zahnheilkunde, Bd.I A20. Urban u. Schwarzenberg, München 1968

Riethe, P.: Der Wert der Mundhygiene für das marginale Parodontium. Verein für Zahnhygiene, Frankfurt 1970

Riethe, P.: Die Quintessenz der Mundhygiene. Quintessenz, Berlin 1974

Riethe, P.: Klinisch-experimentelle Untersuchungen über den Putzeffekt einer V- und Multituft-Bürste mit H_2O. Zahnärztl Mitt 67, 723 (1977)

Rotgans, J.: Die Bedeutung des Speichels bei der Entstehung der Karies. Kariesprophylaxe 1, 57 (1979)

Sauerwein, E.: Traktat über die Zahnbürste. Dtsch Zahnärztl Z 17, 121 (1962)

Saxer, U.P.: Kommt die chemische Zahnbürste? Swiss Dent 1, Nr.12, 24 (1980)

Saxer, U.P.: Plaquehemmung mit verschiedenen Konzentrationen von Aminfluorid und Zinnfluorid. In: Flores-de-Jacoby, L. (Hrsg.): Möglichkeiten der Plaque- und Gingivitisprävention. Quintessenz, Berlin 1991

Schaeken, M.J.M., DeHaan, P.: Effects of sustained-release chlorhexidine acetate on the human dental plaque flora. J Dent Res 68, 119 (1989)

Schaeken, M.J.M., van der Hoeven, J.S.: Control of calculus formation by a dentifrice containing calcium lactate. Caries Res 27, 277 (1993)

Schiff, T., Cohen, S., Volpe, A.R., Petrone, M.E.: Effects of two fluoride dentifrices containing triclosan and a copolymer on calculus formation. Am J Dent 3, S 43 (1990)

Schiffner, U., Gülzow, H.-J.: Zwei neue Zahnbürsten für Säuglinge und Kleinkinder. Oralprophylaxe 9, 91 (1987)
Schmeiser, R., Gülzow, H.-J.: Vergleichende klinische Untersuchung einer tensidhaltigen mit einer tensidfreien Zahnpasta. Dtsch Zahnärztl Z 47, 229 (1992)
Schwarz, P., Benz, C., Sonnabend, E.: Ätiologie und Therapie des hypersensiblen Zahnhalses. Zahnärztl Prax 38, 213 (1987)
Seichter, U.: Parodontopathien, Zahncremes und Natriumlaurylsulfat. Zahnärztl Mitt 77, 2253 (1987)
Silness, J., Löe, H.: Periodontal disease in pregnancy. II. Correlation between oral hygiene and periodontal condition. Acta Odont Scand 22, 121 (1964)
Silverstein, S., Gold, S., Heilbron, D., Nelms, D., Wycoff, S.: Effect of supervised deplaquing on dental caries, gingivitis and plaque. J Dent Res 55, Spec Iss B, Abstract No 1022 (1976)
Spindel, L., Person, Ph.: Floss design and effectiveness of interproximal plaque removal. Clin Prevent Dent 9, No 3, 3 (1987)
Sponholz, H., Graep, K.: Entwicklung einer Kinderzahnbürste auf Grund von klinisch-experimentellen Longitudinaluntersuchungen. Dtsch Stomat 11, 855 (1972)
Stillman, P.R.: The toothbrush. J Am Dent Hyg Ass 7, 3 (1933)
Stößer, L., Künzel, W., Schulz, E., Schulz, L.: Experimenteller und klinischer Nachweis der plaqueinhibierenden Aktivität einer Aminfluorid/Zinnfluorid-Kombination. In: Flores-de-Jacoby, L. (Hrsg.): Möglichkeiten der Plaque- und Gingivitisprävention. Quintessenz, Berlin 1991
Strübig, W., Gülzow, H.-J.: Bakterienstoffwechsel unter dem Einfluß von Aminfluorid/Zinnfluorid. In: Flores-de-Jacoby, L. (Hrsg.): Möglichkeiten der Plaque- und Gingivitisprävention. Quintessenz, Berlin 1991
Ullsfoss, B.N., Ögaard, B., Arends, J., Ruben, J., Rölla, G., Afseth, J.: Effect of a combined chlorhexidine and NaF mouthrinse: an in vivo caries model study. Scand J Dent Res 102, 109 (1994)
Van der Weijden, G.A., Timmermann, M.F., Nijboer, A., Lie, M.A., Van der Velden, U.: A comparative study of electric toothbrushes for the effectiveness of plaque removal in relation to toothbrushing duration. J Clin Periodont 20, 476 (1993)
Volpe, A.R., Schiff, T.J., Cohen, S., Petrone, M.E., Petrone, D.: Clinical comparison of the anticalculus efficacy of two triclosan-containing dentifrices. J Clin Dent 3, 93 (1992)
Wannenmacher, E.: Die künstliche Reinigung und mechanische Beeinflussung des Kauorgans. Dtsch Zahnärztebl 10, 78 (1956)
Wetzel, W.-E.: Untersuchungen zur Eignung verschiedener neuerer Zahnbürsten für Kleinkinder. Oralprophylaxe 7, 41 (1985)
Willershausen, B., Gruber, I., Aulenbacher, K.: Wirksamkeit von Chlorhexidindiglukonat und Sanguinarin auf den Plaque- und Blutungsindex. Zahnärztl Prax 42, 173 (1991)
Zambon, J.J., Reynolds, H.S., Dunford, R.G., Bonta, C.Y.: Effect of a triclosan/copolymer/fluoride dentifrice on the oral microflora. Am J Dent 3, S 27 (1990)
Zene Artzney. Hüthig Verlag, Heidelberg 1984 (Reprint)

Zimmer, H.: Wie alt ist die Zahnbürste? Correspondenzblatt für Zahnärzte 59, 245 (1935)

Literatur zu Kapitel 8, Fluorid

Ainsworth, N.J.: Mottled teeth. Br Dent J 60, 233 (1933)

Al-Alousi, W., Jackson, D., Crompton, G., Jenkins, O.C.: Enamel mottling in a fluoride and in a non-fluoride community. Br Dent J 138, 9, 56 (1975)

Allmark, C., Green, H.P., Linney, A.D., Wills, D.J., Picton, D.C.A.: A community study of fluoride tablets for school children in Portsmouth. Br Dent J 153, 426 (1982)

Arends, J., Schuthof, J.: Fluoride content in human enamel after fluoride application and washing. Caries Res 9, 363 (1975)

Arends, J., Lodding, A., Petersson, L.G.: Fluoride uptake in enamel. Caries Res 14, 403 (1980)

Arends, J., Nelson, D.G.A., Dijkman, A.G., Jongebloed, W.L.: Effect of various fluorides on enamel structure and chemistry. In: Guggenheim, B.(Ed.) Cariology today. Karger, Basel 1984

Armstrong, W.D., Singer, L., Makowski, E.L.: Placental transfer of fluoride and calcium. Am J Obstet Gynecol 107, 432 (1970)

Arnold, F.A., McClure, F.J., White, C.L.: Sodium fluoride tablets for children. Dent Progress 1, 8 (1960)

Arnold, F.A., Likins, R.C., Russel, A.L., Scott, D.B.: Fifteenth year of the Grand Rapids fluoridation study. J Am Dent Ass 65, 780 (1962)

Ast, D.B., Smith, D.J., Wachs, B., Cantwell, K.T.: Newburgh-Kingston caries fluorine study XIV. Combined clinical and roentgenographic dental findings after ten years of fluoride experience. J Am Dent Ass 52, 314 (1956)

Austen, K.F., Dworetzky, M., Farr, R.S., Logan, G.B., Malkiel, S., Middleton, E., Miller, M.M., Patterson, R., Reed, C.E., Siegel, S.C., Van Arsdel, P.P.: A statement on the question of allergy to fluoride as used in the fluoridation of community water supplies. J Allergy 47, 347 (1971)

Axelsson, P., Paulander, J., Nordkvist, K., Karlsson, R.: Effect of fluoride containing dentifrice, mouthrinsing and varnish on approximal dental caries in a 3-year clinical trial. Community Dent Oral Epidemiol 15, 177 (1987)

Bánóczy, J., Zimmermann, P., Hadas, É., Pinter, A., Bruszt, V.: Effect of fluoridated milk on caries: 5 year results. J Royal Soc Hlth 105, 99 (1985)

Bánóczy, J., Zimmermann, P., Hadas, É., Pinter, A., Bruszt, V.: Ergebnisse mit Milchfluoridierung im klinischen Experiment an Heimkindern, nach fünf Jahren. Oralprophylaxe 7, 12 (1985)

Barbakow, F., Cornec, S., Rozencweig, D., Vadot, J.: Enamel fluoride content after using amine fluoride- or monofluorophosphate-sodium fluoride-dentifrices. J Dent Child 50, 186 (1983)

Barbakow, F., Sener, B., Saltini, C.: In vitro enamel fluoride retention after brushing with amine fluoride dentifrices containing 1250 and 250 ppm fluoride. Schweiz Mschr Zahnmed 96, 1504 (1986)

Bawden, J.W., Granath, L., Holst, K., Koch, G., Krasse, P., Rootzen, H.: Effect of mouthrinsing with a sodium fluoride solution in children with different caries experience. Swed Dent J 4, 111 (1980)

Baxter, P.M.: Toothpaste ingestion during toothbrushing by school children. Br Dent J 148, 125 (1980)

Benthin, K., Gerckens, B., Krüger, W.: Vergleichende Untersuchungen zur antimikrobiellen Wirksamkeit von Zahnpasten und Zahnpastenbestandteilen. Dtsch Zahnärztl Z 49, 409 (1994)

Bergmann, K.E., Bergmann, R.L.: Alternative Möglichkeiten der Fluoridsupplementierung im Kindesalter. Monatsschr Kinderheilk 125, 49 (1977)

Bergmann, R.L., Bergmann K.E.: Fluoride nutrition in infancy – Is there a biological role of fluoride for growth. In: Chandra, R.K.(Ed.): Trace elements in nutrition of children – II. Raven, New York 1991

Bernstein, D.S., Sadowsky, N., Hegstedt, D.M., Guri, C.D., Stare, F.J.: Prevalence of osteoporosis in high- and low-fluoride areas in North Dakota. J Am Med Ass 198, 499 (1966)

Berry, W.T.C.: A study of the incidence of mongolism in relation to the fluoride content of water. Am J Ment Defic 62, 634 (1958)

Bibby, B.G., van Kesteren, M.: The effect of fluoride on mouth bacteria. J Dent Res 19, 391 (1940)

Bibby, B.G.: The effect of sodium fluoride applications on dental caries. J Dent Res 22, 207 (1943)

Bibby, B.G.: A test of the effect of fluoride-containing dentifrices on dental caries. J Dent Res 24, 297 (1945)

Bibby, G.G., Wilkins, E., Witol, E.: A preliminary study of the effects of fluoride lozenges and pills on dental caries. Oral Surg Oral Med Oral Pathol 8, 213 (1955)

Binder, K.: Untersuchungen über die Krebssterblichkeit in österreichischen Orten mit hohem und niederem natürlichen Fluoridgehalt im Trinkwasser. Öst Z Stomat 74, 355 (1977)

Binder, K.: Fluoridreiches Trinkwasser und Krebshäufigkeit. Mitteil Österreich Sanitätsverwalt 78, 221 (1977)

Birkeland, J.M., Torell, P.: Caries-preventive fluoride mouthrinses. Caries Res 12, Suppl 1, 38 (1978)

Black, G.V., McKay, F.S.: Mottled teeth: An endemic developmental imperfection of the enamel of the teeth heretofore unknown in the literature of dentistry. Dent Cosmos 58, 129 (1916)

Blayney, J.R.: A report on thirteen years of water fluoridation in Evanston, III. J Am Dent Ass 61, 76 (1960)

Borutta, A.: Vergleichende klinisch-röntgenografische Untersuchungen mit Fluor-Protector® und Duraphat®. Stomat DDR 31, 404 (1981)

Bowen, W.H.: Dental caries. Is it an extinct disease? J Am Dent Ass 122, 49 (1991)

Bowen, W.H., Pearson, S.K.: Effect of milk on cariogenesis. Caries Res 27, 461 (1993)

Bramstedt, F., Bandilla, J.: Über den Einfluß organischer Fluorverbindungen auf Säurebildung und Polysaccharidsynthese von Plaques-Streptokokken. Dtsch Zahnärztl Z 21, 1390 (1966)

Brecx, M., MacDonald, L.L., Legary, K., Cheang, M., Forgay, M.G.E.: Long-term effects of Meridol® and Chlorhexidine mouthrinses on plaque, gingivitis, staining and bacterial vitality. J Dent Res 72, 1194 (1993)

Brown, H.K., Poplove, M.: Brantford-Sarnia-Stratford fluoridation caries study: final survey, 1963. J Canad Dent Ass 31, 505 (1965)

Brudevold, F., Steadman, L.T., Smith, F.A.: Inorganic and organic components of tooth structure. Ann NY Acad Sci 85, 110 (1960)

Brudevold, F., Savory, A., Gardner, D.E., Spinelli, M., Speirs, R.: A study of acidulated fluoride solutions – I. In vitro effects on enamel. Arch Oral Biol 8, 167 (1963)

Brudevold, F., Chilton, N.W.: Comparative study of a fluoride dentifrice containing soluble phosphate and a calcium-free abrasive. Second year report. J Am Dent Ass 72, 889 (1966)

Brudevold, F., Naujoks, R.: Caries-preventive fluoride treatment of the individual. Caries Res 12, Suppl 1, 52 (1978)

Burk, D., Yiamouyiannis, J.: Fluoridation and cancer. Congressional Record H7172 (1975)

Busscher, H.J., Uyen, H.M., de Jong, H.P., Arends, J.: Adsorption of aminefluorides on human enamel. J Dent 16, 166 (1988)

Busse, H.: Mißbrauch der Statistik bei Untersuchungen zur Fluoridwirkung. Sozialpädiatrie in Praxis und Klinik 8, 866 (1986)

Busse, H., Bergmann, E., Bergmann, K.: Fluoride and dental caries: two different statistitical approaches to the same data source. Statistics in Medicine 6, 823 (1987)

Cahen, P.M., Frank, R.M., Turlot, J.C., Jung, M.T.: Comparative unsupervised clinical trial on caries inhibition effect of monofluorophosphate and amine fluoride dentifrices after 3 years in Strasbourg, France. Community Dent Oral Epidemiol 10, 238 (1982)

Chan, J., C-Y., Hill, F.J., Newman, H.N.: Uptake of fluoride by sound and artificially carious enamel in vitro following application of topical sodium and amine fluorides. J Dent 19, 110 (1991)

Churchill, H.V.: Occurrence of fluorides in some waters of the United States. Indust Eng Chem 23, 996 (1931)

Clark, D.C., Stamm, J.W., Robert, G., Tessier, Ch.: Results of a 32-month fluoride varnish study in Sherbrooke and Lac-Megantic, Canada. J Am Dent Ass 111, 949 (1985)

Clark, D.C., Hann, H.J., Williamson, M.F., Berkowitz, J.: Aesthetic concerns of children and parents in relation to different classifications of the tooth surface index of fluorosis. Community Dent Oral Epidemiol 21, 360 (1993)

Committee on Nutrition: Fluoride as a nutrient. Pediatrics 49, 456 (1972)

Cook-Mozaffari, P., Bulusu, L., Doll, R.: Fluoridation of water supplies and cancer mortality. I: A search for an effect in the UK on risk of death from cancer. J Epidemiol Community Hlth 35, 227 (1981)

Cook-Mozaffari, P., Doll, R.: Fluoridation of water supplies and cancer mortality. II: Mortality trends after fluoridation. J Epidemiol Community Hlth 35, 233 (1981)

de Crousoz, Ph. Marthaler, T.M., Wiesner, V., Bandi, A., Steiner, M., Robert, A., Meyer, R.: Caries prevalence in children after 12 years of salt fluoridation in a canton of Switzerland. Helv Odont Acta 29, 21 (1985)

Cutress, T.W.: The inorganic composition and solubility of dental enamel from several specified population groups. Arch Oral Biol 17, 93 (1972)

Dale, P.P.: Prenatal fluorides: the value of fluoride during pregnancy. J Am Dent Ass 68, 530 (1964)
Dean, H.T.: Distribution of mottled enamel in the United States. Publ Hlth Rep 48, 704 (1933)
Dean, H.T.: Classification of mottled enamel diagnosis. J Am Dent Ass 21, 1421 (1934)
Dean, H.T., Elvove, E.: Some epidemiological aspects of chronic endemic dental fluorosis. Am J Publ Hlth 26, 567 (1935)
Dean, H.T.: Chronic endemic dental fluorosis (mottled enamel). J Am Med Ass 107, 1269 (1936)
Dean, H.T.: Endemic fluorosis and its relation to dental caries. Publ Hlth Rep 53, 1443 (1938)
Dean, H.T., Jay, Ph., Arnold, F.A., Elvove, E.: Domestic water and dental caries. II. A study of 2832 white children, aged 12-14 years, of 8 suburban Chicago communities, including Lactobacillus Acidophilus studies of 1761 children. Publ Hlth Rep 56, 761 (1941)
Dean, H.T., Arnold, F.A., Elvove, E.: Domestic water and dental caries. V. Additional studies of the relation of fluoride domestic waters to dental caries experience in 4425 white children, aged 12 to 14 years, of 13 cities in 4 states. Publ Hlth Rep 57, 1155 (1942)
DeBruyn, H., Buskes, H.: Die kariespräventive Wirkung von Fluor Protector und Duraphat unter stark kariogenen Bedingungen. Oralprophylaxe 10, 61 (1988)
Demole, V., Held, A.J.: Fluor et santé générale. Etat de santé de la population autochtone et immigrée du village des Sembrancher. Schweiz Med Wochenschr 83, 362 (1953)
Deutsche Gesellschaft für Zahn-, Mund- und Kieferheilkunde: Richtlinien zur Tabletten- und Kochsalzfluoridierung. Dtsch Zahnärztl Z 48, 350 (1993)
Dietze, G.R., Dietz, K.: Kein statistischer Zusammenhang zwischen Trinkwasserfluoridierung und Krebsmortalität. Oralprophylaxe 7, 35 (1985)
Doll, R., Kinlen, L.: Fluoridation of water and cancer mortality in the USA. Lancet 1977/I, p. 1300
Driscoll, W.S., Heifetz, S.B., Korts, D.C.: Effect of chewable fluoride tablets on dental caries in schoolchildren: results after six years of use. J Am Dent Ass 97, 820 (1978)
Duff, E.J.: Total and ionic fluoride in milk. Caries Res 15, 406 (1981)
Dumbach, J., Dumbach, G.: Zur akuten Toxizität von Fluoridtabletten in der Kariesprophylaxe. Dtsch Zahnärztl Z 38, 59 (1983)
Eager, J.M.: Abstract: chiaie teeth. Dent Cosmos 44, 300 (1902)
Eberle, G.: Fluoridkarte der Bundesrepublik Deutschland zur Kariesprophylaxe (Natürliche Fluoridkonzentrationen in bundesdeutschen Trinkwässern). Zbl Bakt Hyg, I. Abt. Orig B 174, 191 (1981)
Eberle, G.: Argumentationshilfen gegen Einwände zur Fluoridprophylaxe. Wiss. Inst. d. Ortskrankenkassen, Bonn 1984
Eberle, G., Wolter, R.: Fluoridkarte der Bundesrepublik Deutschland. Wiss. Inst. d. Ortskrankenkasen, Bonn 1985
Eberle, G. (Red.): Pro oder Kontra Fluorid? Wiss. Inst. d. Ortskrankenkassen, Bonn 1986
Eichler, H.G., Lenz, K., Fuhrmann, M., Hruby, K.: Accidental ingestion of NaF

tablets by children – Report of a poison control center and one case. Int J Clin Pharmacol 20, 334 (1982)
Einwag, J., Naujoks, R.: Fluorid-Konzentration im Serum nach Löffelapplikation bzw. Zähnebürsten mit 1,25%igen Fluoridgelees. Dtsch Zahnärztl Z 38, 142 (1983)
Einwag, J., Trautner, K.: Resorption von Fluorid nach Lokalapplikation fluoridhaltiger Präparate bei Jugendlichen. Oralprophylaxe 9, 171 (1987)
Ekstrand, J., Ericsson, Y., Rosell, S.: Absence of protein-bound fluoride from human blood plasma. Arch Oral Biol 22, 229 (1977)
Ekstrand, J., Koch, G., Petersson, L.G.: Plasma fluoride concentration and urinary fluoride excretion in children following application of the fluoride containing varnish Duraphat. Caries Res 14, 185 (1980)
Ekstrand, J., Koch, G., Lindgren, L.E., Petersson, L.G.: Pharmacokinetics of fluoride gels in children and adults. Caries Res 15, 213 (1981)
Ekstrand, J., Koch, G., Petterson, L.-G.: Plasma F⁻ levels in young children after F intake. J Dent Res 62, 492 (1983)
Englander, H.R., Reuss, R.C., Kesel, R.G.: Roentgenographic and clinical evaluation of dental caries in adults who consume fluoridated versus fluoride – deficient water. J Am Dent Ass 68, 14 (1964)
Erhardt, C.: Kali fluoratum zur Erhaltung der Zähne. Memorab Prax 19, 359 (1874)
Erickson, J.D., Oakley, G.P., Flynt, J.W., Hay, S.: Water fluoridation and congenital malformations: no association. J Am Dent Ass 93, 981 (1976)
Erickson, J.D.: Down syndrome, water fluoridation and maternal age. Teratology 21, 177 (1980)
Ericsson, Y.: The state of fluorine in milk and its absorption and retention when administered in milk. Acta Odont Scand 16, 51 (1958)
Ericsson, Y.: The mechanism of the monofluorophosphate action on hydroxy apatite and dental enamel. Acta Odont Scand 21, 341 (1963)
Ericsson, Y., Ribelius, U.: Wide variations of fluoride supply to infants and their effect. Caries Res 5, 78 (1971)
Fédération Dentaire Internationale: The prevention of dental caries and periodontal disease. Tech. Rep. No.20. Int Dent J 34, 141 (1984)
Finn, S.B., Jamison, H.C.: A comparative clinical study of three dentifrices. J Dent Child 30, 17 (1963)
Flessa, H.-J., Gülzow, H.-J.: Über die Verweildauer von Natriumfluorid und Aminfluoriden in den Plaques. Dtsch Zahnärztl Z 25, 252 (1970)
Flores-de-Jacoby, L. (Hrsg.): Möglichkeiten der Plaque- und Gingivitisprävention. Quintessenz, Berlin 1991
Fröhlich, S., Trier, S.: Schmelzbildungsstörungen bei 10- bis 16jährigen Schulkindern. Oralprophylaxe 16, 8 (1994)
Frostell G., Birkhed, D., Edwardsson, S., Goldberg, P., Petersson, L.-G., Priwe, C., Winholt, A.-S.: Effect of partial substitution of invert sugar for sucrose in combination with Duraphat® treatment on caries development in preschool children: the Malmö study. Caries Res 25, 304 (1991)
Geever, E.F., Leone, N.C., Geiser, P., Lieberman, J.: Pathologic studies in man after prolonged ingestion of fluoride in drinking water. J Am Dent Ass 56, 499 (1958)

Glass, R.L.: Fluoride dentifrices: the basis for the decline in caries prevalence. J Royal Soc Med 79, Suppl 14, 15 (1986)
Glenn, F.B., Glenn, W.D., Duncan, R.C.: Prenatal fluoride tablet supplementation and improved molar occlusal morphology. J Dent Child 51, 19 (1984)
Goaz, P.W., McElwaine, L.P., Biswell, H.E., White, W.E.: Effect of daily applications of sodium monofluorophosphate solution on caries rate in children. J Dent Res 42, 965 (1963)
Goodall, C.M., Foster, F.H., Fraser, J.: Fluoridation and cancer mortality in New Zealand. NZ Med J 92, 164 (1980)
Goward, P.E.: Enamel mottling in a non-fluoride community in England. Community Dent Oral Epidemiol 4, 111 (1976)
Graehn, G., Schmitz, B., Bartholomé, M.: Tablettenfluoridierung in einer Schule mit zahnärztlicher Schulambulanz. Oralprophylaxe 14, 57 (1992)
Groeneveld, A., Van Eck, A.A.M.J., Backer Dirks, O.: Fluoride in caries prevention: is the effect pre- or post-eruptive? J Dent Res 69, (Spec Iss) 751 (1990)
Grøn, P., Brudevold, F., Aasenden, R.: Monofluorophosphate interaction with hyroxyapatite and intact enamel. Caries Res 5, 202 (1971)
Gülzow, H.-J., Kränzlin, H., Maeglin, B.: Ist der Kariesrückgang nach Trinkwasserfluoridierung in Basel auf eine Verzögerung im Zahndurchbruch zurückzuführen? Schweiz Mschr Zahnheilk 88, 1192 (1978)
Gülzow, H.-J., Maeglin, B., Mühlemann, R., Ritzel, G., Stäheli, D.: Kariesbefall und Kariesfrequenz bei 7-15jährigen Basler Schulkindern im Jahre 1977, nach 15jähriger Trinkwasserfluoridierung. Schweiz Monatsschr Zahnheilk 92, 255 (1982)
Gülzow, H.-J.: Vergleichende Untersuchungen über die Wirksamkeit von Aminfluoriden an der Schmelzoberfläche. Dtsch Zahnärztl Z 38, S 19 (1983)
Gülzow, H.-J., Strübig, W.: Über die Notwendigkeit der kontinuierlichen Einnahme von Fluoridtabletten. Dtsch Zahnärztl Z 39, 512 (1984)
Gülzow, H.-J., Ganschow, C., Mannes, C.: Fluoridaufnahme der Schmelzoberfläche aus Zahnpasten mit unterschiedlichen Fluoridverbindungen. Dtsch Zahnärztl Z 48, 112 (1993)
Hagan, T.L., Pasternack, M., Scholz, G.C.: Waterborne fluorides and mortality. Publ Hlth Rep 69, 450 (1954)
Hallsworth, A.S., Weatherell, J.A., Robinson, C.: Loss of carbonate during the first stages of enamel caries. Caries Res 7, 345 (1973)
Hamilton, I.R.: Effects of fluoride on enzymatic regulation of bacterial carbohydrate metabolism. Caries Res 11 (Suppl 1), 262 (1977)
Hamilton, I.R.: Biochemical effects of fluoride on oral bacteria. J Dent Res 69 (Spec Iss), 660 (1990)
Hardwick, J.L., Leach, S.A.: The fluoride content of the dental plaque. In: Hardwick, J.L., Dustin, J.P., Held, H.R.: Advances in fluorine research and dental caries prevention. Pergamon Press, Oxford 1963
Hattab, F.N., Wei, S.H.Y., Chan, D.C.N.: A scanning electron microscopic study of enamel surfaces treated with topical fluoride agents in vivo. J Dent Child 55, 205 (1988)
Heifetz, S.B., Horowitz, H.S.: Amounts of fluoride in self-administered dental products: safety considerations for children. Pediatrics 77, 876 (1986)
Hellwig, E., Klimek, J., Höhne, E.: In-situ-Fluoridaufnahme initialer Kariesläsio-

nen nach Applikation zweier Kinderzahnpasten. Oralprophylaxe 12, 65 (1990)

Henschler, D.: Toxikologische Aspekte der kollektiven Fluoranwendung. Dtsch Zahnärztl Z 23, 104 (1968)

Hermann, U., Mühlemann, H.R.: Inhibition of salivary respiration and glycolysis by an organic fluoride. Helv Odont Acta 2, 28 (1958)

Heuser, H., Schmidt, H.F.M.: Zahnkariesprophylaxe durch Tiefenimprägnierung des Zahnschmelzes mit Fluor-Lack. Stoma 21, 91 (1968)

Holm, A.K.: Effect of fluoride varnish (Duraphat®) in preschool children. Community Dent Oral Epidemiol 7, 241 (1979)

Hoover, R.N., McKay, F.W., Fraumeni, J.F.: Fluoridated drinking water and the occurence of cancer. J National Cancer Inst 57, 757 (1976)

Hornung, H.: Praktische Erfahrungen mit der Trinkwasserfluoridierung. Dtsch Stomat 7, 283 (1957)

Horowitz, H.S., Creighton, W.E., McClendon, B.J.: The effect on human dental caries of weekly oral rinsing with a sodium fluoride mouthwash. Arch Oral Biol 16, 609 (1971)

Howell, C.L., Gish, C.W., Smiley, R.D., Muhler, J.C.: Effect of topically applied stannous fluoride on dental caries experience in children. J Am Dent Ass 50, 14 (1955)

Hübers, B., Naujoks, R.: Zahngesundheitszustand 12-14jähriger in zwei fluorendemischen Gebieten Nordbayerns. Dtsch Zahnärztl Z 35, 265 (1980)

Hutton, W.L., Linscot, B.W., Williams, D.B.: Final report of local studies on water fluoridation in Brantford. J Canad Publ Hlth 47, 89 (1956)

Imfeld, T., Seuer, B., Menghini, G., Lutz, F.: Fluoridgelees – Lokalapplikation mit Schiene oder Zahnbürste? Schweiz Monatsschr Zahnmed 103, 1401 (1993)

Ingram, G.S.: The reaction of monofluorophosphate with apatite. Caries Res 6, 1 (1972)

Jackson, D., James, P.M.C., Wolfe, W.B.: Fluoridation in Anglesy: a clinical study. Br Dent J 138, 165 (1975)

James, P.M.C., Anderson, R.J., Beal, J.F., Bradnock, G.: A 3-year clinical trial of the effect on dental caries of a dentifrice containing 2% sodium monofluorophosphate. Community Dent Oral Epidemiol 5, 67 (1977)

Jenkins, G.N.: Recent changes in dental caries. Br Med J 291, 1297 (1985)

Käufer, H.-G., Rehkemper, U., Lange, D.E.: Vergleichende klinische und zytologische Studien über die lokale Gewebstoxizität von Fluorgelees. Dtsch Zahnärztl Z 33, 54 (1978)

Kalsbeek, H., Verrips, G.H., Backer Dirks, O.: Use of fluoride tablets and effect on prevalence of dental caries and dental fluorosis. Community Dent Oral Epidemiol 20, 241 (1992)

Katz, S., Muhler, J.C.: Prenatal and postnatal fluoride and dental caries experience in deciduous teeth. J Am Dent Ass 76, 305 (1968)

Kempf, G.A., McKay, F.S.: Mottled enamel in a segregated population. Publ Hlth Rep 45, 2923 (1930)

Kinlen, L.: Cancer incidence in relation to fluoride level in water supplies. Br Dent J 138, 221 (1975)

Kinlen, L., Doll, R.: Fluoridation of water supplies and cancer mortality. III: a re-

examination of mortality in cities in the USA. J Epidemiol Community Hlth 35, 239 (1981)
Kirkegaard, E.: In vitro fluoride uptake in human dental enamel from various fluoride solutions. Caries Res 11, 16 (1977)
Klein, S.P., Bohannan, H.M., Bell, R.M., Disney, J.A., Foch, C.B., Grawes, R.C.: The cost and effectiveness of school-based preventive dental care. Am J Publ Hlth 75, 382 (1985)
Klement, D., Siebert, G.: Quantifizierung von Fluoridwirkungen auf Streptococcus mutans NCTC 10449. Dtsch Zahnärztl Z 40, 1036 (1985)
Klimek, J., Schmidt, S., Schmidt, H.F.M., Jürgensen, R.: Der kariesprophylaktische Effekt von Duraphat nach 6 Jahren in Abhängigkeit vom Kariesrisiko. Dtsch Zahnärztl Z 47, 761 (1992)
Klinger, H.G., Wiedemann, W.: Enhancement of in-vivo remineralization of approximal initial caries in man by an organic and inorganic remineralization agent. Arch Oral Biol 31, 269 (1986)
Knutson, J.W., Armstrong, W.D.: The effect of topically applied sodium fluoride on dental caries experience. Publ Hlth Rep 58, 1701 (1943)
Koch, G.: Effect of sodium fluoride in dentifrice and mouthwash on incidence of dental caries in schoolchildren. Odont Revy 18, Suppl 12 (1967)
Koch, G., Petersson, L.-G., Kling, E., Kling, L.: Effect of 250 and 1000 ppm fluoride dentifrice on caries. Swed Dent J 6, 233 (1982)
Koch, G., Hakeberg, M., Petersson, L.G.: Fluoride uptake on dry versus water-saliva wetted human enamel surfaces in vitro after topical application of a varnish (Duraphat®) containing fluoride. Swed Dent J 12, 221 (1988)
König, K.G., Marthaler, T.M., Mühlemann, H.R.: Anticaries effect of inorganic fluorides and some organic fluorides in albino rats. Helv Odont Acta 1, 33 (1957)
König, K.G., Marthaler, T.M., Mühlemann, H.R.: Interrelation between enamel solubility reduction and caries inhibition. Helv Odont Acta 2, 34 (1958)
König, K.G.: Karies und Kariesprophylaxe. Goldmann, München 1971
König, K.G.: Karies und Parodontopathien. Thieme, Stuttgart 1987
König, K.G.: Changes in the prevalence of dental caries: how much can be attributed to changes in diet? Caries Res 24, Suppl 1, 16 (1990)
Kröncke, A.: Schmelzflecken unter den Bedingungen fluoridreicher und fluoridarmer Trinkwässer. Dtsch Zahnärztl Z 34, 714 (1979)
Künzel, W., Auermann, E.: Epidemiologische Studien über die Beziehungen zwischen dem Fluorgehalt des Trinkwassers, der Dentalfluorose und Kariesverbreitung. Zahnärztl Welt 68, 513 (1967)
Künzel, W.: Trinkwasserfluoridierung als kollektive kariesvorbeugende Maßnahme. VEB Verlag Volk und Gesundheit, Berlin 1972
Künzel, W.: 20 Jahre Trinkwasserfluoridierung in der Deutschen Demokratischen Republik. Stomat DDR 29, 743 (1979)
Kyes, F.M., Overton, N.J., McKean, T.W.: Clinical trials of caries inhibitory dentifrices. J Am Dent Ass 63, 189 (1961)
Larsen, M.J., Jensen, S.J.: Solubility, unit cell dimensions and crystallinity of fluoridated human dental enamel. Arch Oral Biol 34, 969 (1989)
Legett, B.J., Garbee, W.H., Gardinger, J.F., Lancester, D.M.: The effect of fluoridated chocolate-flavoured milk on caries incidence in elementary school children: 2 and 3 year studies. J Dent Child 54, 18 (1987)

Lemke, C.W., Doherty, J.M., Arra, M.C.: Controlled fluoridation: the dental effects of discontinuation in Antigo, Wisconsin. J Am Dent Ass 80, 782 (1970)
Leone, N.C., Shimkin, M.B., Arnold, F.A., Stevenson, C.A., Zimmerman, E.R., Geiser, P.B., Lieberman, J.E.: Medical aspects of excessive fluoride in a water supply. Publ Hlth Rep 69, 925 (1954)
Leone, N.C., Stevenson, C.A., Hilbish, T.F., Sosman, M.C.: A roentgenologic study of a human population exposed to high-fluoride domestic water. Am J Roentgenol 74, 874 (1955)
Leverett, D.H.: zit. bei: Stephen, K.W.: Systemic fluorides: drops and tablets. Caries Res 27, Suppl 1, 9 (1993)
Levy, S.M., Maurice, T.J., Jakobsen, J.R.: A pilot study of preschoolers' use of regular-flavored dentifrices and those flavored for children. Pediatr Dent 14, 388 (1992)
Levy, S.M.: A review of fluoride intake from fluoride dentifrice. J Dent Child 60, 115 (1993)
Linkins, R.C., McClure, F.J., Steere, A.C.: Urinary excretion of fluoride following defluoridation of a water supply. Publ Hlth Rep 71, 217 (1956)
Maiwald, J.H., Geiger, L.: Lokalapplikation von Fluorschutzlack zur Kariesprophylaxe in Kollektiven. Dtsch Stomat 23, 56 (1973)
Margolis, H.C., Moreno, E.C.: Physiochemical perspectives on the cariostatic mechanisms of systemic and topical fluorides. J Dent Res 69 (Spec Iss) 606 (1990)
Marquis, R.: Diminished acid tolerance of plaque bacteria caused by fluoride. J Dent Res 69, 672 (1990)
Marsh, P.D.: Sugar, fluoride, pH and microbial homeostasis in dental plaque. Proc Finn Dent Soc 87, 515 (1991)
Marthaler, T.M., Schenardi, C.: Inhibition of caries in children after 5 1/2 years use of fluoridated table salt. Helv Odont Acta 6, 1 (1962)
Marthaler, T.M.: Karieshemmung nach 5 Jahren bei Gebrauch einer Aminfluorid-Zahnpaste. Schweiz Monatsschr Zahnheilk 75, 509 (1965)
Marthaler, T.M., König, K.G.: Der Einfluß von Fluortablettengaben in der Schule auf den Kariesbefall 6- bis 15jähriger Kinder. Schweiz Mschr Zahnheilk 77, 539 (1967)
Marthaler, T.M.: Karieshemmung durch Aminfluorid-Zahnpasten nach 7jähriger Studiendauer. Schweiz Mschr Zahnheilk 78, 134 (1968)
Marthaler, T.: Unverträglichkeit von Ziegelbeckers „Gesetzmäßigkeiten im Verlauf der Zahnkaries" mit der Wirklichkeit. Schweiz Mschr Zahnheilk 81, 201 (1971)
Marthaler, T.M., de Crousaz, Ph., Meyer, R., Regolati, B., Robert, A.: Fréquence globale de la carie dentaire dans le canton de Vaud, après passage de la fluoruration par comprimés à la fluoruration du sel alimentaire. Schweiz Monatsschr Zahnheilk 87, 147 (1977)
Marthaler, T.M., Mejía, R., Tóth, K., Viøes, J.J.: Caries-preventive salt fluoridation. Caries Res 12, Suppl 1, 15 (1978)
Marthaler, T.M., Steiner, M.: Kariesstatistische Ergebnisse im Kanton Glarus, vier Jahre nach Einführung fluoridierten Salzes. Schweiz Monatsschr Zahnheilk 91, 9 (1981)

Marthaler, T.: Aktueller Stand der Salzfluoridierung. 1.Teil: Kariesprophylaktische Wirksamkeit. Kariesprophylaxe 4, 111 (1982)
Marthaler, T.M.: Explanations for changing patterns of disease in the western world. In: Guggenheim, G. (Ed.): Cariology today. Karger, Basel 1984
Marthaler, T.M.: Aktuelle Fragen zur inneren und lokalen Fluorprophylaxe zwei Jahre nach Einführung des Kochsalzes mit 250 mg F/kg. Schweiz Monatsschr Zahnmed 95, 420 (1985)
Marthaler, T.M.: Möglichkeiten und Wirksamkeit der Kariesprophylaxe mit fluoridiertem Speisesalz. Zahnärztl Prax 43, 130 (1992)
Marthaler, T.M.: Changes in the prevalence of dental caries. How much can be attributed to changes in diet? Caries Res 24, Suppl 1, 3 (1990)
McDougall, W.A.: Effect of milk on enamel demineralization and remineralization in vitro. Caries Res 11, 166 (1977)
McKay, F.S., Black, G.V.: An investigation of mottled teeth (I). Dent Cosmos 58, 477 (1916)
McKay, F.S., Black, G.V.: An investigation of mottled teeth (II). Dent Cosmos 58, 627 (1916)
McKay, F.S., Black, G.V.: An investigation of mottled teeth (III). Dent Cosmos 58, 781 (1916)
McKay, F.S., Black, G.V.: An investigation of mottled teeth (IV). Dent Cosmos 58, 894 (1916)
McKay, F.S.: Progress of the year in the investigation of mottled enamel with special reference to its association with artesian water. J Am Dent Ass 5, 721 (1918)
McKay, F.S.: The relation of mottled enamel to caries. J Am Dent Ass 15, 1429 (1928)
McKay, F.S.: Mottled enamel: the prevention of its further production through a change of the water supply at Oakley, Ida. J Am Dent Ass 20, 1137 (1933)
Meier, R.: Fluorid. Eine Argumentationshilfe für die Prophylaxe-Arbeit. Zentrale Informationskommission SSO, Bern 1981
Mejía, R., Espinal, F., Vélez, H., Aguirre, M.: Fluoruracion de la sal en cuatro communidades Columbianas. VIII. Resultados obtemidos de 1964 a 1972. Bol Sanit Panam 80, 205 (1976)
Mellberg, J.R., Ripa, L.W.: Fluoride in preventive dentistry. Theory and clinical applications. Quintessence, Chicago 1983
Mitropoulos, C.M., Holloway, P.J., Davies, T.G.H., Worthington, H.V.: Relative efficacy of dentifrices containing 250 or 1000 ppm F⁻ in preventing dental caries – Report of a 32-month clinical trial. Community Dent Hlth 1, 193 (1984)
Møller, I.J., Holst, J.J., Sørensen, E.: Caries reducing effect of a sodium monofluorophosphate dentifrice. Br Dent J 124, 209 (1968)
Møller, I.J.: Fluorides and dental fluorosis. Int Dent J 32, 135 (1982)
Molnár, E., Sugár, E., Tóth, K.: Erfahrungen in Verbindung mit der Milchfluoridierung. Zahnärztl Welt 92, Nr 6, 48 (1983)
Monier-Williams, G.W.: Trace elements in food. John Wiley & Sons, New York 1950.
Mühlemann, H.R., Schmid, H., König, K.G.: Enamel solubility reduction studies with inorganic and organic fluorides. Helv Odont Acta 1, 23 (1957)

Mühlemann, H.R., Marthaler, T.M.: Über den Wettlauf verschiedener Methoden zur Fluorprophylaxe der Zahnkaries. Schweiz Mschr Zahnheilk 72, 511 (1962)
Mühlemann, H.R.: Die kariesprophylaktische Wirkung der Aminfluoride. Quintessenz 18, Referat 3192 (1967)
Muhler, J.C., Radike, A.W., Nebergall, W.H., Day, H.G.: A comparison between the anticariogenic effect of dentifrices containing stannous fluoride and sodium fluoride. J Am Dent Ass 51, 556 (1955)
Murray, J.J.: Adult dental health in fluoride and none-fluoride areas. Br Dent J 131, 391 (1971)
Murray, J.J., Winter, G.B., Hurst, C.P.: Duraphat fluoride varnish: a 2-year clinical trial in 5-year-old children. Br Dent J 143, 11 (1977)
Murray, J.J. (Ed.): Appropriate use of fluorides for human health. World Health Organization, Geneva 1986
Murray, J.J., Rugg-Gunn, A.J., Jenkins, G.N.: Fluorides in caries prevention. 3rd Ed. Butterworth-Heinemann, Oxford 1991
NAS Pub. No. 1694. J Am Med Ass 206, 999 (1968)
Naujoks, R.: Zur Unbedenklichkeit der Fluoridanwendung in der Kariesprophylaxe. Sozialpädiatrie 8, 80 (1986)
Naylor, M.N., Emslie, R.D.: Clinical testing of stannous fluoride and sodium monofluorophosphate dentifrices in London schoolchildren. Br Dent J 123, 17 (1967)
Naylor, M.N., Murray, J.J.: Fluorides and dental caries. In: Murray, J.J. (ed.): The prevention of dental disease. Oxford University Press, Oxford 1989
Needleman, H.L., Pueschel, S.M., Rothman, K.J.: Fluoridation and the occurrence of Down's syndrome. New Engl J Med 291, 821 (1974)
Nelson, D.G.A., Featherstone, J.D.B., Duncan, J.F., Cutress, T.W.: Effect of carbonate and fluoride on the dissolution behavior of synthetic apatites. Caries Res 17, 200 (1983)
Newbrun, E.: Current regulations and recommendations concerning water fluoridation, fluoride supplements, and topical fluoride agents. J Dent Res 71, 1255 (1992)
Newesely, H.: Ist Fluor ein essentieller Spurenbestandteil des physiologischen Milieus? Dtsch Zahnärztl Z 22, 1483 (1967)
Nikiforuk, G., McLeod, I.M., Burgess, R.C., Grainger, R.M., Brown, H.K.: Fluoride-carbonate relationship in dental enamel. J Dent Res 41, 1477 (1962)
Nixon, J.M., Carpenter, R.G.: Mortality in areas containing natural fluoride in their water supplies, taking account of socioenvironmental factors and water hardness. Lancet 1974/II, 1068
Oldham, P.D., Newell, D.J.: Fluoridation of water supplies and cancer – a possible association? Appl Statist 26, 125 (1977)
O'Rourke, C.A., Attrill, M., Holloway, P.J.: Cost appraisal of a fluoride tablet programme to Manchester primary schoolchildren. Community Dent Oral Epidemiol 16, 341 (1988)
Paracelsus: Zit. bei: Hoffmann-Axthelm, W.: Die Geschichte der Zahnheilkunde. Quintessenz, Berlin 1985
Parkins, F.M., Tinanoff, N., Moutinho, M., Anstey, M.B., Waziri, M.H.: Relationships of human plasma fluoride and bone fluoride to age. Calcified Tissue Res 16, 335 (1974)

Patterson, C., Ekstrand, J.: The state of fluoride in milk. J Dent Res 57 (Spec Iss A) Abstr 1045, 336 (1978)
Patz, J.: Pharmakokinetische Untersuchungen zum Fluoridstoffwechsel. Thieme, Stuttgart 1975
Patz, J., Henschler, D., Fickenscher, H.: Bioverfügbarkeit von Fluorid aus verschiedenen Salzen und unter dem Einfluß verschiedener Nahrungsbestandteile. Dtsch Zahnärztl Z 32, 482 (1977)
Pendrys, D.G., Stamm, J.W.: Relationship of total fluoride intake to beneficial effects and enamel fluorosis. J Dent Res 69 (Spec Iss) 529 (1990)
Peters, S.: Stellungnahme zur TWF und die Argumentation der Gegner. Zahnärztl Mitt 74, 737 (1984)
Petersson, L.G., Birkhed, D., Gleerup,A., Johannson, M., Jönsson, G.: Cariespreventive effect of dentifrices containing various types and concentrations of fluorides and sugar alcohols. Caries Res 25, 74 (1991)
Petersson, L.G.: Fluoride mouthrinses and fluoride varnishes. Caries Res 27, Suppl 1, 35 (1993)
Peyron, M., Mattson, L., Birkhed, D.: Progression of approximal caries in primary molars and the effect of Duraphat treatment. Scand J Dent Res 100, 314 (1992)
Plasschaert, A.J.M., König, K.G.: Die Wirkung von Zahngesundheitsinformation und von Fluoridtabletten auf den Karieszuwachs bei Schulkindern. Schweiz Mschr Zahnheilk 83, 421 (1973)
Psarros, N., Feige, V., Duschner, H.: Interactions of micromolar concentrations of fluoride with Streptococcus rattus FA-1. Caries Res 24, 189 (1990)
Rapaport, I.: Contribution à l'étude du mongolisme. Rôle pathogénique du fluor. Bull Acad Nat Méd (Paris) 140, 529 (1956)
Rapaport, I.: Nouvelles recherches sur le mongolisme à propos du rôle pathogénique du fluor. Bull Acad Nat Méd (Paris) 143, 367 (1959)
Reich, E., Schmalz, G., Bergmann, R.L., Bergler, H., Bergmann, K.E.: Kariesbefall von Kindern nach unterschiedlich langer Applikation von Fluoridtabletten. Dtsch Zahnärztl Z 47, 232 (1992)
Renson, C.E., Crielaers, P.J.A., Ibikunle, S.A.J., Pinto, V.G., Ross, C.B., Sardo Infirri, J., Takasoe, I., Tala, H.: Changing patterns of oral health and implications for oral health manpower. Int Dent J 35, 235 (1985)
Retief, D.H., Bradley, E.L., Holbrook, M., Switzer, P.: Enamel fluoride uptake, distribution and retention from topical fluoride agents. Caries Res 17, 44 (1983)
Richards, L.F., Westmoreland, W.W., Tashiro, M., McKay, C.H., Morrison, J.T.: Determining optimum fluoride levels for community water supplies in relation to temperature. J Am Dent Ass 74, 389 (1967)
Richards, G.A., Ford, J.M.: Cancer mortality in selected New South Wales localities with fluoridated and non-fluoridated water supplies. Med J Aust 66, 521 (1979)
Riethe, P., Streib, W., Schubring, G.: Klinische Untersuchungen mit Nuva-Seal, Epoxilite 9070 und Fluor-Protector. Dtsch Zahnärztl Z 32, 853 (1977)
Ripa, L.W., DePaola, P., Horowitz, H., Nowak, A., Schrotenboer, G., Stookey, G., Volpe, A.: A guide to the use of fluorides for the prevention of dental caries. J Am Dent Ass 113, 503 (1986)

Ripa, L.W.: Review of the anticaries effectiveness of professionally and self-applied topical fluoride gels. J Publ Hlth Dent 49, 297 (1989)
Ripa, L.W.: A critique of topical fluoride methods (dentifrices, mouthrinses, operator- and self-applied gels) in an era of decreased caries and increased fluorosis prevalence. J Publ Hlth Dent 51, 23 (1991)
Roberts, J.F., Longhurst, P.: A clinical estimation of the fluoride used during application of a fluoride varnish. Br Dent J 162, 463 (1987)
Rølla, G.: On the role of calcium fluoride in the cariostatic mechanism of fluoride. Acta Odont Scand 46, 341 (1988)
Rølla, G., Saxegaard, E.: Critical evaluation of the composition and use of topical fluorides, with emphasis on the role of calcium fluoride in caries inhibition. J Dent Res 69 (Spec Iss) 780 (1990)
Rølla, G., Øgaard, B., de Almeida Cruz, R.: Clinical effect and mechanism of cariostatic action of fluoride-containing toothpastes. Int Dent J 41, 171 (1991)
Rogot, E., Sharett, A.R., Feinleib, M., Fabsitz, R.R.: Trends in urban mortality in relation to fluoridation status. Am J Epidemiol 107, 104 (1978)
Rugg-Gunn, A.J., Holloway, P.J., Davies, T.G.H.: Caries prevention by daily fluoride mouth rinsing. Br Dent J 135, 353 (1973)
Rusoff, L.L., Komikoff, B.S., Frye, J.H., Johnston, J.E., Frye, W.W.: Fluoride addition to milk and its effect on dental caries in schoolchildren. Am J Clin Nutr 11, 94 (1962)
Russel, A.L.: Dental effects of exposure to fluoride-bearing Dakota sandstone waters at various age and for various lengths of time. II. Patterns of dental caries inhibition as related to exposure span, to elapsed time since exposure, and to periods of calcification and eruption. J Dent Res 28, 600 (1949)
Russel, A.L., Elvove, E.: Domestic water and dental caries. VII. A study of the fluoride – dental caries relationship in an adult population. Publ Hlth Rep (Wash.) 66, 1389 (1951)
Schmalz, G., Wilfart, G., Reich, E., Hiller, K.-A.: Entwicklungsbedingte Schmelzveränderungen bei niedriger Fluoridkonzentration des Trinkwassers. Dtsch Zahnärztl Z 48, 629 (1993)
Schmid, H.: Chemie und Oberflächenwirkungen der Aminfluoride. Dtsch Zahnärztl Z 38, S 9 (1983)
Schmidt, H.F.M.: Ein neues Touchierungsmittel mit besonders lang anhaltendem intensivem Fluoridierungseffekt. Stoma 17, 14 (1964)
Schmidt, H.-J.: 130 irrige Meinungen der Opposition zur Verwendung der Fluoride als Massenprophylaktikum gegen den Zahnkariesbefall. Dtsch Dokumentenstelle für Zahnärztl Schrifttum, Stuttgart 1978
Schraitle, R., Siebert, G.: Zahngesundheit und Ernährung. Hanser, München 1987
Schützmannsky, G.: Fluortablettengabe an werdende Mütter. Dtsch Stomat 21, 122 (1971)
Schulte, A., Born, C., Stoll, R., Pieper, K.: Die Auswirkungen eines Fluoridlack-Programms auf den Kariesbefall 12jähriger Schüler in Marburg. Dtsch Zahnärztl Z 48, 548 (1993)
Schwarz, K., Milne, D.B.: Fluorine requirement for growth in the rat. Bioinorganic Chem 1, 331 (1972)
Seppä, L.: Studies of fluoride varnishes in Finland. Proc Finn Dent Soc 87, 541 (1991)

Seppä, L., Pöllänen, L., Hansen, H.: Caries-preventive effect of fluoride varnish with different fluoride concentrations. Caries Res 28, 64 (1994)

Shannon, I.L., Edmonds, E.J.: Fluoride levels in human parotid saliva following ingestion of fluoride compounds of varying solubility. J Dent Res 56, 1521 (1978)

Shen, Y.M., Taves, D.R.: Fluoride concentrations in the human placenta and maternal and cord blood. Am J Obstet Gynecol 119, 205 (1974)

Shern, R.J., Rundell, B.B., Defever, C.J.: Effect of an amine fluoride mouthrinse on the formation and microbial content of plaque. Helv Odont Acta 18, Suppl VIII, 57 (1974)

Simard, P.L., Lachapelle, D., Trahan, L., Naccache, H., Demers, M., Brodeur, J.-M.: The ingestion of fluoride dentifrice by young children. J Dent Child 56, 177 (1989)

Simonen, O., Laitinen, O.: Does fluoridation of drinking-water prevent bone fragility and osteoporosis? Lancet 432 (1985)

Sjögren, K., Birkhed, D.: Factors related to fluoride retention after toothbrushing and possible connection to caries activity. Caries Res 27, 474 (1993)

Sjögren, K., Birkhed, D.: Effect of various post-brushing activities on salivary fluoride concentration after toothbrushing with a sodium fluoride dentifrice. Caries Res 28, 127 (1994)

Small, B.W., Murray, J.J.: Enamel opacities: prevalence classifications and aetiological considerations. J Dent 6, 33 (1978)

Stamm, J.W.: Milk fluoridation as a public health measure. J Canad Dent Ass 38, 446 (1972)

Steiner, M., Marthaler, T.M., Wiesner, V., Menghini, G.: Kariesbefall bei Schulkindern des Kantons Glarus, 9 Jahre nach Einführung des höher fluoridierten Kochsalzes (250 mg F/kg). Schweiz Monatsschr Zahnmed 96, 688 (1986)

Steiner, M., Menghini, G., Marthaler, T.M.: Kariesbefall bei Schulkindern des Kantons Glarus, 13 Jahre nach der Einführung des höher fluoridierten Salzes. Schweiz Monatsschr Zahnmed 99, 897 (1989)

Stephen, K.W., Campbell, D.: Caries reduction and cost benefit after 3 years of sucking fluoride tablets daily at school. Br Dent J 144, 202 (1978)

Stephen, K.W., Boyle, I.T., Campbell, D., McNee, S., Fyffe, J.A., Jenkins, A.S., Boyle, P.: A 4-year double-blind fluoridated school milk study in a vitamin-D-deficient area. Br Dent J 151, 287 (1981)

Stephen, K.W., Boyle, I.T., Campbell, D., McNee, S., Boyle, P.: Five-year double-blind fluoridated milk study in Scotland. Community Dent Oral Epidemiol 12, 223 (1984)

Stephen, K.W.: Systemic fluorides: drops and tablets. Caries Res 27, Suppl 1, 9 (1993)

Stößer, L., Künzel, W.: Kariesprotektive Effektivität von Fluoridlack im tierexperimentellen und klinischen Versuch. Oralprophylaxe 13, 100 (1991)

Stones, H.H., Lawton, F.E., Bransby, E.R., Hartley, H.O.: The effect of topical applications of potassium fluoride and of the ingestion of tablets containing sodium fluoride on the incidence of dental caries. Br Dent J 86, 263 (1949)

Strean, L.P., Beaudet, J.P.: Inhibition of dental caries by ingestion of fluorid-vitamin tablets. NY State J Med 45, 2183 (1945)

Strubelt, O., Bargfeld, D.: Toxikologie der Trinkwasserfluoridierung. Dtsch Med Wochenschr 98, 778 (1973)
Strubelt, O.: Die Toxizität der Fluoride. Dtsch Med Wochenschr 110, 730 (1985)
Strubelt, O.: Zur Toxizität der Fluoride. Öffentl Gesundheitswesen 50, 403 (1988)
Strubelt, O.: Fluoride aus zahnmedizinischer und toxikologischer Sicht. Zahnärztl Prax 40, 358 (1989)
Strübig, W., Gülzow, H.-J.: Fluoridgehalt verschiedener Teesorten. Dtsch Zahnärztl Z 36, 379 (1981)
Strübig, W., Aeckerle-Wittern, B., Lange v.d. Burchard, G.: Kariesstatistische Ergebnisse nach 2jähriger Tablettenfluoridierung. Öff Gesundh Wes 44, 462 (1982)
Strübig, W.: Die lokale Wirkung verschiedener Fluoridierungsmittel. Monatsschr Kinderheilkd 131, 438 (1983)
Strübig, W.: Geschichte der Zahnheilkunde. Deutscher Ärzte-Verlag, Köln 1989
Tatevossian, A.: Fluoride in dental plaque and its effects. J Dent Res 69, 645 (1990)
Taves, D.R.: Fluoridation and cancer mortality. Orig Human Cancer 4, 357 (1977)
ten Cate, J.M.: The effect of fluoride on enamel de- and remineralization in vitro and in vivo. In: Guggenheim, B. (Ed.) Cariology today. Karger, Basel 1984
ten Cate, J.M., Exterkate, R.A.M., Rempt, H.E.: Intraoral retention of fluoride by bovine enamel from amine fluoride toothpaste and 0,4% amine fluoride liquid application. J Dent Res 67, 491 (1988)
Tong, Y.S., Thompson, A., Rao, G.S.: Fluoride content of commercial teas and effect of adding milk. J Dent Res 62, 271 (1983)
Torell, P., Siberg, A.: Mouthwash with sodium fluoride and potassium fluoride. Odont Revy 13, 62 (1962)
Torell, P. Ericsson, Y.: Two-year clinical tests with different methods of local caries-preventive fluorine application in Swedish school-children. Acta Odont Scand 23, 287 (1965)
Tóth, K.: Ergebnisse der Salzfluoridierung in Ungarn. Dtsch Stomat 21, 117 (1971)
Tóth, K.: A study of 8 years' domestic salt fluoridation for prevention of caries. Community Dent Oral Epidemiol 4, 106 (1976)
Tóth, K.: 10 years of domestic salt fluoridation in Hungary. Caries Res 13, 101 (1979)
Tóth, Z., Zimmermann, P., Bánóczy, J., Szombath, D.: Enamel biopsy studies after five years consumption of fluoridated milk. Fluoride 20, 171 (1987)
Trautner, K.: Einfluß von Nahrungsmitteln auf die Bioverfügbarkeit von Fluorid. Z Stomatol 86, 393 (1989)
Tyler, J.E., Poole, D.F.G., Stack, M.V., Dowell, T.B.: Superficial fluoride levels and response to in vitro caries-like lesions induction of enamel from Bristol (U.K.) and Birmingham (U.K.) human deciduous teeth. Arch Oral Biol 31, 201 (1986)
Van Loveren, C.: The antimicrobial action of fluoride and its role in caries inhibition. J Dent Res 69, 676 (1990)
Wahab, F.K., Shellis, R.P., Elderton, R.J.: Effects of low fluoride concentrations

on formation of caries-like lesions in human enamel in a sequential-transfer bacterial system. Arch Oral Biol 38, 985 (1993)

Waldbott, G.L.: Allergic reactions from fluorides. Int Arch Allergy 12, 347 (1958)

Way, R.W.: The effect on dental caries of a change from a naturally fluoridated to a fluoride-free communal water. J Dent Child 31, 151 (1964)

Weatherell, J.A., Deutsch, D., Robinson, C., Hallsworth, A.S.: Assimilation of fluoride by enamel throughout the life of the tooth. Caries Res 11, Suppl 1, 85 (1977)

Wei, S.H., Kanellis, M.J.: Fluoride retention after sodium fluoride mouthrinsing by preschool children. J Am Dent Ass 106, 626 (1983)

Wei, S.H.Y., Yiu, C.K.Y.: Evaluation of the use of topical fluoride gel. Caries Res 27, Suppl 1, 29 (1993)

Weisskopf, N., Gülzow, H.-J., Maeglin, B.: Idiopathische oder fluoridbedingte Schmelzflecken? Schweiz Monatsschr Zahnheilk 82, 47 (1972)

Wespi, H.J.: Die Salzjodierung als Vorläufer der Salzfluoridierung. Schweiz Monatsschr Zahnheilk 92, 273 (1982)

Whitford, G.M., Pashley, D.H., Reynolds, K.E.: Fluoride tissue distribution: short-term kinetics. Am J Physiol 236, 141 (1979)

Whitford, G.M.: The physiological and toxicological characteristics of fluoride. J Dent Res 69, 539 (1990)

Whitford, G.M.: Acute and chronic fluoride toxicity. J Dent Res 71, 1249 (1992)

Widenheim, J., Birkhed, D.: Caries-preventive effect on primary and permanent teeth and cost-effectiveness of a NaF tablet preschool program. Community Dent Oral Epidemiol 19, 881 (1991)

Wiedemann, W., Hübers, B., Naujoks, R., Baum, K., Strambach, S.: Der Einfluß erhöhter Fluoridgaben auf den Gesundheitszustand 14jähriger Kinder. Monatsschr Kinderheilk 130, 469 (1982)

Wirz, R.: Ergebnisse des Großversuches mit fluoridierter Milch in Winterthur von 1958 bis 1964. Schweiz Monatsschr Zahnheilk 74, 767 (1964)

Yao, K., Grøn, P.: Fluoride concentrations in duct saliva and in whole saliva. Caries Res 4, 321 (1970)

Zahlaka, M., Mitri, O., Munder, H., Mann, J., Kaldavi, A., Galon, H., Gedalia, I.: The effect of fluoridated milk on caries in Arab children. Results after 3 years. Clin Prevent Dent 9, 23 (1987)

Zahradnik, R.T., Propas, D., Moreno, E.C.: Effect of fluoride topical solutions on enamel demineralization by lactate buffers and Streptococcus mutans in vitro. J Dent Res 57, 940 (1978)

Ziegler, E.: Cariesprophylaxe durch Fluoridierung der Milch. Schweiz Med Wochenschr 83, 723 (1953)

Ziegler, E.: Die Milchfluoridierung. Dtsch Stomat 7, 285 (1957)

Ziegler, E.: Bericht über den Winterthurer Großversuch mit Fluorzugabe zur Haushaltmilch. Helv Paediatr Acta 19, 343 (1964)

Zimmermann, E.R.: Fluoride and nonfluoride enamel opacities. Publ Hlth Rep (Wash.) 69, 1115 (1954)

Literatur zu Kapitel 9, Fissurenversiegelung

Bawden, J.W., Cohen, D.W., Collier, D.R., Cooper, G.P., Eichenbaum, I.W., Evans, C.A., Farray, M.C., Fleiss, J.L., Tonn, E.M., Veatch, R.M.: Consensus development conference statement on dental sealants in the prevention of tooth decay. J Am Dent Ass 108, 233 (1984)

Bowen, R.L.: Composite and sealant resins – past, present, and future. Pediatr Dent 4, 10 (1982)

Buonocore, M.G.: A simple method of increasing the adhesion of acrylic filling materials to enamel surfaces. J Dent Res 34, 849 (1955)

Carvalho, J.C., Ekstrand, K.R., Thylstrup, A.: Dental plaque and caries on occlusal surfaces of first permanent molars in relation to stage of eruption. J Dent Res 68, 773 (1989)

Cooley, R.L., McCourt, J.W.: Evaluation of a fluoride- containing seal. Pediatr Dent 12, 38 (1990)

Cueto, E.I., Buonocore, M.G.: Sealing of pits and fissures with an adhesive resin. Its use in caries prevention. J Am Dent Ass 75, 121 (1967)

DeCraene, G.P., Martens, C., Dermant, R.: The invasive pit-and-fissure sealing technique in pediatric dentistry: an SEM study of a preventive restoration. J Dent Child 55, 34 (1988)

Forss, H., Saarni, U.-M., Seppä, L.: Comparison of glass-ionomer and resin-based fissure sealants: a 2-year clinical trial. Community Dent Oral Epidemiol 22, 21 (1994)

Gwinnett, A.J., Matsui, A.: A study of enamel adhesives. The physical relationship between enamel and adhesive. Arch Oral Biol 12, 1615 (1967)

Gwinnett, A.J.: Morphology of the interface between adhesive resins and treated human enamel fissures as seen by scanning electron microscopy. Arch Oral Biol 16, 237 (1971)

Gwinnett, A.J.: Human prismless enamel and its influence on sealant penetration. Arch Oral Biol 18, 441 (1973)

Gwinnett, A.J., Ripa, L.W.: Penetration of pit and fissure sealants into conditioned human enamel in vivo. Arch Oral Biol 18, 435 (1973)

Handelmann, S.L., Lewerett, D.H., Espeland, M., Curzon, J.: Retention of sealants over carious and sound tooth surfaces. Community Dent Oral Epidemiol 15, 1 (1987)

Hickel, R., Voß, A.: Vergleichende Untersuchung über Fissurenversiegelung: Komposit versus Cermet-Zement. Dtsch Zahnärztl Z 44, 472 (1989)

Houpt, M., Shey, Z.: The effectiveness of a fissure sealant after 6 years. Pediatr Dent 5, 104 (1983)

Houpt, M., Fuks, A., Eidelman, E., Shey, Z.: Composite/sealant restoration: 6 1/2-year results. Pediatr Dent 10, 304 (1988)

Ismail, A.I., King, W., Clark, D.C.: An Evaluation of the Saskatchewan pit and fissure sealant program: a longitudinal followup. J Publ Hlth Dent 49, 206 (1989)

Jensen, Ø.E., Billings, R.J., Featherstone, J.D.B.: Clinical evaluation of Fluoroshield® pit and fissure sealant. Clin Prevent Dent 12, No 4, 24 (1990)

Kullmann, W.: Werkstoffe zur Fissurenversiegelung – Materialeigenschaften und Verarbeitung. Zahnärztl Welt 96, 638 (1987)

Lee, H., Stoffey, D., Orlowski, J., Swartz, M.L., Ocumpaugh, D., Neville, K.: Sealing of developmental pits and fissures: III. Effects of fluoride on adhesion of rigid and flexible sealers. J Dent Res 51, 191 (1972)

Lehmann, R., Davidson, C.L.: Loss of surface enamel after acid etching procedures and its relation to fluoride content. Am J Orthodont 80, 73 (1981)

Llodra, J.C., Bravo, M., Delgado-Rodriguez, M., Baca, P., Galvez, R.: Factors influencing the effectiveness of sealants – a meta-analysis. Community Dent Oral Epidemiol 21, 261 (1993)

Lutz, F.: Der Einfluß einer Fluoridapplikation nach der Schmelzätzung auf Adaption und Haftung von Adhäsivfüllungen. Schweiz Monatsschr Zahnmed 87, 712 (1977)

Lutz, F., Schneider, P.: Prophylaktische und therapeutische Versiegelungen. In: Peters, S.: Prophylaxe. Quintessenz, Berlin 1978

Lutz, F., Imfeld, T., Schneider, Ph.: Die erweiterte Fissurenversiegelung – eine Übersicht für den Praktiker. Schweiz Monatsschr Zahnheilk 89, 40 (1979)

Lutz, F., Curiloviø, Z., Ben-Zur, E.: Fissurenversiegelung (FV) – Merkpunkte, Richtlinien und Empfehlungen. Schweiz Monatsschr Zahnmed 95, 699 (1985)

Lutz, F., Suhonen, J., Imfeld, T., Curiloviø, Z.: Prävention der Fissurenkaries. Schweiz Monatsschr Zahnmed 100, 466 (1990)

McCune, R.J., Bojanini, J., Abodeely, R.A.: Effectiveness of pit and fissure sealant in the prevention of caries: three-year clinical results. J Am Dent Ass 99, 619 (1979)

Mejàre, I., Mjör, I.A.: Glass ionomer and resin-based fissure sealants: a clinical study. Scand J Dent Res 98, 345 (1990)

Mertz-Fairhurst, E.J.: Arresting caries by sealants: results of a clinical study. J Am Dent Ass 112, 194 (1986)

Mitchell, L., Murray, J.J.: Fissure sealants: a critique of their cost-effectiveness. Community Dent Oral Epidemiol 17, 19 (1989)

Nagano, T.: The form of pit and fissure and the primary lesion of caries. Dent Abstr 6, 426 (1961)

Netuschil, L.: Mikroflora und Fissurenversiegelung. Kariesprophylaxe 3, 135 (1981)

Newbrun, E.: Cariology. Williams & Wilkins Company, Baltimore 1978

Retief, D.H.: Effect of conditioning the enamel surface with phosphoric acid. J Dent Res 52, 333 (1973)

Richardson, A.S., Gibson, G.B., Waldmann, R.: Chemically polymerized sealant in preventing occlusal caries. J Canad Dent Ass 46, 259 (1980)

Riethe, P.: Pro et contra Fissurenversiegelung. Zahnärztl Mitt 71, 614 (1981)

Riethe, P.: In: Schwenzer, N. (Hrsg.) Zahn- Mund- Kieferheilkunde Bd.4 Konservierende Zahnheilkunde. Thieme, Stuttgart 1985

Ripa, L.W., Cole, W.W.: Occlusal sealing and caries prevention: Results 12 months after a single application of an adhesive resin. J Dent Res 49, 171 (1970)

Ripa, L.W.: Sealants revisted: an update of the effectiveness of pit-and-fissure sealants. Caries Res 27, Suppl 1, 77 (1993)

Rock, W.P., Potts, A.J.C., Marchment, M.D., Clayton-Smith, A.J. Galuzka, M.A.: The visibility of clear and opaque fissure sealants. Br Dent J 167, 395 (1989)

Rock, W.P., Weatherill, S., Anderson, R.J.: Retention of three fissure sealant resins. The effects of etching agent and during method. Results over 3 years. Br Dent J 168, 323 (1990)

Romcke, R.G., Lewis, D.W., Maze, B.D., Vickerson, R.A.: Retention and maintenance of fissure sealants over 10 years. J Canad Dent Ass 56, 235 (1990)

Schroeder, H.E.: Orale Strukturbiologie. Thieme, Stuttgart 1987

Sheykholeslam, Z., Buonocore, M.G., Gwinnett, A.J.: Effect of fluorides on the bonding of resins to phosphoric acid-etched bovine enamel. Arch Oral Biol 17, 1037 (1972)

Sheykholeslam, Z., Buonocore, M.G.: Bonding of resins to phosphoric acid-etched enamel surfaces of permanent and deciduous teeth. J Dent Res 51, 1572 (1972)

Shimokobe, H., Komatsu, H., Kawakami, S., Hirota, K.: Clinical evaluation of glass ionomer cement used for sealants. J Dent Res 65, 812 (1986)

Silverstone, L.M.: Fissure sealants: laboratory studies. Caries Res 8, 2 (1974)

Simonsen, R.J.: Retention and effectiveness of a single application of white sealant after 10 years. J Am Dent Ass 115, 31 (1987)

Städtler, P.: A 3-year clinical study of a hybrid composite resin as fissure sealant and as restorative material for class I restaurations. Quintessenz Int 23, 759 (1992)

Swartz, M.L., Phillips, R.W., Norman, R.D., Elliason, S., Rhodes, B.F., Clark, H.E.: Addition of fluoride to pit and fissure sealants – a feasibility study. J Dent Res 55, 757 (1976)

Trummler, A., Trummler, H.: Fissurenversiegelung. Erfahrungsbericht über Fissurenversiegelung mit Helioseal mit einer Liegedauer bis zu 96 Monaten. Schweiz Monatsschr Zahnmed 100, 61 (1990)

Trummler, A., Trummler, H.: Erfahrungsbericht über Fissurenversiegelung mit Helioseal bei einer Liegedauer bis zu 96 Monaten. Oralprophylaxe 14, 120 (1992)

Vrbiø, V.: Five-year experience with fissure sealing. Quintessenz Int 17, 371 (1986)

Weerheijm, K.L., deSoet, J.J., van Amerongen, W.E., deGraaff, J.: Sealing of occlusal hidden caries lesions: An alternative for curative treatment? J Dent Child 59, 263 (1992)

Weerheijm, K.L., Gruythuysen, R.J.M., van Amerongen, W.E.: Prevalence of hidden caries. J Dent Child 59, 408 (1992)

Wendt, L.-K., Koch, G.: Fissure sealant in permanent first molars after 10 years. Swed Dent J 12, 181 (1988)

Literatur zu Kapitel 10, Praktische Umsetzung der Oralprophylaxe

Alaluusua, S.: Salivary counts of mutans streptococci and lactobacilli and past caries experience in caries prediction. Caries Res 27 (Suppl 1) 68 (1993)

Axelsson, P.: Concept and practice of plaque-control. Pediatr Dent 3, Spec Iss, 101 (1981)

Bartsch, N., Feser, H.: Zahnhygiene aus pädagogisch-psychologischer Sicht. Kariesprophylaxe 4, 19 (1982)

Bartsch, N.: Didaktische Prinzipien der Gruppenprophylaxe. In: Bartsch, N.,

Bauch, J. (Hrsg.): Gruppen- und Individualprophylaxe in der Zahnmedizin. Dtsch Ärzte-Verlag, Köln 1992

Bauch, J.: Das Konzept der zahnmedizinischen Gruppenprophylaxe. In: Bartsch, N., Bauch, J. (Hrsg.): Gruppen- und Individualprophylaxe in der Zahnmedizin. Dtsch Ärzte-Verlag, Köln 1992

Ben-Zur, E.: Orale Prophylaxe und Therapie bei behinderten Kindern und Jugendlichen. Der Freie Zahnarzt 26, 43 (1982)

Birkhed, D.: Cariologic aspects of xylitol and its use in chewing gum: a review. Acta Odont Scand 52, 116 (1994)

Bose, M., Ott, K.H.R.: Zur Abschätzung des Kariesrisikos mit Speicheltests. Dtsch Zahnärztl Z 49, 867 (1994)

Büttner, M.: Von der Karies-Gruppen- zur Individualprophylaxe. Sozialpädiat Prax Klin 15, 101 (1993)

Crossner, C.-G., Holm, A.-K.: Saliva tests in the prognosis of caries in children. Acta Odont Scand 35, 135 (1977)

Dasanayake, A.P., Caulfield, P.W., Cutter, G.R., Stiles, H.M.: Transmission of mutans streptococci to infants following short term application of an iodine-NaF solution to mother's dentition. Community Dent Oral Epidemiol 21, 136 (1993)

Deutscher Ausschuß für Jugendzahnpflege e.V. (DAJ): Grundsätze für Maßnahmen zur Verhütung von Zahnerkrankungen im Rahmen der Gruppenprophylaxe nach 21 SGBV. Bonn 1993

Einwag, J., Vierling, P., Hüftlein, U., Dünninger, P.: Epidemiologie und Behandlungsbedarf von Karies und Parodontalerkrankungen bei behinderten Kindern und Jugendlichen. Dtsch Zahnärztl Z 44, 498 (1989)

Ericson, D., Bratthall, D.: Simplified method to estimate salivary buffer capacity. Scand J Dent Res 97, 405 (1989)

Frostell, G.: A colourimetric screening test for evaluation of the buffer capacity of saliva. Swed Dent J 4, 81 (1980)

Gentz, A.: Zahnärztliche Frühbetreuung geistig behinderter Kinder. Zahnärztl Welt 84, 716 (1975)

Gentz, A.: Zahn-, Mund- und Kieferkrankheiten im Kindesalter. 8. Frühbetreuung behinderter Kinder. Ein Beitrag aus zahnärztlicher Sicht. Pädiat Prax 16, 597 (1975/76)

Gentz, A.: Führung und Behandlung ängstlicher und behinderter Kinder. Schweiz Monatsschr Zahnheilk 93, 861 (1983)

Gentz, A.: Arbeiten mit behinderten Kindern und ihren Eltern. Zahnärztl Welt 94, 220 (1985)

Grad, H., Grushka, M., Yanover, L.: Drug induced xerostomia. The effects and treatment. J Canad Dent Ass 51, 296 (1985)

Günay, H., Goepel, K., Stock, K.-H., Schneller, Th.: Stand der Mundgesundheitserziehung während der Schwangerschaft. Oralprophylaxe 13, 1 (1991)

Haugen, L.K.: Biological and physiological changes in the ageing individual. Int Dent J 42, 339 (1992)

Hein, W.: Systematisch angewandte Individualprophylaxe – der Weg zum Erfolg. Quintessenz, Berlin 1993

Heintze, S.D.: Kariesprophylaxe-Konzept: Diagnostik-Kits sind unverzichtbar. Phillip Journal 10, 19 (1993)

Hellwege, K.-D.: Die Praxis der zahnmedizinischen Prophylaxe. Hüthig, Heidelberg 1991
Holbrook, W.P., de Soet, J.J., de Graaff, J.: Prediction of dental caries in preschool children. Caries Res 27, 424 (1993)
Imfeld, A.: Zucker. Unionsverlag, Zürich 1983
Jensen, B., Bratthall, D.: A new method for the estimation of mutans streptococci in human saliva. J Dent Res 68, 468 (1989)
Keppler, C.: Zahnmedizinische Gruppenprophylaxe im Kindergarten. Zahnärztl Prax 41, 59 (1990)
Kleinfelder, J.W., Kirchner, R.S.: Die diagnostische Sicherheit biologischer Speicheltests zur Bestimmung des individuellen Kariesrisikos. Dtsch Zahnärztl Z 48, 646 (1993)
Klimek, J., Prinz, H., Mitropoulos, I.: Bereitschaft 11-14jähriger Schulkinder zur Teilnahme an einem Prophylaxeprogramm und der Effekt nach einem Jahr. Dtsch Zahnärztl Z 39, 79 (1984)
Klimek, J., Prinz, H., Hellwig, E.: Effekt eines Prophylaxeprogramms auf Plaque, Gingivitis und Karies bei Schulkindern nach 3 Jahren. Dtsch Zahnärztl Z 42, 146 (1987)
Köhler, B., Andréen, I.: Influence of caries-preventive measures in mothers on cariogenic bacteria and caries experience in their children. Arch Oral Biol 39, 907 (1994)
König, K.G.: Ernährungsberatung in der Praxis. In: Peters, S. (Hrsg.): Prophylaxe. Quintessenz, Berlin 1978
König, K.G., Lamers A.C.: Individuelle Prophylaxe in der zahnärztlichen Praxis. Hanser, München 1982
König, K.G.: Karies und Parodontopathien. Thieme, Stuttgart 1987
Krämer, N., Kunzelmann, K.-H., Hickel, R.: Mittelweg zwischen Gruppen- und Individualprophylaxe. Dtsch Zahnärztl Z 45, 706 (1990)
Krasse, B.: Die Quintessenz des Kariesrisikos. Quintessenz, Berlin 1986
Krasse, B.: Biological factors as indicators of future caries. Int Dent J 38, 219 (1988)
Kristoffersen, K., Birkhed, D.: Effects of partial sugar restriction for 6 weeks on numbers of streptococcus mutans in saliva and interdental plaque in man. Caries Res 21, 79 (1987)
Landt, H.: Gerontologie. Zahnärztl Welt 94, 801 (1985)
Lange, D.E., Plagmann, H.-Chr., Eenboom, A., Promesberger, A.: Klinische Bewertungsverfahren zur Objektivierung der Mundhygiene. Dtsch Zahnärztl Z 32, 44 (1977)
Larmas, M.: A new dip-slide method for the counting of salivary lactobacilli. Proc Finn Dent Soc 71, 31 (1975)
Larmas, M.: Der Laktobazillentest in der zahnärztlichen Praxis: Diagnose und Vorhersage von Karies, Kontrolle des Ernährungsverhaltens. In: Löst, C., Bratthall, D., Schlagenhauf, U. (Hrsg.): Nutzenorientierte Prävention mittels Risikodiagnostik. Quintessenz, Berlin 1992
Larmas, M.: Saliva and dental caries: diagnostic tests for normal dental practice. Int Dent J 42, 199 (1992)
Laurisch, L.: Die Prophylaxe unter dem Gesichtspunkt der täglichen Praxis. Oralprophylaxe 8, 169 (1986)

Laurisch, L.: Die Bestimmung des individuellen Kariesrisikos – Voraussetzung für eine Prophylaxe nach Maß. Oralprophylaxe 10, 126 (1988)
Laurisch, L.: Ein Konzept für die Betreuung kariesaktiver Patienten in der zahnärztlichen Praxis. Zahnärztl Welt 99, 180 (1990)
Laurisch, L.: Individualprophylaxe. Diagnostik und Therapie des individuellen Kariesrisikos. Hanser, München 1994
Magri, F.: Psychologie in der Prophylaxe bei Jugendlichen und Randgruppen. Schweiz Monatsschr Zahnheilk 93, 820 (1983)
Maiwald, H.-J., Engelkensmeier, B.: Oraler Gesundheitszustand und Aufgaben der kinderstomatologischen Betreuung bei zerebral geschädigten Kindern und Jugendlichen. Zahn Mund Kieferheilk 78, 11 (1990)
Maiwald, H.-J.: Zweijahresstudie zur Beurteilung des Kariesrisikos. In: Löst, C., Bratthall, D., Schlagenhauf, U. (Hrsg.): Nutzenorientierte Prävention mittels Risikodiagnostik. Quintessenz, Berlin 1992
Michel, H.: Individualprophylaxe: Konzept der Zukunft. Zahnärztl Prax 44, 221 (1993)
Michel, H.: Professionelle Individual-Prophylaxe als systematisches, lebensbegleitendes Betreuungsprogramm. Zahnärztl Prax 45, 163 (1994)
Mühlemann, H.R.: Patientenmotivation mit individuellem Intensivprogramm für orale Gesundheit. In: Peters, S. (Hrsg.): Prophylaxe. Quintessenz, Berlin 1978
Müller-Fahlbusch, H.: Behinderte und Menschlichkeit. Zahnärztl Welt 92, 16 (1983)
Øgaard, B.: Effects of fluoride on caries development and progression in vivo. J Dent Res 69, 813 (1990)
Pechthold, J.: Zahngesundheitserziehung in der Grundschule. Oralprophylaxe 7, 184 (1985)
Peters, S.: Akzeptanz der Individualprophylaxe in der zahnärztlichen Praxis. Zahnärztl Mitt 77, 1972 (1987)
Petersohn, B., Dankbar, H.: Zahnpflege und Mundhygiene in Behinderteneinrichtungen. In: Zahnmedizinische Prophylaxe bei körperlich und geistig behinderten Kindern und Jugendlichen. DAJ, Bonn 1985
Pieper, K., Kessler, P.: Karies- und Gingivitisprophylaxe bei behinderten Kindern und Jugendlichen. Dtsch Zahnärztl Z 38, 770 (1983)
Pieper, K.: Karies- und Gingivitisprophylaxe bei behinderten Kindern und Jugendlichen. Hanser, München 1990
Quigley, G.A., Hein, J.W.: Comparative cleansing efficiency of manual and power brushing. J Am Dent Ass 65, 26 (1962)
Renggli, H.H., Mühlemann, H.R., Rateitschak, K.H.: Parodontologie. Thieme, Stuttgart 1984
Rukat, H.: Individualprophylaxe und Kommunikation in der zahnärztlichen Praxis. Quintessenz, Berlin 1993
Schilke, R., Meyer, S., Geurtsen, W.: Zahnärztliche Prophylaxe bei Behinderten. Zahnärztl Welt 101, 166 (1992)
Schmeiser, R., Schiffner, U., Gülzow, H.-J.: Risikoorientierte Kariesprävention. Zahnärztl Mitt 83, Nr.14, 26 (1993)
Schmeiser, R., Schiffner, U., Gülzow, H.-J.: Auswirkung eines chlorhexidinhaltigen Lackes auf die Dentindemineralisation unter experimenteller Plaque. Dtsch Zahnärztl Z im Druck

Schneller, Th.: Hinweise zur Angstreduktion in der zahnärztlichen Praxis. Zahnärztl Mitt 78, 1687 (1988)
Seppä, L., Hansen, H.: Die Identifizierung von Kariesrisikopatienten. Oralprophylaxe 10, 96 (1988)
Stein, H., Specke, H.K.: Handbuch der zahnmedizinischen Gruppenprophylaxe. Hüthig, Heidelberg 1990
Steldinger, R.: Erkrankungen und Behandlung der Mundhöhle in der Schwangerschaft. Zahnärztl Welt 96, 1156 (1987)
Strübig, W., Rosendahl, H.: Kariesstatistische Erhebungen an behinderten Kindern. Dtsch Zahnärztl Z 35, 294 (1980)
Suhonen, J., Tenovuo, J.: Neue Wege in der Kariesprävention. Phillip Journal 5, 279 (1989)
Suhonen, J.: Mutans streptococci and their specific oral target. New implications to prevent dental caries? Schweiz Monatsschr Zahnmed 102, 286 (1992)
Tenovuo, J.: The microbiology and immunology of dental caries in children. Rev Med Microbiol 2, 76 (1991)
Tenovuo, J., Söderling, E.: Chemical aids in the prevention of dental diseases in the elderly. Int Dent J 42, 355 (1992)
Torell, P., Ericsson, Y.: Two-year clinical tests with different methods of local caries-preventive fluorine application in Swedish school-children. Acta Odont Scand 23, 287 (1965)
Von Nordheim, U., Raetzke, P.: Der Einfluß einer gezielten Einweisung in die Möglichkeiten zahnmedizinischer Prophylaxe auf das Verhalten von Erzieherinnen in Kindergärten. Oralprophylaxe 13, 108 (1991)
Widdop, F.T.: Caring for the dentate elderly. Int Dent J 39, 85 (1989)
Wikner, S.: An attempt to motivate improved sugar discipline in a 12-year-old high caries-risk group. Community Dent Oral Epidemiol 14, 5 (1986)

Literatur zu Kapitel 11, Ausblicke in der Oralprophylaxe

Alaluusua, S.: Transmission of mutans streptococci. Proc Finn Dent Soc 87, 443 (1991)
Ayakawa, G.Y., Siegel, J.L., Crowley, P.J., Bleiweis, A.S.: Immunochemistry of the streptococcus mutans BHT cell membrane: detection of determinants crossreactive with human heart tissue. Infect Immun 48, 280 (1985)
Bergmann, J.E., Gülzow, H.-J.: Adsorption of human salivary components to oral bacteria in vitro. J Dent Res 68, 626 (1989)
Bergmann, J.E., Gülzow, H.-J., Köpsell, R.: Elektrophoretische Analyse von potentiellen Rezeptoren für orale Streptokokken im menschlichen Speichel. Dtsch Zahnärztl Z 45, 733 (1990)
Bergmann, J.E., Gülzow, H.-J., Schmidt, H.-P.: Interpersoneller Vergleich potentieller Rezeptoren für Streptococcus mutans. Dtsch Zahnärztl Z 47, 796 (1992)
Bergmann, J.E., Gülzow, H.-J.: Auftrennung von Speichelproteinen durch Hochdruck-Flüssigkeits-Chromatographie. Dtsch Zahnärztl Z 48, 634 (1993)
Bowen, W.H., Cohen, B., Cole, M.F., Colman, G.: Immunisation against dental caries. Br Dent J 139, 45 (1975)
Emmings, F.G., Evans, R.T., Genco, R.J.: Immunization of Macaca fascicularis

(Macaca irus) monkeys with streptococcus mutans: specificity of antibody responses in saliva. J Dent Res 55, Spec Iss C 181 (1976)
Gehring, F.: Immunologische Aspekte der Kariesprophylaxe. Münch Med Wochenschr 119, 387 (1977)
Genco, R.J., Evans, R.T., Taubman, M.A.: Specificity of antibodies to streptococcus mutans: significance in inhibition of adherence. Advanc Exp Med Biol 43, 327 (1974)
Gibbons, R.J.: Bacterial adhesion to oral tissues: a model for infections diseases. J Dent Res 68, 750 (1989)
Guggenheim, B.: Möglichkeiten der Impfung gegen Karies. Swiss Dent 4, Nr.5, 28 (1983)
Jordan, H.V., Englander, H.R., Engler, W.O., Kulczyk, S.: Observations on the implantation and transmission of streptococcus mutans in humans. J Dent Res 51, 515 (1972)
Ketterl, W., Henscher, M., Zils, W.: Die Beeinflussung der Kariesanfälligkeit bei Ratten durch Streptokokken-Mischvakzine. Dtsch Zahnärztl Z 28, 344 (1973)
Lehner, T., Challacombe, S.J., Caldwell, J.: An immunological investigation into the prevention of caries in deciduous teeth of rhesus monkeys. Arch Oral Biol 20, 305 (1975)
Lehner, T., Caldwell, J., Challacombe, S.J.: Effects of immunisation on dental caries in the first permanent molars in rhesus monkeys. Arch Oral Biol 22, 393 (1977)
Lehner, T., Russel, M.W., Caldwell, J.: Immunisation with a purified protein from streptococcus mutans against dental caries in rhesus monkeys. The Lancet 995 (1980)
Ma, J.K.-C., Smith, R., Lehner, T.: Use of monoclonal antibodies in local passive immunization to prevent colonization of human teeth by streptococcus mutans. Infect Immun 55, 1274 (1987)
Ma, J.K.-C., Hunjan, M., Smith, R., Kelly, Ch., Lehner, Th.: An investigation into the mechanism of protection by local passive immunization with monoclonal antibodies against streptococcus mutans. Infect Immun 58, 3407 (1990)
Perrons, C.J., Donoghue, H.D.: Colonization resistance of defined bacterial plaques to streptococcus mutans implantation on teeth in a model mouth. J Dent Res 69, 483 (1990)
van Raamsdonk, M., deSoet, J.J., deGraaff, J.: Effect of monoclonal antibodies on the colonization of rats by streptococcus sobrinus. Caries Res 27, 31 (1993)
Staat, R.H., Peyton, J.C.: Adherence of oral streptococci: evidence for nonspecific adsorption to saliva-coated hydroxylapatite surfaces. Infect Immun 44, 653 (1984)
Stashenko, P., Peros, W.J., Gibbons, R.J., Dearborn, S.M.: Effect of monoclonal antibodies against lipoteichoic acid from the oral bacterium streptococcus mutans on its adhesion and plaque-accumulation in vitro. Arch Oral Biol 31, 455 (1986)
Tanzer, J.M., Hageage, G.J., Larson, R.H.: Variable experiences in immunization of rats against streptococcus mutans-associated dental caries. Arch Oral Biol 18, 1425 (1973)
Tanzer, J.M.: On changing the cariogenic chemistry of coronal plaque. J Dent Res 68, Spec Iss, 1576 (1989)

Taubman, M.A., Smith, D.J.: Effects of local immunization with streptococcus mutans on induction of salivary immunoglobulin A antibody and experimental dental caries in rats. Infect Immun 9, 1079 (1974)

Wu, H., Russel, M.W.: Immunological cross-reactivity between streptococcus mutans and human heart tissue examined by cross-immunization experiments. Infect Immun 58, 3545 (1990)

Register

Acetylsalicylsäure 57
Adhäsine 46, 189
Adhäsion 46
Aggregation 42
Alternsveränderungen, osteoporotische 123
Aminfluorid 114, 116, 144, 147 f., 150 f.
Aminfluoridlösung 147
Amylasen 42
Angstabbau 173
Anorexia nervosa 57
Antikörper, monoklonale 188
–, spezifische 43
Antizahnstein-Zahnpasta 103
Apatit 129
Approximalraum-Plaqueindex 94
Ascorbinsäure 57, 61
Aspartam 80
Äthiopien 69
Ätiologie 33
Ätzgel 164
Ätzmuster, mikroretentives 163
automatische Zahnbürste 111 f., 184, 186
–, Effektivität 112

Bakterien, Aggregation 39, 42
–, Elimination 39
Bartlett 123
Basel 134
Bass-Technik, modifizierte 106
Behinderte 185
Bindungsmuster 190
Bindungsstellen 46
Bis-GMA 162

Bißflügelröntgenbild 17
Brantford 132
Brillant-Blau 95
Bulimia nervosa 57

Calciumsaccharosephosphat 79
Charters-Technik 107
chemisch-parasitäre Theorie, Karies 33
Chemotaxine 52
China 68
Chlor 154
Chlorhexidin 114 f.
Chlorhexidin-Lack 184
Clearance 39 f., 79
Colorado Springs 123
CPITN 25
Cyanonacrylate 162
Cyclamat 80

Deckschicht 129
Deckschichtenbildung 35
Defekt, keilförmiger 58
Designer-Proteine 190
Deutscher Ausschuß für Jugendzahnpflege 171
Diabetiker 74, 83
Diagnostiklampen 17
DMF-Index 16

Eggers Lura 34
Eltern 171
Endotoxine 52
Enolase 131
Entwicklungsphasen der Zähne 127

Enzyme 52
Epidemiologie 15
Ernährung 180
–, Gingivitis 90
Ernährungsberatung 181
Ernährungsfragebogen 181
Ernährungstagebuch 181
Ernährungsunterweisungen 185
Ernährungsverhalten 174
Erosionsrisiko 57
Erythrosin 95
Eskimos 66
Evanston 132

Feinmotorik 171
Fett 63
Fimbrien 47
Fissuren 159 f.
Fissurenkaries 159
Fissurenrelief 159
Fissurenversiegelung 159 ff., 183
–, erweiterte 161, 168
–, Indikation 160 f.
–, Kontraindikation 160 f.
–, Materialien 161
Fluor 154
Fluorapatit 129
Fluorgegner, Argumente 153 ff.
Fluorid 61, 117 ff., 182
–, allergische Reaktionen 155
–, Down-Syndrom 155
–, Effekt auf Plaquebakterien 130
–, Gewebsflüssigkeit 121
– im Kindergarten 172
–, Krebsrate 155
–, Plazentaschranke 128
–, Resorption 121, 142
– im Speichel 122
–, Speicherung 121

Fluorid
– als Spurenelement 119
–, Wirkungsmechanismen 130
Fluorid-Dosis, letale 127
Fluoridgabe, pränatale 139
– während der Schwangerschaft 127 f.
Fluoridgehalt 120
Fluoridgelee 148 f.
–, Träger 148
fluoridhaltige Lacke 151 f.
fluoridhaltige Zahnpasta 182
fluoridiertes Speisesalz 136, 138, 169
–, Deutschland 138
Fluoridierungsmaßnahmen 174
–, lokale 142
Fluoridierungsmöglichkeiten, lokale 182
Fluoridkarte 120
Fluoridlösungen 146 f.
Fluoridmengen 120
Fluoridsupplement 140
Fluoridtabletten 174, 182
–, pränatale Gabe 138
–, Verteilung durch Eltern 140
–, Verteilung im Kindergarten 140
–, Verteilung in der Schule 140
Fluoridverbindungen, akute Toxizität 126
Fluoridwirkung, posteruptive 130
–, präeruptive 130
Fluoridzahnpasten 143
Fluoridzufuhr, Kontinuität 129
Fluorosegebiete 124
Fluorsilan 152
Früchte, säurehaltige 63
Fruchtsorten, erosives Potential 56

Fruktose-Intoleranz, erbliche 73
funktionell-therapeutische Maßnahmen 186

Gebißbefund 176
Geleeapplikation 149
Gesamtspeichel 39
–, pH-Wert 41
Gesundheitsbewußtsein 183
Gesundheitsreformgesetz 12
Gesundheitsstrukturgesetz 11
Getränke, säurehaltige 63
Gingiva-Index 23
gingivale Rezession 184
Gingivarezession 59
Gingivitis 25 f., 31 f.
–, Ernährung 90
–, Verbreitung in Deutschland 26
– weltweit 25 f.
Gingivitisätiologie 51 ff.
Gingivitisprophylaxe 191
Glukan 47
Glycoproteine 42
Glykosyltransferase 47
Gomser Tal 65
Göteborg-Studie 129
Gottlieb 34
Grand Rapids 132
Grönland 66
Grübchen 159
Gruppenprophylaxe 14, 170
–, Kindergarten 170
Guatemala 69

Halogenlicht 165
Hippokrates 11
Honig 89
Honig-Schnuller-Karies 74
Hopewood House 72

Hydroxyl-Fluor-Apatit 129
Hygienedefizit 179
Hypoplasien 61

Immunglobulin A, sekretorisches 43
Immunsystem 90
Impfstoff 188
Impfung 187, 189
Indien 67
Individualprophylaxe 14, 173, 175 ff.
Initialanheftung von Bakterienstämmen 189
– oraler Mikroorganismen 130
Initialkaries 29
Interdentalbürstchen 110
Interdentalräume, freiliegende 184
Interventionsstudien 70

Kalibrieren mehrerer Untersucher 18
Karbonatapatit 130
Karies, chemisch parasitäre Theorie 33
–, erbliche Faktoren 37
–, Ernährungsweise 65
–, Phosphatasetheorie 34
–, Polarisation 21
–, Proteolyse-Chelationstheorie 34
–, proteolytische Theorie 34
–, Resistenztheorie 35
–, soziale Schichtzugehörigkeit 21
– weltweit 18
Kariesaktivität 17
Kariesanstieg 19
Kariesätiologie 35 ff.
Kariesbefall 17
Kariesdiagnostik 17 ff.

Kariesfrequenz 17 f.
Kariesgefährdung 177
Karieshäufigkeit 17
Kariesläsion, initiale 17
Kariesrisiko 38, 173, 176
Kariesrückgang 18 f.
Kariestheorien 33
Kariesverbreitung 18 f.
– in Deutschland 19 f.
Kariesvorhersage 177
Karieszuwachs 17
kariogene Plaquemikroorganismen, kompetitive Verdrängung 190
Karl-Marx-Stadt 133
Käse 63
Kassel 133
keilförmiger Defekt 58
Keime, pathogene 45
Kenia 69
Kinderzahnbürste 99, 175
Kinderzahnpasta 145
Klebrigkeit 89
Knappwost 35
Kochsalz 154
Kofferdam 164
kollektiv-prophylaktische Maßnahmen 13 f.
Kollektivprophylaxe 169 f.
Kolumbien 136
kompetitive Verdrängung kariogener Plaquemikroorganismen 190
Konditionierer 160
Korrosion 35
Krebshäufigkeit nach Fluoridaufnahme 156
Krebsmortalität 155
krebsrelevante Parameter 156
Kriegsernährung 72

Kunststoffe, lichthärtende 162
Kunststoffilament 97
Kunststoffversiegler 162

L-Sorbose 81
Lack, fluoridhaltiger 151 f., 164
–, Thymol-haltiger 184
Lake Preston 123
Laktobazillen 49 f.
–, Bestimmung im Speichel 178 f.
Laktoferrin 43
Lebensmittel, Kariogenität 77
Lektine 46
Liganden 46
Lipoteichonsäuren 46
Lycasin 81 f.
Lysozyme 43

Mangelernährung 90
Mangelgebiete 70
Mangelzustände 62
Mannit 85
Martin 34
Medikamentenkonsum 154
Meeresfische 120
Methode nach *Charters* 106
Mexiko 69
mikrobielle Besiedlung von Zahnoberflächen 189
Mikroretention 165
Mikrostruktur 38
Milchfluoridierung 141
Milchzähne, Mineralisation 138 f.
Miller 33
Mineralisation, primäre 128
Mineralstoffe 61
Mineralwässer 120
Mischflora, orale 45
Mitogene 52

Mottled enamel 118, 124
Multi-tufted-Kurzkopfzahnbürste 96
Mundduschen 113
Mundhygienemaßnahmen 175
Mundhygieneunterweisungen 185
Mundtrockenheit 184
Mundwässer 113 ff.
Mutans-Streptokokken 49, 174
Muzine 42

Nahrung, lokaler Einfluß auf die Zähne 62
Nahrungsmittel, kariogenes Potential 76
Natrium-Fluorescin 96
Natriumfluorid 138, 148
Natriumfluoridlösungen 146
Natriumlaurylsulfat 101
Natriummonofluorphosphat 144
Natriummonofluorphosphat-haltige Lösungen 146
Newburgh 132
Nigeria 69
Nursing-bottle-Syndrom 74

ökologisches Gleichgewicht 49
orale Bakterien, Stoffwechsel 130
orale Mikroorganismen, Initialanheftung 130
Oralprophylaxe während der Schwangerschaft 173
Osteoporose 122

Palatinit 82
Papillen-Blutungs-Index 24
Parabiose 64
Paracelsus 154
Parodontalbefund 176

pathogene Keime 45
Pathogenese 33
Patienten, ältere 184
Pellikel 39, 45 f.
–, Besiedlungsmuster 48
Peptide 190
Perikymatien 126
Periodontal Disease Index 24
Periodontal Index 24
Peru 69
pH-Messungen 75
pH-Telemetrie 77
Phosphatasetheorie, Karies 34
Phosphoenolpyruvat 131
Pionierkeime 48
Plaque 37, 44 ff., 130
Plaque-Index nach *Quigley* und *Hein* 93
– nach *Silness* und *Löe* 94
Plaque-Indizes 93, 176
Plaque-pH 75
Plaque-pH-Messungen 76
Plaque-Retentionsstellen 176
Plaquebildung 45
plaquehemmende und bakterienhemmende Substanzkombinationen 114
Plaquekontrolle, chemische 113
Plaquematrix 48
Plaquerevelator 93 f.
Plaquewerte 176
Plazentaschranke für Fluorid 128
Polysaccharide, extrazelluläre 48, 50
–, intrazelluläre 50
posteruptive Fluoridwirkung 130
posteruptive Reifungsphase 38
Prädilektionsstellen 27
präeruptive Fluoridwirkung 130

präeruptive Reifungsphase 38, 128
professionelle Zahnreinigung 179, 184
Proteolyse-Chelationstheorie, Karies 34
proteolytische Theorie, Karies 34
Prothesenreinigung 184
Pufferkapazität 41, 177
Puffersysteme 39, 41

Rachitis- und Kariesprophylaxe 174
Recall 184
Reifungsphase, posteruptive 38
–, präeruptive 38, 128
Reizspeichel 184
Remineralisation 29, 41, 58, 129 f.
Remineralisierung 166
Reproduzierbarkeit von Befunden 18
Resistenztheorie, Karies 35
Rezeptoren 46, 189
Rezession, gingivale 184
Risikofaktoren 176
Rollmethode 105
Rot-Weiß-Methode 105
Rotationsmethode 104
Ruhespeichel 39, 184

Saccharin 80
Salzfluoridierung 135
Sanguinarin 102, 114
Sanierungsmaßnahmen 179
Saumepithel 52
Säureätztechnik 162
Säuredämpfe 57
Säureerosion 55 f.
Säurelöslichkeit, Herabsetzung 130
Säuren, intermediäre 63

Säuretoleranz 131
Schatz 34
Schmelz, gefleckter 124
–, posteruptive Reifung 40
Schmelzflecken 27, 125
–, idiopathische 125
Schmelzkaries, initiale 27
Schmelzoberfläche, Mineralisationsgrad 38
Schmelzoberhäutchen 39, 45 f.
Schmelzprismenperipherien 164
Schmelzprismenzentren 164
Schmelzschicht 122
Schulbrot 180
Schwangerschaft, Fluoridgaben 127 f.
–, Oralprophylaxe 173
sekretorisches Immunglobulin A 43
Sembrancher 123
Skelettfluorose 123
Sorbit 82 f.
Speichel 39
–, Bestimmung von Laktobazillen 178 f.
–, Bestimmung von Streptococcus mutans 177 f.
–, künstlicher 185
–, Viskosität 42
Speichel-Rezeptoren 190
Speichelbestandteile 40, 42
Speicheldrüse 39
Speichelenzyme 42
Speichelfließrate 40, 79, 177
Speichelkontakte, intrafamiliäre 174
Speichelparameter 176
Speichelperoxidase-System 43
Speichelproteine 44

Speicheltest 176
Speisesalz, fluoridiertes 136, 138, 169
Spüllösungen 91, 114 f.
Spurenelement, essentielles 119
Stärke 89
Stephan-Kurve 76
sterile Aufzucht von Tieren 64
Stoffwechsel oraler Bakterien 130
Streptococcus mutans 49
–, Bestimmung im Speichel 177 f.
Streptococcus sobrinus 49
Streptokokken-Mutanten 190
Substanzkombinationen, plaque- hemmend und bakterienhem- mend 114
Sulkus-Blutungs-Index 23
Sulkusfluid 44
Süßigkeiten, zahnfreundliche 89
Süßstoffe 80
Süßwaren, zuckerfreie 181
Symbiose 49

Tablettenfluoridierung 138 f.
Technik nach *Stillman* 106
Tee 120
Tenside 101
Thymol-haltiger Lack 184
Tierexperiment 63
Touchierungslösung 147
Triclosan 103
Trinkwasserfluoridierung 118, 132, 134, 157, 169
– in Europa 133
Tristan da Cunha 66
Trockenfrüchte 89
Turku sugar studies 87

Ungarn 136

Veillonella alcalescens 49
Verhaltensregeln 89
Versiegelung, Durchführung 163
–, Zeitpunkt 160
Versiegelungsmaterial 160
– mit Fluorid 162
Versiegler, Abrasionsfestigkeit 162
– auf Glasionomer-Basis 162
–, Polymerisationsschrumpfung 162
Versieglerverluste 166
Vipeholm-Studie 70
Vitamin A 90
Vitamin C 90
Vitamine 61

Werbung von Zucker- und Süß- warenindustrie 180
Wurzelkaries 21, 30, 184

Xylit 85 ff., 146

Zahnbürste 91, 96 ff.
–, automatische 111 f., 184, 186
–, Borstenbesatz 97
–, Borstenbündel 97
–, Borstenfeld 97
–, Bürstenkopf 97
Zahnbürstengriff 98
Zahndurchbruch 157
Zähne, Entwicklungsphasen 127
Zahnengstand 38
Zähneputzen 92, 171
–, Dauer 107
–, Zeitpunkt 107
Zahnersatz 184
Zahnfege 91
Zahngesundheitsbewußtsein 179

Zahngesundheitserziehung 170
Zahnhals, empfindlicher 59, 103
Zahnhölzchen 111
Zahnkaries bei Bäckern 74
Zahnmännchen 182
Zahnmorphologie 37
Zahnoberflächen, mikrobielle Besiedlung 189
Zahnpasta, Abrasivität 100
–, fluoridhaltige 182
–, natriumfluoridhaltige 143
–, Putzkörper 100
–, Reinigungseffekt 99
–, spezifische Wirkstoffe 102
–, Verschlucken 145
–, zinnfluoridhaltige 144
– mit Xylit 146
Zahnpasten 99 ff.
Zahnpulver 91
Zahnputzmethode 104
Zahnputztechnik nach *Bass* 105
Zahnreinigung, professionelle 179, 184
Zahnschaber 91
Zahnseide 109
Zahnstein 53
Zahnstellung 37
Zahnstocher 91
Zinnfluorid 114, 116
zinnfluoridhaltige Lösungen 146
Zucker 63, 89
Zucker-Clearance 79
Zuckeraustauschstoffe 80
Zuckerersatzstoffe 80
zuckerfreie Süßwaren 181
Zuckerrohrarbeiter 74
Zuckerteekaries 74
Zwischenmahlzeiten 70, 181